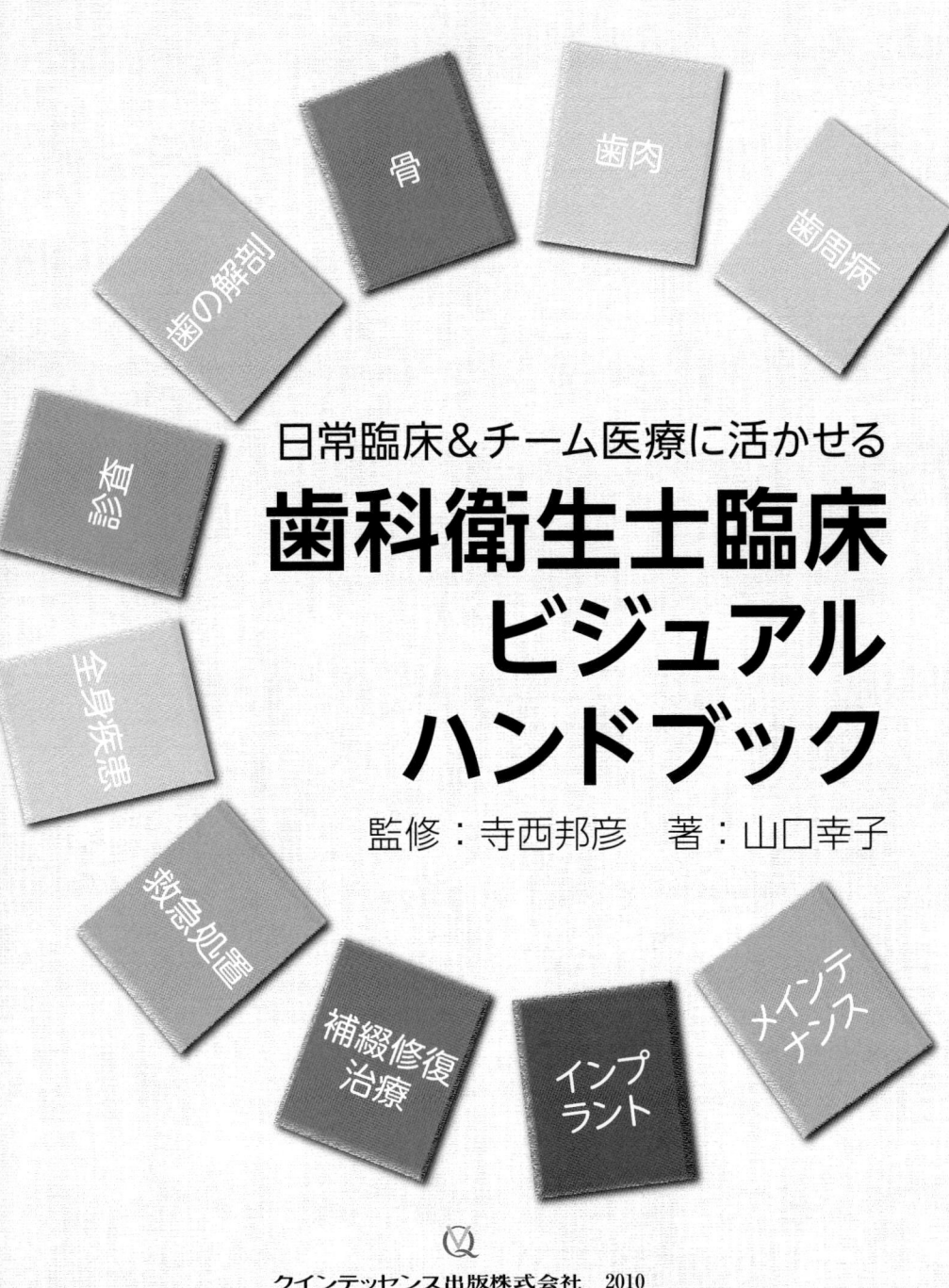

監修のことば

　最近20年間の歯科医学そして歯科医療機器・機材の進歩には著しいものがあり、日常歯科臨床の現場においても治療術式の高度化、多様化が認められます。高度・先進化した歯科臨床においては、専門医のみならず、歯科衛生士や歯科技工士といったCo-Dental Staffとのチーム・アプローチが不可欠となってきますが、治療を円滑に行っていくためには、チームのメンバーが高度化そして多様化した歯科臨床について理解し共有していなければなりません。しかしながら、忙しい日常臨床において多岐にわたる膨大な情報を各々が習得することは決して簡単なことではありません。

　本書は、臨床の現場において多くの情報をすばやくそして簡単に理解するために書かれたハンドブックです。ベテラン歯科衛生士である著者・山口幸子氏が臨床の現場で遭遇した多くの経験から、臨床上特に重要な項目について記述されているので、歯科衛生士のみならず、歯科技工士あるいは若手歯科医にとっても必携の臨床ハンドブックといえるでしょう。

寺西邦彦
寺西歯科医院・院長

はじめに

　日本での歯科医院における雇用状況は、1歯科医院に対して歯科衛生士が2名前後がほとんど、という印象を受けます。そして、そのようなクリニックのスタッフから、筆者は「日常臨床を行ううえで必要な知識はなんでしょうか？　どんな本を読んで勉強しているのですか？」という質問や悩みを多く受けます。これらは本来、一緒に働く先輩歯科衛生士から受け継ぐことが理想ですが、現状の雇用体系では困難となっています。筆者自身、同じ状況・同じ悩みを抱えていました。その際にいつも考えていたことは、「基礎知識や臨床上のポイントが1冊にまとめてあって、わからない時に確認やおさらいがサッとできる本があればいいのに」というものでした。

　実際に患者さんを迎えるためには多くの知識が必要です。歯の解剖だけ理解していても上手にスケーリング・ルートプレーニングができるわけではありません。歯肉の性質、器具の特徴、そして疾患の有無や患者さんの性格・社会的背景など併せて考慮するというようなバランス感覚が必要になってきます。

　本書は、そのバランス感覚を養ううえで必要な基礎知識を中心にまとめています。基礎は経験が浅い歯科衛生士ばかりが必要なわけではなく、臨床に携わるうえで常に付随してくるものであり、応用のための土台となるものです。筆者自身がそうであったように、基礎の重要性を再認識しながらご一読いただければ幸いです。

山口幸子

日常臨床＆チーム医療に活かせる 歯科衛生臨床ビジュアルハンドブック

もくじ

Chapter 1
歯周病 ……………… 19

- 総論……………………………… 20
  - 歯周病は感染症…………… 20
  - 歯周病の危険因子………… 20
- 宿主性因子……………………… 21
  - 宿主性因子を整理する…… 21
- 細菌性因子……………………… 25
  - 細菌性因子を整理する…… 25
  - 口腔内バイオフィルムの
    形成過程………………… 25
  - 主な歯周炎のタイプと
    歯周病原性細菌………… 26
  - P.g. 菌の特徴 ……………… 26
  - 歯周病菌の感染率………… 27
  - 歯周病検査の種類………… 27
- 咬合性因子……………………… 28
  - 咬合性因子を整理する…… 28
  - 咬合性外傷の臨床的および
    エックス線写真上の指標… 28
  - 一次性咬合性外傷………… 29
  - 二次性咬合性外傷………… 30
- 環境因子………………………… 31
  - 環境因子を整理する……… 31
  - 喫煙者の口腔内…………… 32
- 歯周病増悪のメカニズム 32
- 歯周治療……………… 33
  - 歯周治療とは…………… 33
  - 理解しておきたい基礎知識 33
- 歯肉炎と歯周炎……… 34
  - 歯肉炎と歯周炎の違い…… 34
- 歯肉ポケットと歯周ポケット 35
  - 歯肉（仮性）ポケットと
    歯周（真性）ポケット 35
- 付着の獲得と喪失……… 36
  - 付着の獲得とは………… 36
  - 付着の喪失とは………… 37
- 歯周炎の治癒形態……… 38
  - 歯周炎の3つの治癒形態 38
- スケーリング・ルートプレーニング 39
  - 根面の診査の基本テクニック 39
  - スケーリング・ルートプレー
    ニングの基本テクニック 41
- 根分岐部病変の治療方法…… 43
  - 根分岐部病変の処置法の

選択基準……………… 43
　スケーリング・ルートプレーニング 44
　ファーケーションプラスティ 45
　歯根切除
　　（ルートリセクション）… 46
　歯根分離
　　（ルートセパレーション） 48
　トンネル形成

　　（トンネリング）………… 49
再生療法……………… 50
　歯周治療における再生療法 50
　再生療法と骨再生の関係 50
　歯周組織再生誘導法（GTR法） 51
　エムドゲイン療法（EGR法） 52

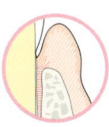

Chapter 2
歯肉……………… 55

総論……………… 56
　歯肉の構造……………… 56
　歯肉線維の役割と種類…… 57
　付着歯肉を理解する……… 57
　上皮性付着と結合組織性付着 58
　付着性付着歯肉…………… 58
　付着歯肉の幅……………… 59
　付着歯肉の役割…………… 59
　付着歯肉の測定方法……… 60
　付着歯肉の測定時の
　　見かた・考えかた……… 60
　付着歯肉の確認方法例…… 61

歯肉の表情……………… 62
　浮腫性歯肉………………… 62
　線維性歯肉………………… 62
　歯肉辺縁の形態変化……… 63

歯肉退縮………………… 65
　歯肉退縮…………………… 65
　骨の欠損による歯肉退縮 65
　歯肉の性状の違いによる
　　歯肉退縮………………… 66

　歯の位置異常による
　　歯肉退縮………………… 66
　小帯の位置異常による
　　歯肉退縮………………… 67
　不適切なブラッシング
　　による歯肉退縮………… 67
　矯正治療による歯肉退縮 68
　施術時の不注意な歯肉の
　　扱いによる歯肉退縮…… 68
　PDミラーの分類………… 69
　根面被覆（root coverage） 70

メイナードの分類………… 72
　メイナードの分類と留意点 72

歯肉のバイオタイプ……… 74
　歯肉のバイオタイプ
　　（periodontal biotype） 74
　thick-flat typeの特徴 … 75
　thin-scalloped type
　　の特徴………………… 76
　傷をつけやすい
　　thin-scalloped type… 77

Chapter 3
骨 ･･････････････････ 79

- **総論**･･････････････････ 80
  - 骨の構造･･････････････ 80
  - 5つの骨の役割･････････ 82
  - モデリングとリモデリング 82
  - 骨芽細胞と破骨細胞･････ 83
  - 骨細胞･･･････････････ 83
  - 骨代謝疾患･･･････････ 84
- **歯槽骨**･･････････････････ 85
  - 歯槽骨とは･･･････････ 85
  - 歯槽骨の開窓と裂開･････ 86
  - 歯槽骨欠損の原因と
    なりうる因子･････････ 86
- **歯周病と歯槽骨欠損**････････ 87
  - 歯周炎における
    炎症の波及経路･･････ 87
  - 歯槽骨吸収の形態･･････ 88
  - 1〜4壁性骨欠損
    ・複合型骨欠損･･････ 89
  - クレーター状骨欠損
    （骨クレーター）･････ 90
  - コル（col）･･････････ 90
  - 骨クレーターの治療法････ 91
- **骨隆起**･･････････････････ 92
  - 外骨症･･･････････････ 92

Chapter 4
歯の解剖 ･････････････ 95

- **総論**･･････････････････ 96
  - 歯の解剖学･･･････････ 96
  - 「歯根のイメージ」に
    必要な基礎知識･･････ 97
  - イメージ能力を高めるための
    トレーニング法･･････ 98
  - CEJの湾曲を
    敏感に感じ取る･･････ 99
- **上顎中切歯**････････････････ 100
  - 上顎中切歯の形態的特徴 100
  - 上顎中切歯の水平断面･･ 101
  - 中切歯と側切歯の違い･･ 101
- **上顎側切歯**････････････････ 102
  - 上顎側切歯の形態的特徴 102
  - 上顎側切歯の水平断面･･ 103
  - 斜切痕･･･････････････ 103
- **下顎中・側切歯**･･････････ 104
  - 下顎中・側切歯の形態的特徴 104
  - 下顎側切歯の水平断面･･ 105
  - 遠心根面溝と根近接･････ 105
- **上下顎犬歯**････････････････ 106
  - 上下顎犬歯の形態的特徴 106
  - 上顎犬歯の水平断面････ 107
  - 歯の位置異常･････････ 107

下顎犬歯の歯根異常"過剰根" 108
　　上下顎犬歯の違い ……………… 108

　上顎小臼歯 …………………… 109
　　上顎第一小臼歯の形態的特徴 109
　　上顎第一小臼歯の水平断面 110
　　近心根面溝 …………………… 110
　　上顎第一小臼歯の
　　　さまざまな歯根形態 ……… 111

　下顎小臼歯 …………………… 112
　　下顎第一小臼歯の形態的特徴 112
　　下顎第一小臼歯の水平断面 113
　　近心根面溝 …………………… 113
　　舌側根面での配慮点 ………… 113
　　水平断面 ……………………… 113
　　下顎第二小臼歯ならではの
　　　形態的特徴 ……………… 114

　上顎大臼歯 …………………… 115
　　上顎第一大臼歯の形態的特徴 115
　　上顎第一大臼歯の水平断面 116
　　上顎第一大臼歯の歯根の特徴 116
　　上顎第一・第二大臼歯の比較 117

　　ルートトランク ……………… 118
　　各上顎大臼歯の特徴の違い 119
　　上顎第二大臼歯に
　　　見られる歯根の癒合 …… 119

　下顎大臼歯 …………………… 120
　　下顎第一大臼歯の形態的特徴 120
　　下顎第一大臼歯の水平断面 121
　　近心根の形態 ………………… 121
　　下顎第一・第二大臼歯の比較 122
　　各下顎大臼歯の特徴の違い 123
　　下顎第二大臼歯に
　　　見られる歯根の癒合 …… 123
　　根間突起 ……………………… 124

　その他 ………………………… 125
　　その他の歯冠・歯根の
　　　形態異常 ………………… 125
　　上顎第一大臼歯における
　　　根面溝の発生比率 ……… 126
　　下顎第一大臼歯における
　　　根面溝の発生比率 ……… 126

　おさらいQUESTION ……… 127

Chapter 5
診査 …………… 137

総論 ……………………………… 138
　診察とは ……………………… 138
　医学的観察 …………………… 139
　医療面接 ……………………… 139
　6W1H ………………………… 140
　問診表・アンケート用紙 141
　診査と治療の関係 …………… 142

診査項目 ………………………… 143
　基本診査項目 ………………… 143

口腔外・口腔内診査 …………… 144
　口腔外診査 …………………… 144
　口腔内診査 …………………… 146
　異常・変化発見時の記載方法 147

プロービング……………… 148
　プロービングで何を見る？　148
　プロービング時の出血は
　　何を意味する？………… 148
　プロービングに
　　影響する因子は？……… 149
　いつプロービングする？… 149
　プローブの操作方法……… 150
　診査エラーを防ぐための
　　6つの習慣……………… 152

根分岐部の診査…………… 153
　根分岐部診査に影響する
　　解剖学的特徴…………… 153
　ファーケーションアロー… 154
　根分岐部の水平・垂直的分類 154
　根分岐部の診査方法……… 155

歯の動揺度診査…………… 156
　水平的動揺度の分類
　　（Millerの分類）………… 156

フレミタスの診査………… 157
グラインディング診査…… 157

エックス線写真診査……… 158
　デンタルエックス線写真… 158
　パノラマエックス線写真… 159
　CT（computed tomography） 160
　医科用CTと歯科用CTの違い 162
　CTによる比較読影……… 163

口腔内写真………………… 164
　口腔内写真の使いかた…… 164
　口腔内写真から
　　得られる情報…………… 164
　口腔内写真で検討する
　　経時的変化……………… 165
　撮影時のフォーカス位置と
　　倍率……………………… 166
　口腔内写真撮影のポイント 167
　よくある撮影時のエラー… 168
　失敗しやすい部位の撮影法 169

Chapter 6
全身疾患…………… 171

糖尿病……………………… 172
　どれだけ知ってる？　糖尿病 172
　糖尿病とは………………… 173
　糖尿病の疫学……………… 173
　インスリンの働き………… 174
　糖尿病の合併症…………… 174
　糖尿病の分類……………… 175
　1型と2型糖尿病の違い… 176
　低血糖……………………… 177
　低血糖が起こりやすい状況 178

シックディ………………… 178
糖尿病の薬物療法………… 179
血糖コントロールの指標と評価 180
糖尿病患者の口腔内……… 181
歯周病増悪のメカニズム… 182

高血圧……………………… 183
　どれだけ知ってる？　高血圧 183
　高血圧とは………………… 184
　高血圧症の患者数………… 184

高血圧の分類……………… 185
高血圧の合併症…………… 185
成人における血圧値の分類
　（mmHg）……………… 186
高血圧の基準値…………… 187
白衣高血圧………………… 187
家庭血圧と診察室血圧
　による分類……………… 188
仮面高血圧………………… 189
本態性高血圧の薬物療法　190

食事・運動・薬物療法　194
骨粗しょう症の治療薬……… 194
ビスフォスフォネート系薬剤
　（BP系薬剤）……………… 195
BP系薬剤関連顎骨壊死
　の症状…………………… 196
BP系薬剤関連顎骨壊死の
　リスク因子……………… 197
国内で販売されている
　BP系薬剤一覧…………… 198

骨粗しょう症………………… 191
　どれだけ知ってる？
　　骨粗しょう症……………… 191
　骨粗しょう症とは………… 192
　原発性・続発性骨粗しょう症　192
　骨粗しょう症における
　　骨代謝回転……………… 193
　治療の基本

不整脈……………………… 199
　どれだけ知ってる？　不整脈　199
　不整脈とは……………… 200
　不整脈の誘発因子………… 200
　不整脈の種類と症状……… 201
　致死性不整脈…………… 202
　心房細動………………… 203

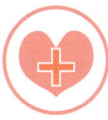

Chapter 7
救急処置…………207

バイタルサイン…………… 208
　バイタルサイン…………… 208
　脈拍数…………………… 209
　心拍数（bpm）…………… 209
　心電図…………………… 210
　血圧（非観血的血圧）…… 212
　SpO_2
　　（経皮的動脈血酸素飽和度）214

救急法……………………… 215
　救急蘇生………………… 215
　胸骨圧迫のしかた………… 216
　AED：Automated External
　　Defibrillator……………… 216
　一次救命処置のアルゴリズム　217

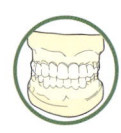

Chapter 8
補綴修復治療……221

総論……222
 補綴修復治療の目的………222
 長期安定を目指す上で
  危惧すること……………222
 補綴修復治療における
  歯科衛生士の関わり……223
 チームアプローチに
  必要な基礎用語…………223
 補綴修復治療の流れ………224

プロビジョナルレストレーション 225
 プロビジョナル
  レストレーションとは……225
 歯科衛生士臨床とプロビジョ
  ナルレストレーション　226

生物学的幅径………………228
 生物学的幅径とは…………228

フルーティング………………229
 フルーティングとは………229

トランジショナル・ラインアングル 231
 トランジショナル・ラインア
  ングルとは………………231
 清掃性向上に向けての情報提供 232

コーピング……………………233
 コーピングの目的と機能　233
 コーピング装着患者
  ならではのリスク………234

エマージェンスプロファイル 235
 エマージェンス
  プロファイルとは………235
 カントゥアの3つのタイプ 235

Chapter 9
インプラント……237

総論……………………………238
 インプラント治療の目的　238
 インプラント治療に携わる上で
  知っておきたい基礎知識　239

インプラントの構造…………240
 インプラント体・アバット
  メント・上部構造………240

プラットフォーム部の形態… 241
 インターナル型と
  エクスターナル型………241

維持様式の違い………………242
 セメント固定とスクリュー固定 242
 各種オーバーデンチャー　243

上部構造のタイプによる分類 244

単独冠（クラウン）タイプ　244
インプラント連結冠・
　ブリッジタイプ…………　245
ハイブリッドタイプ
　（swedish type）………　246

骨造成……………………　247
　骨造成の種類……………　247
　人工膜（メンブレン）……　248
　骨誘導再生法 GBR: Guided
　　Bone Regeneration　249
　骨移植　Bone Graft ……　252

骨補填材の分類……………　254
　骨補填材の種類……………　254
　骨補填材に期待される
　　3つの能力………………　255

天然歯とインプラントの違い　256
　周囲組織の違い……………　256

メインテナンス時の診査事項　258
　インプラント周囲粘膜の
　　診査方法……………………　258
　プロービング時の注意点　260

インプラント周囲炎…………　262
　インプラント周囲炎………　262
　インプラント周囲炎の臨床像　264
　CIST: Cumulative Supportive
　　Therapy ………………　264

インプラントのメインテナンス　265
　インプラント部に
　　使用する主な清掃器具　265
　インプラント埋入位置の確認　266
　インプラント部の
　　プロフェッショナルケア　268
　上部構造別
　　メインテナンス時の着眼点　269

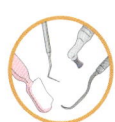

Chapter 10
メインテナンス…273

総論……………………………　274
　メインテナンスの定義……　274
　検証　メインテナンス……　275
　メインテナンスの内容と
　　対応はみな同じでOKか？　278

実践・メインテナンス………　279
　メインテナンス時に
　　最低限必要な知識………　279
　メインテナンスでの着眼点　280
　プラークコントロールの考えかた　282

オーバー／アンダー
　ブラッシングの問題点　282
メインテナンス時の
　タイムスケジュール……　283
カルテに書き残す情報……　288
メインテナンス時に
　注意すべき事項…………　289

引き継ぎ………………………　291
　担当歯科衛生士が変わるとき　291
　後任者が把握すべき基本項目　292

コラム

- 歯科衛生士もさまざまなことが読み取れる石膏模型を活用しよう！　30
- 根面う蝕予防に有効！　トゥースペーストテクニック　49
- 「歯科技工士は歯冠の形態がわからないと、技工物は作れないんですよ。」　96
- チャールズ RK ハインドが示した9つの「臨床コミュニケーションの基礎」を知っていますか？　140
- 抗血栓薬服用患者が来院したら　203
- ワルファリン服用患者に観血処置がなされる際は、PT-INR 値によって治療の可不可が決まる　204
- 「うちの患者は、歯科衛生士に会いに来ているんだから…」　288

こんなときどうする？
シチュエーション別参照ページ

オーバーデンチャーの患者さんが来院！　コーピングも入っています。メインテナンス時はどこに注意すればいい？

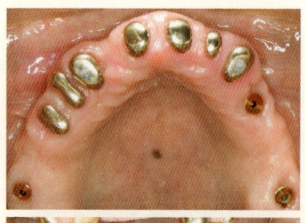

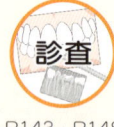
診査

P143・P148
P149

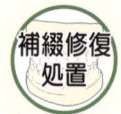
補綴修復処置

P233・P234

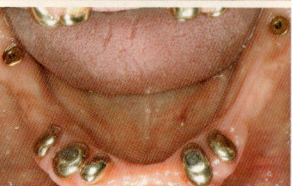

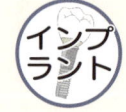
インプラント

P243・P264
P265・P268
P269・P271

こんなときどうする？

プロービングに自信がありません。スキルアップするにはどうすればいいですか？

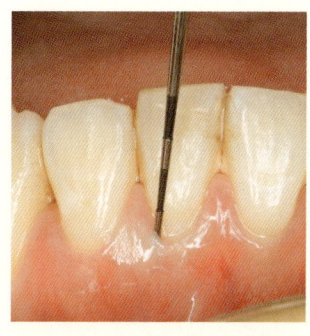

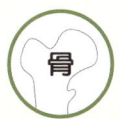
骨
P89

歯の解剖
P97・P98
P100〜P126

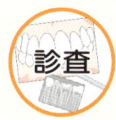
診査
P148・P150・P153

歯肉の性状に応じた器具操作やブラッシング時の注意点がよくわかりません。

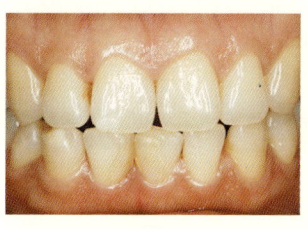

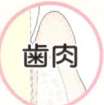
歯肉
P72〜P77

歯石探知がうまくできません。上達するにはどうしたらいいでしょうか？

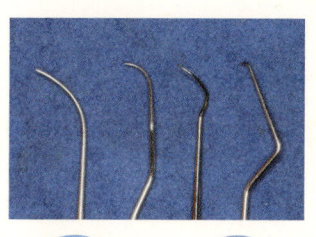

歯周病
P39・P40

歯の解剖
P98〜P126

こんなときどうする？

根分岐部病変の診査方法や、先生が行っている処置法がよくわからないです。

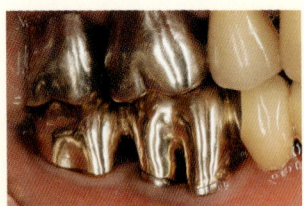

 歯周病
P43～49

 診査
P153～P155

GBR？EGR？GTR？よく先生が話していますが、違いがわかりません。

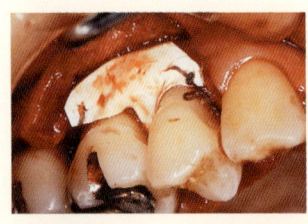

 歯周病
P51・P52

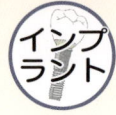 インプラント
P247
P249～P251

インプラントの上部構造のメインテナンスのしかたがよくわからないです。

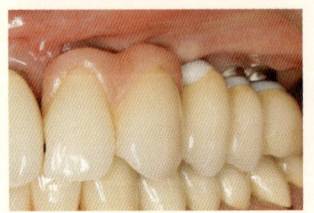

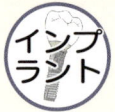 インプラント
すべてのページ

プロビジョナルレストレーションって、歯科衛生士臨床と関係あるの？

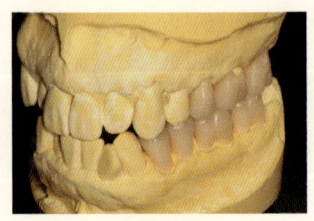

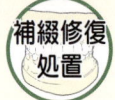 補綴修復処置
P225～P227
P229・P231・P232

こんなときどうする？

医療面接が大切なのは知っていますが、患者さんに何を聞いていいのかわかりません。

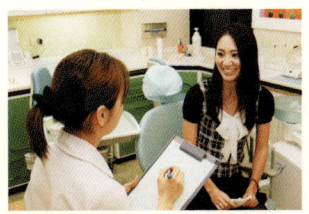

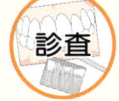
診査

メインテナンス

P139・P140
P141・P143

P280・P281

インプラントと天然歯の違いは？ 天然歯と同じように考えていいの？

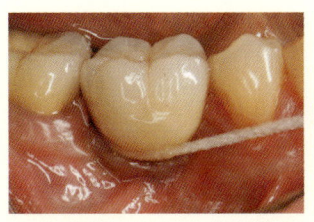

診査

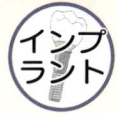
インプラント

P150

P256・P257
P260

歯周基本治療後の患者さんの歯周組織はどのように治癒するのでしょうか？

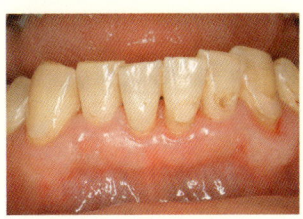

歯周病

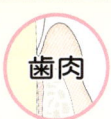
歯肉

P36～P38

P60～P62

糖尿病の患者さんがメインテナンス来院。今朝から体調悪いそうですが、処置はOK？

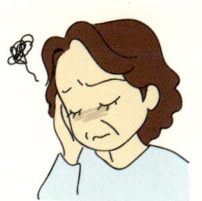

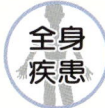
全身疾患

P173・P176・P178

17

こんなときどうする？

半年ぶりに来院した68歳の患者さんの口腔内にう蝕が多発！どうして？

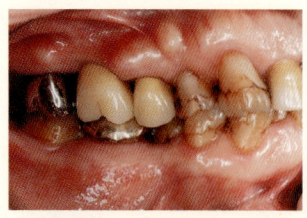

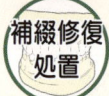

補綴修復処置　メインテナンス

P234　P278・P281
　　　 P282・P288

糖尿病と高血圧症の患者さんが来院！健康な人と同じようにメインテナンスしても大丈夫？

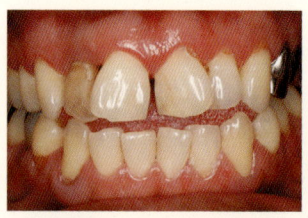

全身疾患　メインテナンス

P172〜P182　P278
P183〜P190

ワーファリン服用患者が来院。PT-INR値が4。ルートプレーニングしても大丈夫？

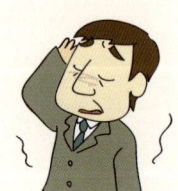

全身疾患

P203・P204

血圧測定時や静脈鎮静麻酔時には、どんなことに注意すればいい？

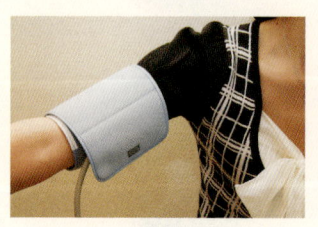

救急処置

P210〜214

Chapter 1

歯周病

総論
宿主性因子
細菌性因子
咬合性因子
環境因子
歯周治療
歯肉炎と歯周炎
歯肉ポケットと歯周ポケット
付着の獲得と喪失
歯周炎の治癒形態
スケーリング・ルートプレーニング
根分岐部病変の治療方法
再生療法

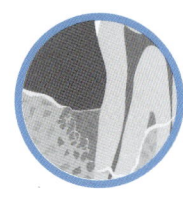

Chapter 1 歯周病

総論

プラーク中の口腔内細菌が引き起こす
歯周病は感染症

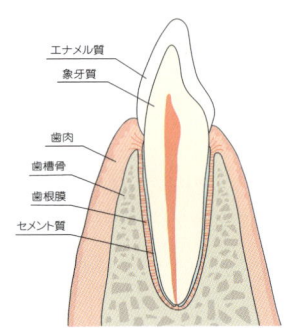

- 歯周病とは、歯肉上皮、歯肉結合組織、セメント質、歯根膜および歯槽骨などの歯周組織に起こる感染性疾患。
- 別名、「細菌性バイオフィルム感染症」とも呼ばれている。
- 歯髄疾患の結果として起こる根尖性歯周炎や粘膜疾患、悪性新生物などは含まれていない。
- プラーク中の口腔内細菌が大きく関与しており、患者個人の口腔衛生状態の改善や生活環境、そして患者自身の協力がなくては病状の改善は困難な疾患である。

歯周病の増悪因子を整理する
歯周病の危険因子

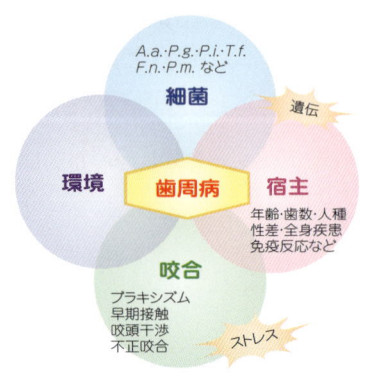

- 歯周病は、細菌の質と量、作用時間、環境因子、咬合因子、宿主因子などさまざまな因子が複雑に関与する。
- 危険因子(リスクファクター)が関与すると、歯周病の進行は助長される。
- 歯周病と全身疾患は密接に関係している。
- ストレスは免疫能(防御反応)を低下させる。

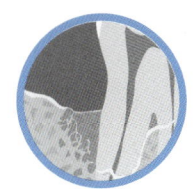

Chapter 1　歯周病

宿主性因子

炎症性修飾因子も含まれる
宿主性因子を整理する

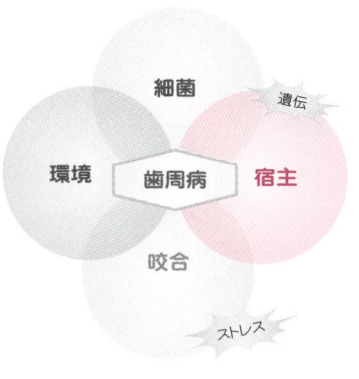

主な宿主性因子は
○年齢
○歯数
○人種
○性差
○全身疾患(糖尿病など)*1
▶ ○炎症反応
○免疫反応
○遺伝

　　　　　　　　など。

　宿主因子のなかには、「炎症性修飾因子」(プラークリテンションファクター*2)も含まれる。

❶ 歯石

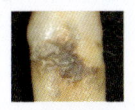

❷ 歯列不正

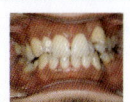

❸ 不適合義歯・補綴物

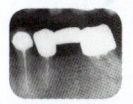

❹ 義歯や矯正装置

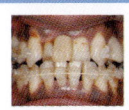

❺ 食片圧入

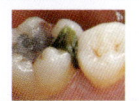

❻ 歯の形態異常

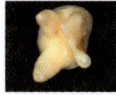

❼ 口腔軟組織の形態異常

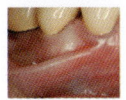

❽ 口呼吸

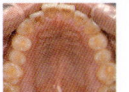

＊1　全身疾患については☞ 171ページ参照。
＊2　プラークが蓄積しやすい環境かつプラークコントロールを阻害する環境因子のこと。1)

❶ 歯石

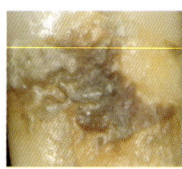

- 歯肉縁下歯石は、歯肉溝滲出液や血液由来のヘモグロビンを含むため、茶・黒褐色を呈している。
- 歯面への付着は、歯肉縁下歯石のほうが強固である。
- 歯石自体には病原性はないが、表面が粗造なため、容易に病原性プラークが付着する。

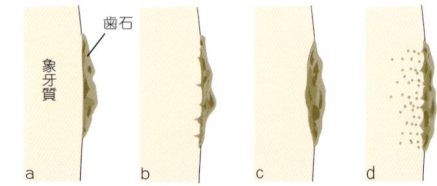

Zander は、歯石の付着様式には4種類あるとした。
 a. 糖タンパクのような物質を介して間接的に付着。
 b. シャーピー線維の入り込んでいたと思われる穴に直接入り込んでいる。
 c. 吸収窩に入り込んでいる。
 d. 象牙細管に細菌の進入を認める。

4つの歯石付着様式（Zander, 1953）
＊ a は歯肉縁上歯石で特徴的に見られる。

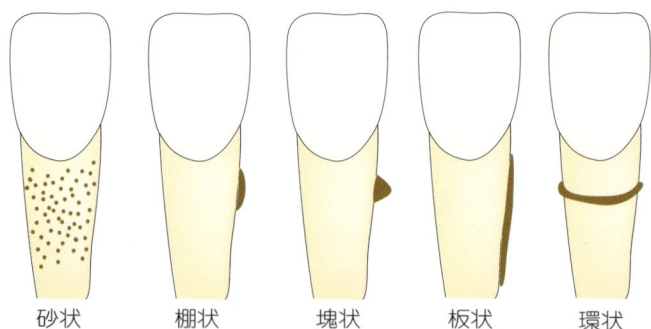

砂状　棚状　塊状　板状　環状

歯石は砂状・棚状・塊状・板状・環状とさまざまな性状で付着しているので、その強度を考慮して器具を選択する。

❷ 歯列不正

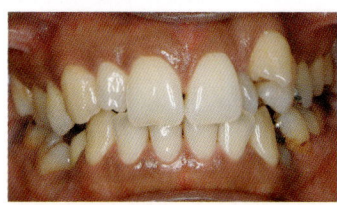

歯の叢生・捻転・転位などの存在は、自浄作用・プラークコントロールの低下を生じさせやすい。

隣接歯肉との高さの不揃い、突出歯周囲の付着歯肉の不足によるブラッシング時の痛みなど、リスクは多数。

砂状・棚状・塊状・板状・環状の歯石の付着状況のイラストは、品田和美．歯石探知をパワーアップ．歯科衛生士　2008；10：15-31．より引用改変。

❸ 不適合義歯・補綴物

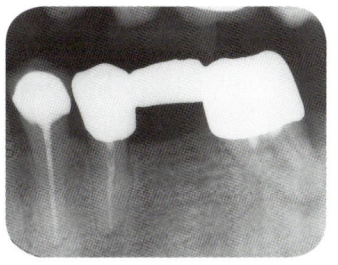

オーバーカントゥアや不適合補綴物は、プラークを堆積させやすくし、除去しにくくする。また、器具の到達性の低下を引き起こす。

- オーバーカントゥア、レスカントゥア、不適切な歯間鼓形空隙、不自然なポンティックの形態、不良な接触点は、プラークコントロールの低下を生じさせ、歯肉溝内の細菌叢を変化させる。
- 結果として、歯周組織の炎症を引き起こす。

❹ 義歯や矯正装置

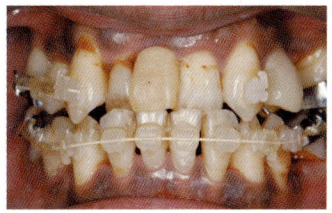

矯正治療は長期間に及ぶことが多く、その間の患者のモチベーション維持も重要な要素となる。

矯正装置周囲には、食物残渣などが停滞しやすく、う蝕・歯肉の発赤・腫脹を引き起こすため、適切な口腔衛生指導が必要になる。

❺ 食片圧入

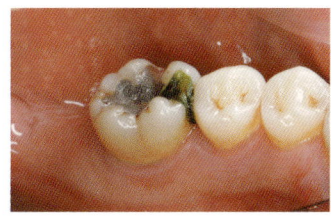

咬合などに問題がある場合は、歯科医師と連携を取り、治療することも必須。

- 食片圧入とは、咬合力・舌圧・頬粘膜の圧力により、歯間部に食物が押込まれ、自浄作用でも除去されず停滞すること。
- 咬合面より生じる垂直的なものと、頬粘膜から生じる水平的なものがあり、垂直的な圧入の場合は歯間部を押し広げるため、咬合性外傷を誘発する場合がある。

❻ 歯の形態異常

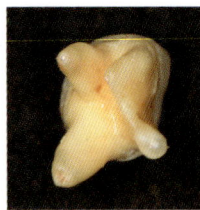

○ 歯の湾曲が強い場合や根面溝が深い場合は、プラークが停滞し炎症が起こる場合がある。
○ その他、斜切痕、エナメル突起、エナメルパール、露出した根面溝、歯頸部摩耗などがある。

☞ 125 ページ参照

4根の⁊の例。近心頬側・舌側根が癒合している。

❼ 口腔軟組織の形態異常

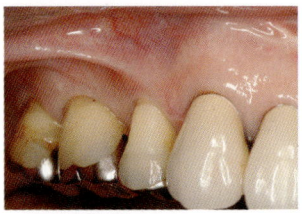

付着歯肉が牽引され、歯肉の退縮が認められる。

○ 付着歯肉や口腔前庭の幅が狭いとブラッシングにより痛みを伴うことがあり、プラークコントロールの低下を招く。
○ 小帯の歯肉付着部牽引により、歯肉退縮や知覚過敏、補綴マージン部の露出、根面う蝕のリスク増大など、さまざまな症状が生じる可能性がある。

☞ 57 ページ参照

❽ 口呼吸

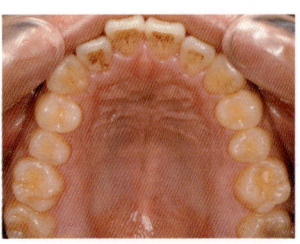

堤状隆起。空気の通路にあたる口蓋側辺縁歯肉が、辺縁にそって土手状に増殖したもの。

○ 鼻呼吸がさまざまな障害により妨げられると、口腔を介して呼吸を行うようになる（口呼吸）。
○ 粘膜が乾燥すると、抵抗力が低下すると考えられている。
○ 臨床所見として、
　①口唇の乾燥
　②前歯部の増殖性歯肉炎と口呼吸線（ブレーシングライン）
　③唾液の粘液性の向上
　④自浄作用の低下
　⑤堤状隆起（テンションリッジ）
　⑥深い口蓋
　⑦扁桃腺肥大
　などが挙げられる。

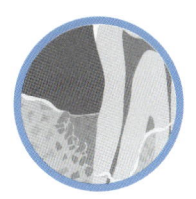

Chapter 1　歯周病

細菌性因子

レッドコンプレックスには要注意！
細菌性因子を整理する

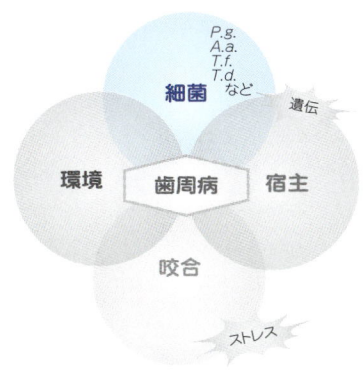

歯周病は細菌性バイオフィルム感染症ともいわれている。

- 口腔内には500種類以上の細菌がいるといわれているが、歯周病菌とされている細菌は10種類程度。
- 細菌の存在する場所は、根面、歯石、口腔粘膜、ポケット上皮、細菌どうしとさまざま。
- レッドコンプレックスと呼ばれる *P. g.* 菌、*T. d.* 菌、*T. f.* 菌は、重度の歯周病患者によく見られる（☞26ページ参照）。
- 細菌感染には垂直感染と水平感染がある。

歯周病はバイオフィルム感染症
口腔内バイオフィルムの形成過程 [2, 3]

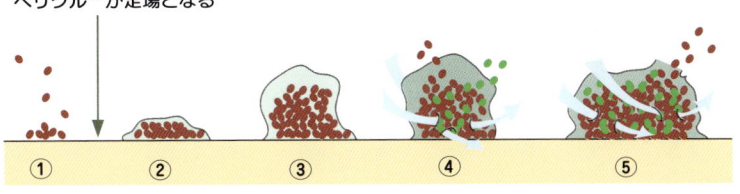

根面上に形成されたペリクル*が足場となる

①浮遊細菌が根面に吸着。

②集合した付着菌は粘着性物質を産生。

③菌どうしがバイオフィルム内でシグナルを発生しながら増殖・熟成する。

④集落のあいだに水路を発達させた構築体が形成され、新たな代謝活性を持つ部分が形成される。

⑤バイオフィルム形成菌の一部は浮遊菌となり、他の部位に付着すると、新たなバイオフィルムが形成されることになる。

＊唾液由来の糖タンパク質を主成分とする表面皮膜。ブラッシング・研磨などである程度除去できるが、数分後には再形成される。

歯周病菌は約10種類
主な歯周炎のタイプと歯周病原性細菌

歯周病の種類	細菌		
慢性歯周炎	A. actinomycetemcomitans　P. gingivalis　T. forsythus T. denticola　C. rectus　E. corrodens　F. nuleatum P. intermedia		
侵襲性歯周炎	A. actinomycetemcomitans　P. gingivalis　T. forsythus T. denticola　C. rectus　F. nuleatum　E. corrodens Capnocytophaga		
壊死性潰瘍性歯周炎	F. nuleatum　P. intermedia　T. denticola		
妊娠性歯周炎	P. intermedia		

- A.a.菌は侵襲性歯周炎から検出されることが多い。
- P.g.菌の検出率は重度歯周病患者で10～25倍高くなる。
- P.g.、T.f.、T.d.菌はレッドコンプレックスと呼ばれ、重症度の高い部位から多く検出される

桿菌・嫌気性菌・グラム陰性菌
P.g.菌の特徴 [4]

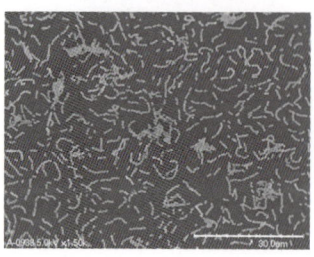

写真は泉福英信先生（国立感染症研究所）のご厚意による*。

付着因子　頬粘膜の上皮細胞付着能や赤血球凝集能を有する。
定着・増殖　歯面のペリクルやプラーク細菌にも付着し増殖すると考えられている。
食作用抵抗因子　P.g.菌の莢膜は白血球による抵抗因子を持っている。
細菌毒素　リポ多糖（LPS）。これらは歯周組織破壊や歯槽骨吸収を促進する。
組織侵入能力　P.g.菌は組織と組織細胞へ侵入する能力を有している。

*Nakao R, Senpuku H, Watanabe H. Porphyromonas gingivalis galE is involved in lipopolysaccharide O-antigen synthesis and biofilm formation. Infect Immun 2006; 74(11): 6145-6153. (Epub 2006 Sep 5.)

水平感染と垂直感染
歯周病菌の感染率 [5]

○ *P.g.* 菌の検出率が高い場合は、配偶者の受診を勧める。
○ *A.a.* 菌の検出率が高い場合も同様だが、特に家族への問診を慎重に行う必要がある。

夫婦・恋人・兄弟間

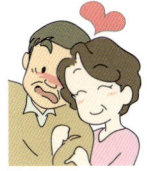

水平感染
P.g. 菌：30〜75%
A.a. 菌：14〜60%

親子間（母子感染）

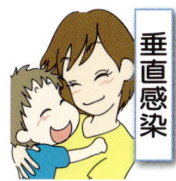

垂直感染
P.g. 菌：ほとんどなし
A.a. 菌：30〜60%

検査の種類を整理しよう
歯周病検査の種類 [6]

位相差顕微鏡 暗視野顕微鏡	主に細菌を形態学的に調べることが目的。チェアサイドで直接限られた細菌を簡便に診断できる。 しかし特定細菌の菌種の同定はできない。
細菌培養法	歯周ポケットから採取した試料中の細菌を非選択もしくは選択培地を用いて培養し、培養可能な細菌数を算定する。 抗菌薬の選択をより確実するという利点はあるが、大きな施設と時間・費用が必要という欠点もある。
ELISA法	酵素免疫測定法と呼ばれ、PCR法やDNAプローブ法より長い歴史を持つ検査方法。特殊なプレートを用いて試料中の細菌をプレート底面に吸着し、標識した特異抗体と反応・発色させ、その発色量によって特定細菌を検討する。 間接的に歯周病菌の存在を確認できる精度の高い検査方法。
DNAプローブ法	細胞の生死に関係なく、細菌が保有するDNA(核酸)の一部をDNAプローブを用いて検出する方法。 少ないサンプルできわめて正確に判定することが可能。
PCR法	きわめて少ないサンプル数でも、細胞の生死に関係なくDNAの断片を増幅し判定する方法（生菌の存在は確定できない）。 大きな専用の装置が必要となるため、チェアサイドでは不可能。

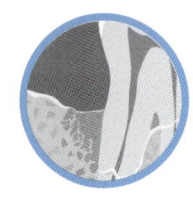

Chapter 1　歯周病

咬合性因子

歯周疾患に大きく関与
咬合性因子を整理する

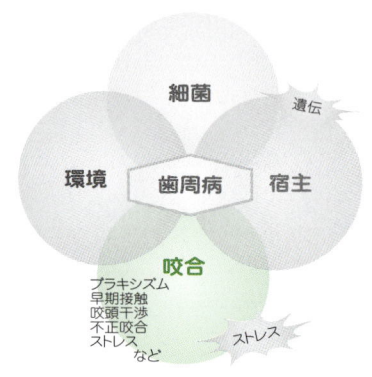

- 過度の咬合圧は、歯周組織の破壊を助長する。
- 咬合性外傷とは咬合力によって生じる歯周組織の組織的変化のこと。
- 咬合性外傷は、一次性咬合性外傷と二次性咬合性外傷に分類される。
- 早期接触、ブラキシズム（グラインディング・クレンチング・タッピング）は咬合性外傷を引起こす要因のひとつ。

日本歯周病学会　歯周病の検査・診断・治療計画の指針 2008 より[7]
咬合性外傷の臨床的およびエックス線写真上の指標

臨床的指標

以下にあげるもののうち1つまたは複数が含まれるであろう。
　①動揺の増加
　②早期接触
　③著しい咬耗
　④深いポケットの形成
　⑤歯の病的移動
　⑥アブフラクション（くさび状欠損）
　⑦温度に対する知覚過敏
　⑧破折歯（数歯）

エックス線写真上の指標

以下にあげるもののうち1つまたは複数が含まれるであろう。
　①歯根膜腔の拡大
　②骨の喪失
　　（根分岐部／垂直性／全周性）
　③歯根吸収
　④歯槽硬線の変化（消失・肥厚）
　⑤セメント質の肥厚

咬合性外傷のひとつ
一次性咬合性外傷

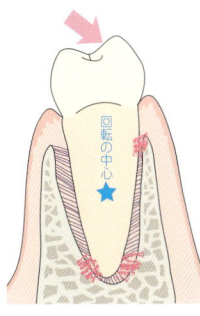

- **正常な骨レベル**に、過大な咬合力が加わって起こる外傷。
- 早期接触・側方圧・ブラキシズムなどがあげられる。
- 以下の状況で生じやすい。
  - 過高な修復物を装着した場合
  - 鉤歯や対合歯に過剰な力が加わるような補綴物が装着された場合
  - 抜歯後放置したために生じた歯の空隙に歯が移動・挺出した場合
  - 機能的に不適切な位置に歯を矯正移動した場合
  - など

一次性咬合性外傷の臨床例①

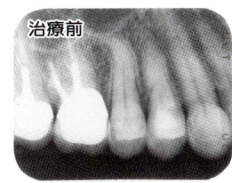
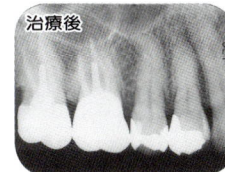

【治療前】強いパラファンクション*と咬合の不調和により、歯根膜腔の拡大が見られる。
【治療後】補綴治療により適切な咬合が与えられ、歯根膜腔の拡大、歯の動揺は減少した。

一次性咬合性外傷の臨床例②

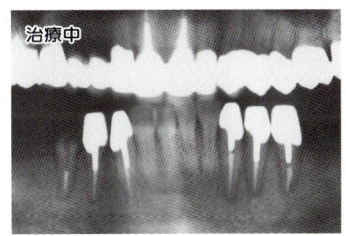
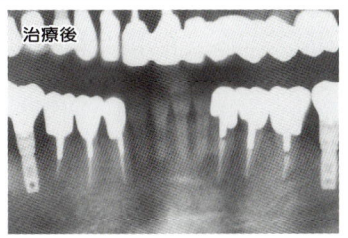

【治療前】過重負担に伴う一次性咬合性外傷。臼歯部は欠損しており、コーヌスデンチャーが装着されていた。コーヌス支台歯の歯根膜腔の拡大を認めるが、臨床的な付着の喪失あるいはプロービング値の増加は伴わない。

【治療後】臼歯部欠損部位にインプラントを埋入し咬合の安定を図った結果、歯根膜腔の拡大は消失した。

*ブラキシズム、舌習癖、姿勢などの悪習癖からくる異常機能活動のこと。

咬合性外傷のひとつ
二次性咬合性外傷

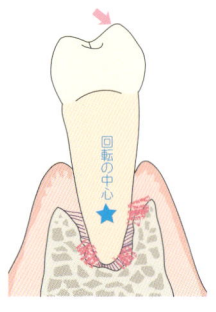

○ **低い骨レベル**に正常な咬合力が加わって起こる外傷。
○ 以下の状況で生じやすい。
- 辺縁歯肉の炎症によって生じた骨吸収により、咬合に対する組織の順応性が失われた場合（歯冠歯根比長の悪化）
- 残存歯の著しい減少や孤立歯

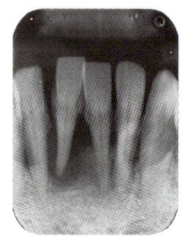

歯周病に罹患した|1|にブラキシズムによる外傷力が加わったために、根尖まで及ぶ骨欠損と動揺の増加、深い歯周ポケットの形成、病的な位置移動が確認できる。

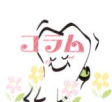

口腔内を手元でチェックできる
歯科衛生士も
さまざまなことが読み取れる石膏模型を活用しよう！

　石膏模型というと「咬合や補綴治療に必要」というイメージをお持ちの方が多いですが、歯科衛生士臨床にも活かせる情報を多く得ることができます。手にとって口腔内状況がチェックできるので、ぜひ活用しましょう。

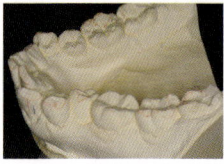 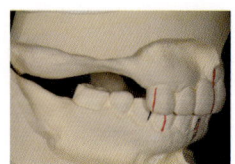 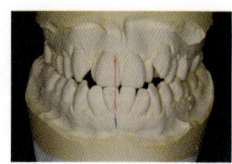

歯冠・歯肉の状態
- 補綴物の状態
- 歯冠の形態
- 歯肉退縮・腫脹
- ファセット
- 歯肉形態　など

咬合・顎堤の状態
- Angle の分類
- 開咬
- 咬合平面
- 歯列の正中
- 上下顎の対咬関係
- 前歯部の被蓋関係
- 骨隆起　など

歯列の状態
- 歯の植立位置
　（捻転・傾斜・転位・挺出）
- 現在の歯数
- 小帯の位置　など

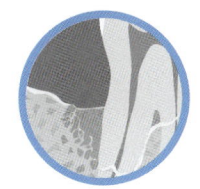

Chapter 1　歯周病

環境因子

喫煙・ストレスは大きなリスク
環境因子を整理する

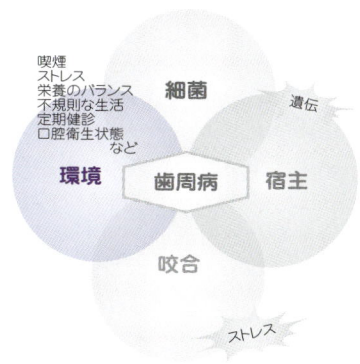

- 環境因子のひとつである喫煙は、歯周病の主要なリスクファクター。
- 喫煙者は非喫煙者に比べ2〜9倍、歯周病の罹患率が高くなる。
- 精神的なストレスは自律神経に作用し、生体免疫細胞の多核白血球、マクロファージ、リンパ球に作用して免疫反応を遅らせ、防御機能を低下させるといわれている。
- 不定期なリコール、不良な口腔衛生状態は、歯周病の誘発・再発につながる。

喫煙と関係のある口腔疾患および症状[8]

	部位	口腔疾患および症状
能動喫煙	口腔粘膜（歯肉含む）	歯肉メラニン色素沈着、白板症、口腔がん（特に口底、舌、頬粘膜）、カタル性口内炎、扁平紅色苔癬、慢性肥厚性（過形成）、カンジダ症
	歯周組織	歯周病、急性壊死性潰瘍性歯肉炎
	歯	タバコ色素沈着、歯石沈着、根面う蝕
	舌	正中菱形舌炎、黒毛舌、舌白色浮腫、味覚の減退
	口唇	角化症、口唇炎、口唇がん
	その他	口臭、唾液の性状の変化、壊死性唾液腺化生
受動喫煙	歯周組織	歯肉メラニン色素沈着、歯周病
	乳歯	う蝕
妊婦喫煙	胎児	口唇裂、口蓋裂

能動喫煙とは……喫煙者が自らの意思でタバコを吸うこと。
受動喫煙とは……喫煙者の煙を吸うこと。

喫煙者の口腔内
症状がわかりにくい

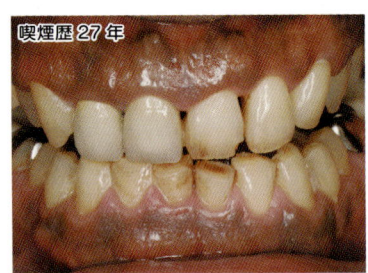

喫煙歴 27 年

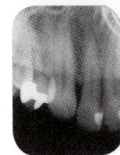 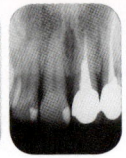 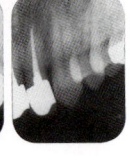

喫煙者特有の歯周病所見
① 歯肉辺縁部の線維性の肥厚
② 重症度のわりに、歯肉の発赤、腫脹、浮腫が軽度
③ プラーク、歯石の沈着量と出血量・病態の不一致
④ 同年代の非喫煙者と比較して病態が重度
⑤ ポケットは前歯部や上顎口蓋側部に多い
⑥ 創傷治癒の遅延化
⑦ 歯面の着色
⑧ 歯肉のメラニン色素沈着

歯肉全体にメラニン色素の沈着が見られ、上顎口蓋側部を中心に深い歯周ポケットが存在する。

上段：唇側　下段：口蓋側　赤字：出血部位　■：排膿部位

歯周病増悪のメカニズム
喫煙と歯周病

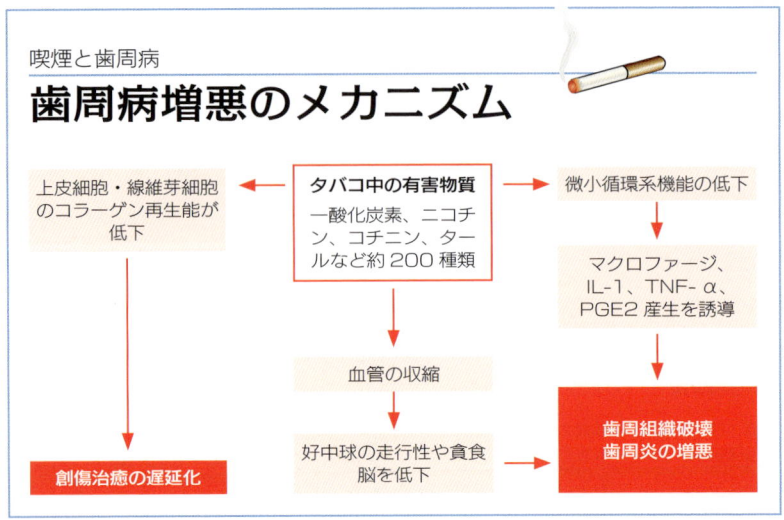

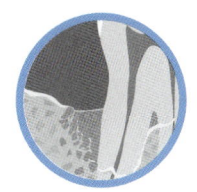

Chapter 1 歯周病

歯周治療

目的と必要基礎知識を整理する
歯周治療とは

○ 歯周治療は、失われた歯周組織の治癒を促進し、低下した口腔機能の回復を目的として行われる医療行為のこと。
○ そのため、歯科衛生士は歯周病の予防・治療に必要となる基礎知識を習得し、日常臨床を行う必要がある。

歯周治療の目的

○ 原因因子・病変の除去
○ 失われた歯周組織・口腔機能の回復
○ 疾患の進行停止
○ 疾患再発の防止
○ 回復した口腔機能・歯周組織の維持

習得すべき項目

○ 歯周疾患に関する基礎知識と治療方法
○ 正確な歯周診査技術
○ 歯周治療に必要な技術（スケーリング・ルートプレーニングなど）
○ 明確な医療面接技術
○ わかりやすい患者への説明技術

歯周治療を行う前に
理解しておきたい基礎知識

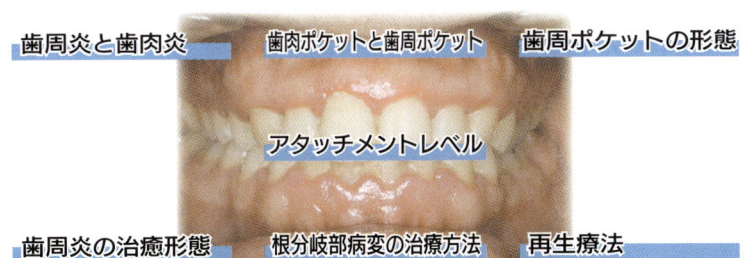

歯周炎と歯肉炎　歯肉ポケットと歯周ポケット　歯周ポケットの形態

アタッチメントレベル

歯周炎の治癒形態　根分岐部病変の治療方法　再生療法

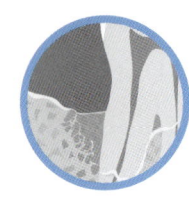

Chapter 1　歯周病

歯肉炎と歯周炎

「歯肉に限局した炎症」と「歯槽骨の吸収を伴う炎症」

歯肉炎と歯周炎の違い

歯肉炎	歯周炎
歯肉に限局した炎症	歯の支持組織の炎症
仮性ポケットを形成	歯周ポケット（真性ポケット）の形成
付着の喪失はない	付着の喪失を伴う
歯槽骨の吸収はない	歯槽骨の吸収を伴う
歯肉溝滲出液量の増加	結合組織内にリンパ球や形質細胞の浸潤が多数見られる
生理的範囲の動揺	動揺の増加（病的動揺）
弱い圧によるプロービング時の歯肉溝からの出血	歯周ポケットからの排膿
プラークコントロールにて改善	プラークコントロールだけでは困難

歯肉（仮性）ポケット

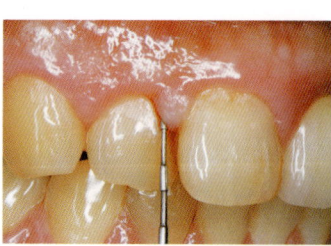

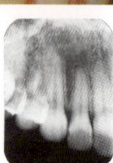

歯肉の炎症は見られるが骨の喪失はない。

歯周（真性）ポケット

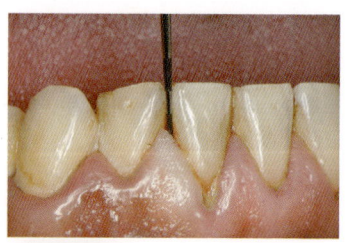

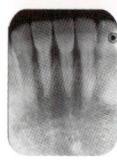

歯肉の炎症と骨の喪失が確認される。

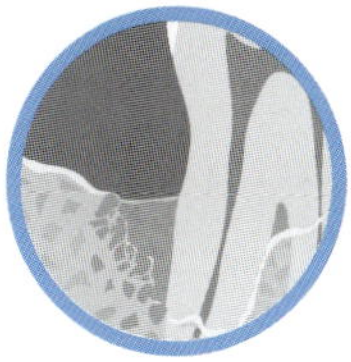

Chapter 1　歯周病

歯肉ポケットと歯周ポケット

構造の違いをおさえる

歯肉（仮性）ポケットと歯周（真性）ポケット

歯肉（仮性）ポケット

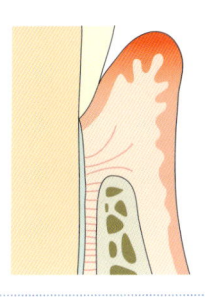

- 付着の破壊はない。
- ポケット底の位置に変化はない。
- 炎症などにより歯肉が腫脹または増大する。

歯周（真性）ポケット

骨縁上ポケット

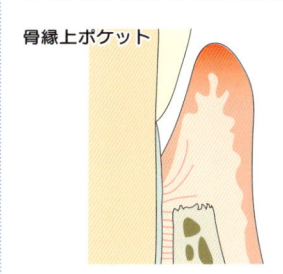

- 付着の破壊がある。
- ポケット底は、歯槽骨頂より歯冠側に位置する。
- 骨破壊の形態は、水平性骨吸収を呈する。

骨縁下ポケット

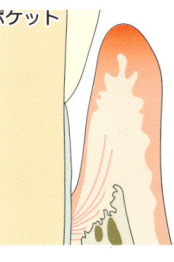

- 付着の破壊がある。
- ポケット底は、歯槽骨頂より根尖側に位置する。
- 骨破壊の形態は垂直性骨吸収を呈する。
- 骨壁数*により分類される。

＊骨壁については☞89ページ参照。

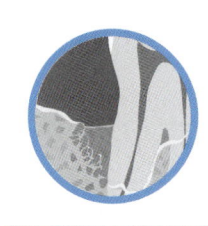

Chapter 1　歯周病

付着の獲得と喪失

付着の位置が歯冠側に移動（attachment gain）

付着の獲得とは

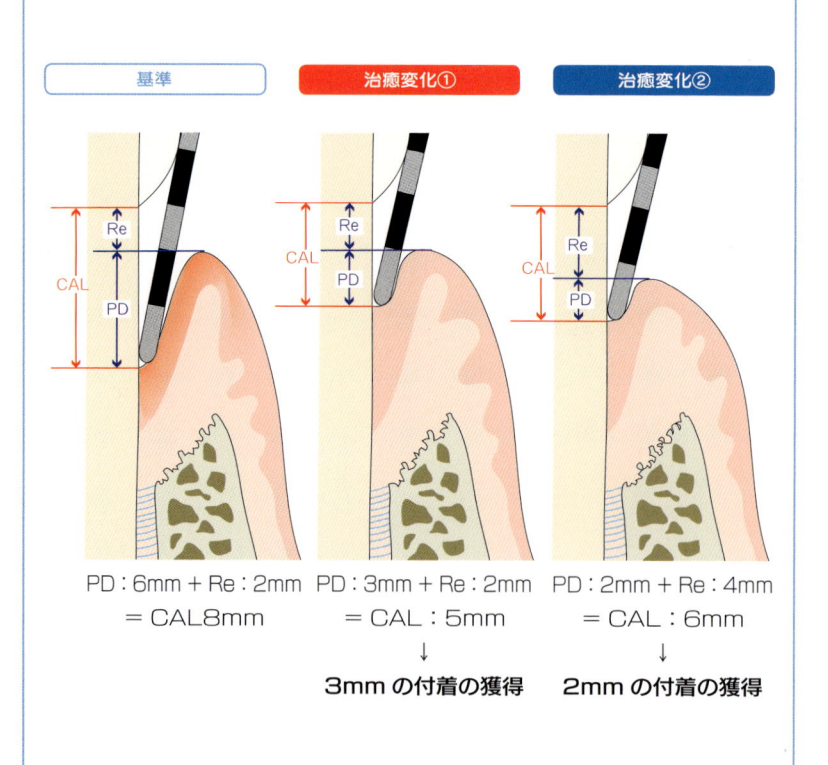

基準　　治癒変化①　　治癒変化②

PD：6mm + Re：2mm　　PD：3mm + Re：2mm　　PD：2mm + Re：4mm
　= CAL8mm　　　　　　= CAL：5mm　　　　　　= CAL：6mm
　　　　　　　　　　　　　↓　　　　　　　　　　↓
　　　　　　　　　　3mmの付着の獲得　　　　2mmの付着の獲得

○付着の位置が歯冠側へ移動すること。
○線維性の歯肉や深いポケットなどでは付着の獲得が起こりやすい。
○結合組織性付着は、再生療法などで獲得される。
○歯周治療による付着の獲得の多くは、長い上皮性の付着によるもの。

PD：プロービング値　CAL：臨床的アタッチメントレベル（ポケット底からCEJまでの距離）
Re：歯肉退縮量

付着の位置が根尖側に移動（attachment loss）

付着の喪失とは

- 付着の位置が根尖側へ移動すること。
- 結合組織性付着の喪失が生じる場合、大半は骨欠損を伴い、歯周病の進行をきたす。
- 長い上皮性付着は動的で変化しやすいため、付着の喪失が起こりやすい。

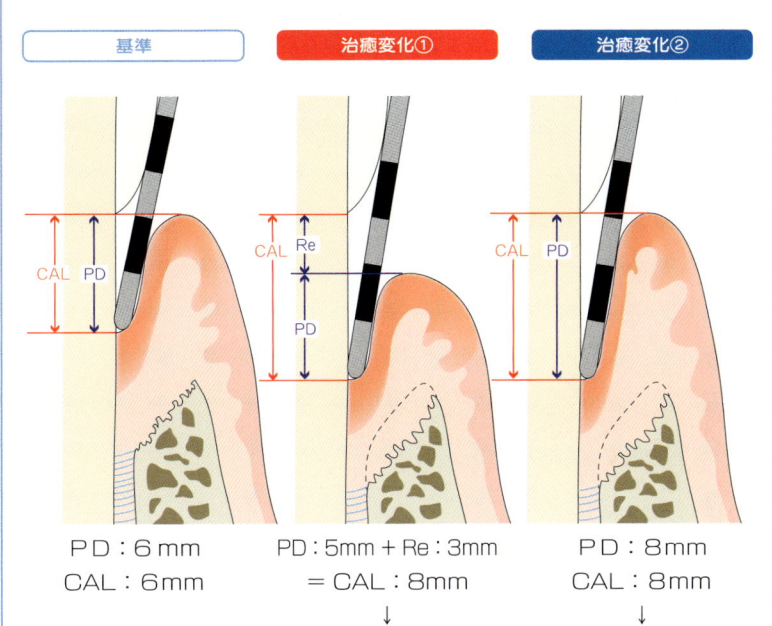

| 基準 | 治癒変化① | 治癒変化② |

PD：6mm
CAL：6mm

PD：5mm + Re：3mm
= CAL：8mm
↓
2mmの付着の喪失

PD：8mm
CAL：8mm
↓
2mmの付着の喪失

KEY POINT 両者の臨床的鑑別は不可能 [9]

上皮性付着
epithelial attachment
ヘミデスモゾーム（接着分子）結合がある本物の付着。
epithelial adhesion
歯肉の側方圧で押さえつけられているだけの偽物の付着。

結合組織性付着
connective tissue attachment
コラーゲン線維がセメント質に垂直に入り込んでいる本物の付着。
connective tissue adaptation
コラーゲン線維が平行に入り込んでいる偽物の付着（インプラント）。

PD：プロービング値　CAL：臨床的アタッチメントレベル（ポケット底からCEJまでの距離）
Re：歯肉退縮量

Chapter 1　歯周病　付着の獲得と喪失

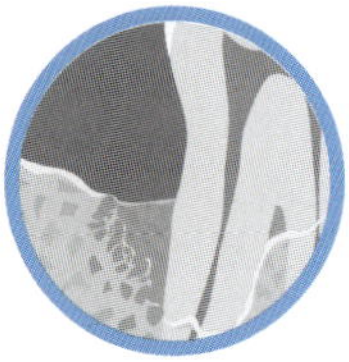

Chapter 1 歯周病

歯周炎の治癒形態

新付着・修復・再生

歯周炎の３つの治癒形態

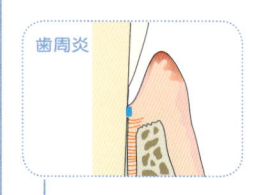

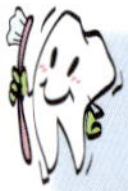

歯周炎

CLINICAL POINT
外傷や切開などによって歯根面から切断された結合組織が再び付着することを**再付着**というが、歯周病の治癒とはあまり関係はない。

新付着

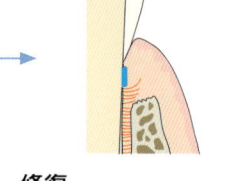

- 歯周病によって露出した歯根面に、新生セメント質（コラーゲン線維の埋入した）形成を伴った**結合組織性付着**。
- 実際の臨床では、新付着は**ほとんど起こらない**。

修復

収縮　長い上皮性の付着

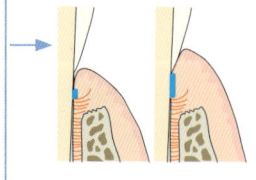

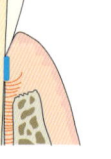

- 歯周組織の構造と機能が完全に回復しない状態の治癒。
- 歯周治療で治癒する形態は、大半が長い上皮性付着による治癒である。
- 長い上皮性による治癒は、プラークコントロールの悪化などで簡単に付着が剝がれやすい、弱い付着である。

再生

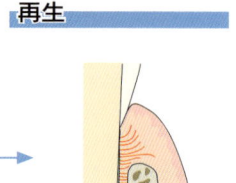

- 損傷を受けたり喪失した歯周組織（歯肉・セメント質・歯根膜）が、歯周病に罹患する前の状態に治癒し機能すること（**完全なる再生**）。

☞ 50〜52 ページ参照

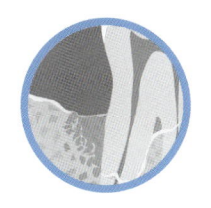

Chapter 1　歯周病
スケーリング・ルートプレーニング

スケーリング・ルートプレーニングの前に
根面の診査の基本テクニック

- 根分岐部や深いポケットが存在する場合、エキスプローラーによる慎重な根面の診査を行う必要がある。
- エキスプローラーでの探知は、歯石除去を行う際の術前・術中・術後のように、歯周治療のすべてのタイミングで必要である。
- 根面の診査技術を取得することにより、歯石の量や分布、う蝕、脱灰、歯の形態異常、修復物の豊隆、セメント質や根面の凹凸などを、より正確に診査・イメージすることが可能となる。

エキスプローラーの種類と特徴

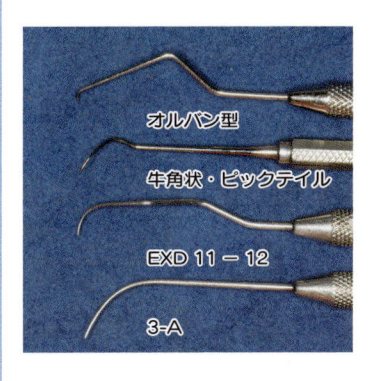

オルバン型
チップが直角にデザインされているため、隅角部などの湾曲した表面の探知に有効。

牛角状・ピックテイル
作業端が湾曲しているため、深い歯周ポケットには到達しにくい。う蝕探知にはとても向いている。

EXD 11-12（アフターファイブ）
主に歯石探知に利用する。グレーシーキュレット#11-12のように、臼歯部近心、頬側、舌側面に使用できるが、臼歯部遠心頬側・遠心舌側隅角部の4〜5mmの深いポケットへの使用は制限される。

3-A
う蝕・歯石両方の探知に有効。特に深い歯周ポケットや根分岐部の探知に優れている。

探知ストロークの動作

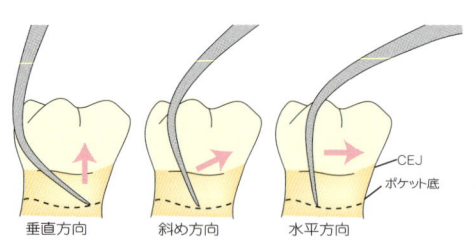

垂直方向／斜め方向／水平方向

CEJ
ポケット底

器具を軽く把持し、先端に意識を集中してチップを遊離歯肉にむけて引いたり押したりするストロークを行う。ストロークは垂直・斜め・水平を組み合わせて行うことで、探知の確実性がより向上する。

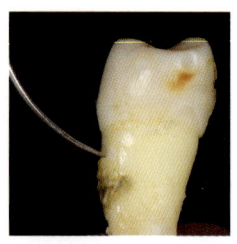

チップの先端を根面に直角に当てることは、傷の原因となるので避けること。

エキスプローラーで感知できる情報例

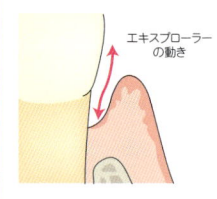

表面が平滑な場合
歯石や器具の挿入、引き出しともになめらか。

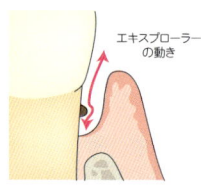

歯肉縁下に歯石がある場合
歯石の大きな瘤状の塊や棚状の出っ張りがあると、器具を引き出す際に突き当たって乗り越える感覚を感知できる。

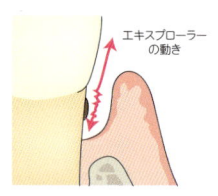

沈着物が小さく、歯肉縁下歯石が層状の場合
明確に障害物としての感知は難しく、粒上・砂状のザラザラとした感触となる。

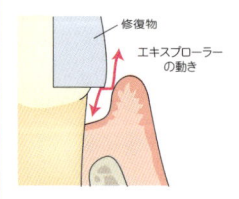

修復物辺縁にオーバーハングがある場合
修復物に沿って器具を下降させると、段差の感触のあとに歯面に触れる。歯肉縁下の歯石と混同しやすい。

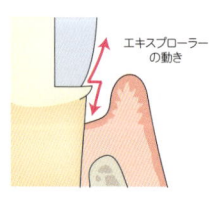

修復物辺縁が不足している場合
修復物に沿って器具を下降させていくと、不足部分の歯質の段差が感知できる。その段差から側方へチップを動かし、歯表面を探知していく。

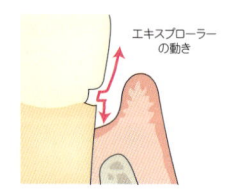

歯頸部にう蝕がある場合
器具の挿入、引き出しの際に、チップ先端に凹みなどの感覚が伝わる。

図は Pattison AM, Pattison GL（著）、勝山茂、伊藤公一（監訳）、野村正子ほか（訳）．ペリオドンダルインスツルメンテーション．東京：医歯薬出版，1994：87-88．より引用改変．

適材適所でスケーリング・ルートプレーニングする
スケーリング・ルートプレーニングの基本テクニック

スケーラーの選択

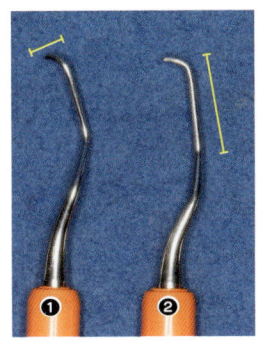

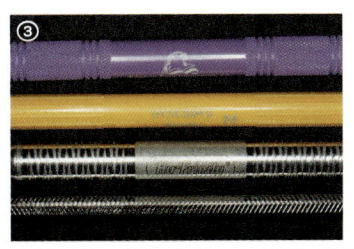

事前に歯石探知を行い、歯石の厚み・量・幅・位置を考慮して、最適なスケーラーを選択する。
　①ブレードの長さが短いもの
　②第一シャンクが長いもの
　③ハンドル部の太さ・形・素材の違うもの

スケーリング・ルートプレーニングのストローク

スケーリングストローク

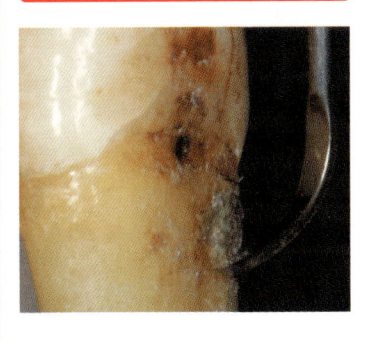

- 主にブレードの先端1／3を使う。
- 側方圧を強くした状態で、力強く短いストロークで歯石を除去していく。

ルートプレーニングストローク

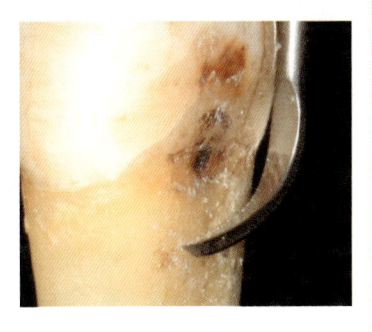

- ブレード全体が根面に当たるように適合させる。
- 側方圧を少しずつ強めて、長いストロークで除去していく。

状況別ポイント

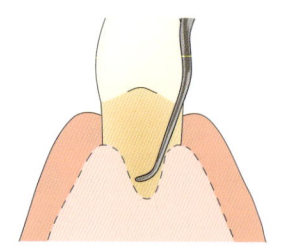

歯周ポケットの幅が狭い場合では
ブレード幅が短いものを選択すると、幅の狭い歯周ポケットでも施術しやすい。

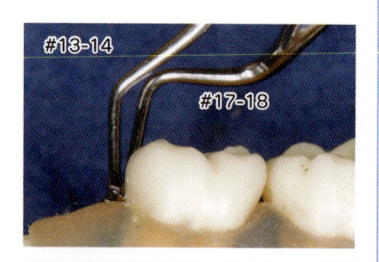

歯冠の豊隆が強い場合・アクセスの困難な臼歯部遠心面では
屈曲の強い #15-16、#17-18 を使用すると、根面への適合がよくなる。

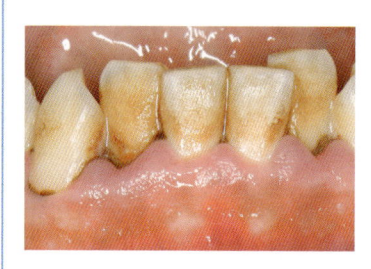

歯石の付着量が多い場合では
超音波スケーラーを使用することで、効率よく歯石を除去できる。

歯肉縁下歯石除去の限界

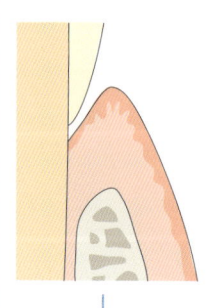

Waerhaung は、歯肉縁下歯石除去の限界として、下記の指標を示している。[11]

プロービング値
＜3mm：取り残しは少ない
3～5mm：取り残しが多くなる
＞5mm：取り残しが著しくなる

つまりこの論文から言えることは……

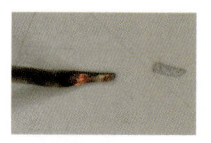

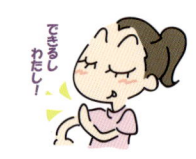

無理は危険！　　自信過剰はもっと危険！

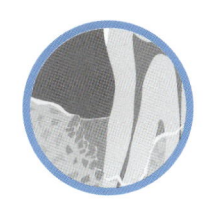

Chapter 1 歯周病
根分岐部病変の治療方法

根分岐部病変への治療を始める前に
根分岐部病変の処置法の選択基準

根分岐部病変とは、多（複）根歯の根間中隔に歯周病や歯周疾患が波及した状態をいう。その進行度により、治療方法が異なる。

治療を行う際の考慮点

原因の分析
　宿主、細菌、環境、咬合（時間的要因も含む）

病変を持つ歯の解剖学的特長*
　①歯根の形態、大きさおよび離開度
　②エナメルプロジェクションの存在
　③エナメルパールの存在
　④ルートトランクの長さ
　⑤臨床歯冠歯根長比
　⑥骨破壊の進行度（垂直・水平）
　⑦残存歯槽骨量
　⑧隣接歯の歯槽骨との高位差
　⑨歯の動揺度
　⑩根の離開度

その他
　患者の要望、経済的状況、協力度、清掃性

治療方法の選択

Ⅰ度	Ⅱ度	Ⅲ度
スケーリング・ルートプレーニング ファーケーションプラスティ GTR法	歯根切除 （ルートリセクション） 　・歯根分割 　　（ヘミセクション、トライセクション） 　・歯根切断 　　（ルートアンプテーション） 歯根分離 （ルートセパレーション） トンネル形成 骨移植 GTR法 抜歯	歯根切除 　・歯根分割 　・歯根切断 歯根分離 トンネル形成 抜歯

術者によって選択基準が変わる場合がある

*①〜④は☞115〜125ページ、⑤は☞233ページ、⑧は☞91ページ参照。

Chapter 1 歯周病 根分岐部病変の治療方法

I度の根分岐部病変では重要な処置

スケーリング・ルートプレーニング

歯根の離開度

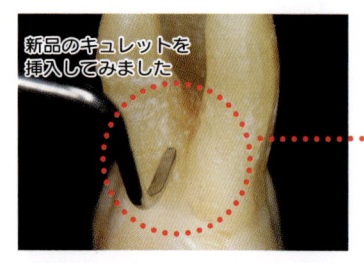

新品のキュレットを挿入してみました

新品キュレットの幅は 0.75 〜 1.0mm。

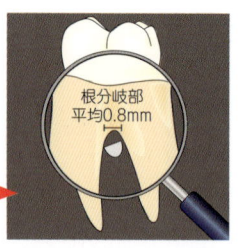

根分岐部 平均0.8mm

根分岐部の入り口は狭く、新品のキュレットでは上顎第一大臼歯の根分岐部の58％に入らないとされている。[12]

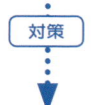

対策

先端の細い超音波チップは有効。使用するパワーには配慮する。

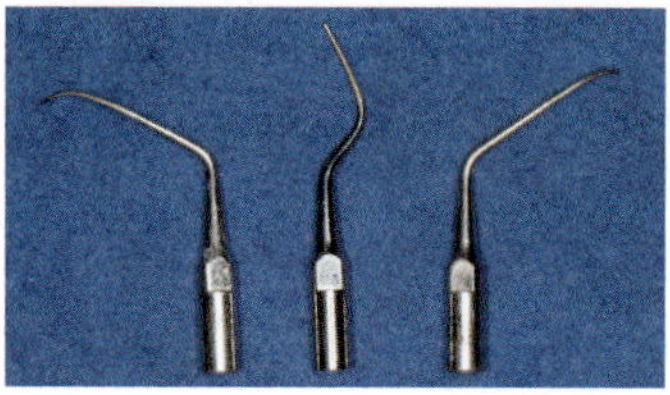

スプラソン P-MAX ダイヤモンドチップ。

バイファーケーションリッジ

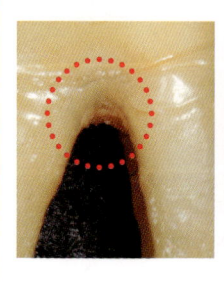

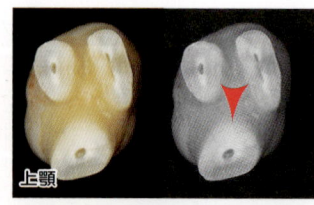

上顎

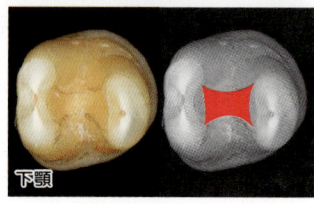

下顎

- 多根歯の根と根つなぐように隆起したところ。
- この部位が露出してしまうと、SRPはさらに困難になる。
- 下顎では直線的に、上顎ではY字状に約70％の頻度で認められる。[5]

44

Ⅰ度の根分岐部病変の処置

ファーケーションプラスティ

○ 根分岐部の入り口の歯冠と歯槽骨を整形して水平的歯周ポケットを改善し、プラーク除去の容易化・自浄作用可能な形態を付与する術式。
○ オドントプラスティーでは、プラークコントロールを困難にするエナメル突起やエナメルパールを除去する作業も含まれる。
○ 歯質を削るため、う蝕や象牙質知覚過敏が生じる可能性がある。

コンセプト

オドントプラスティ（歯冠整形術）にて根分岐部の入口を削り、入口を広くする。

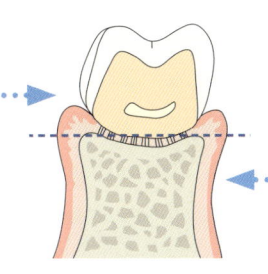

オステオプラスティ（歯槽骨整形術）にて骨を形態修正し、ポケットを減少させる。

治療の流れ

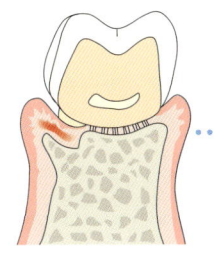

Ⅰ度～Ⅱ度の根分岐部病変が存在すると、ブラシなど清掃器具のアクセスが困難になり、清掃性は低下する。

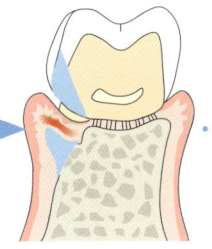

そのような場合、歯冠部・歯槽骨整形を行い、水平的歯周ポケットを減少させ、プラークが溜まりにくく、ブラシなど清掃器具のアクセスがしやすいような環境改善を行う。

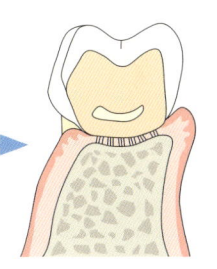

歯冠・歯槽骨整形後、ブラシなど清掃器具の到達性は改善された。

Ⅱ・Ⅲ度の根分岐部病変の処置

歯根切除（ルートリセクション）

歯根分割

- 下顎・上顎大臼歯で、いずれかの根の病変が大きい場合、根を分割してからいずれかを抜根する方法のこと。
- 上顎ではトライセクション、下顎ではヘミセクションとも呼ばれている。
- 抜根歯は、根分岐部病変に残存する骨欠損の形態や程度、歯根の長さ、プラークコントロールの容易度により決定される。

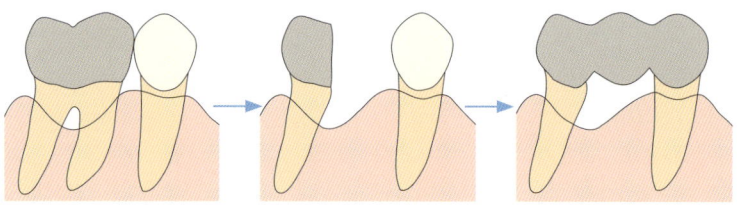

根分岐部病変のある大臼歯。　歯を分割し、近心根を抜根。　遠心根と小臼歯をブリッジにて補綴。

上顎の場合：トライセクション　　　下顎の場合：ヘミセクション

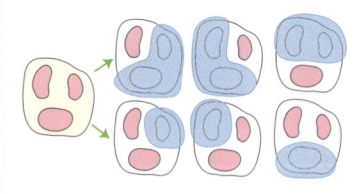

1根または2根を抜根する。　　　近心根か遠心根のいずれかを抜根する。

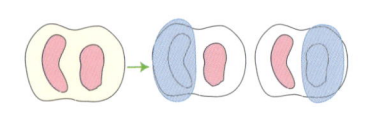

歯根分割の臨床例①

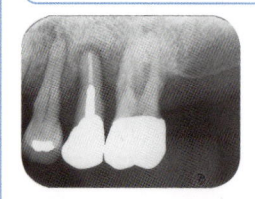

7̲頰側にⅠ度、遠心側にⅡ度の根分岐部病変を認める。 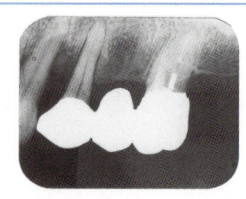　遠心根を抜根した。 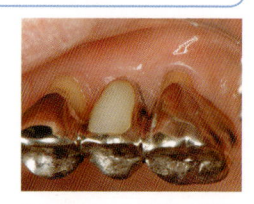　遠心根抜根から5年後の状態。

歯根分割の臨床例①は、鶴屋誠人先生のご厚意による。

歯根分割の臨床例②

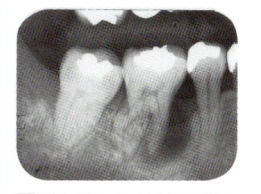

6|近心根に垂直性骨欠損を認める。

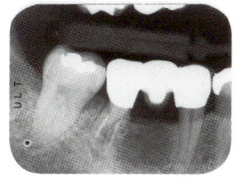

近心根を抜根した。

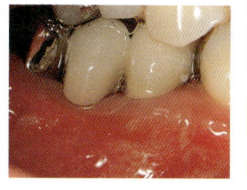

近心根抜根から3年後の状態。

歯根切断（ルートアンプテーション）

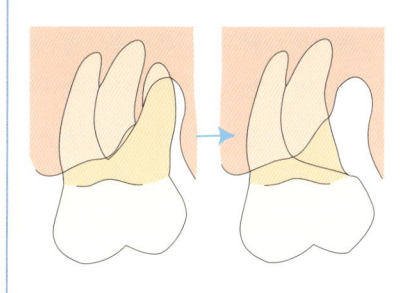

- 歯冠部を分割することなく、歯根のみを切断する方法。
- 上顎大臼歯頬側1根のみを抜去可能な場合に適応となる場合が多い。

歯根切断の臨床例

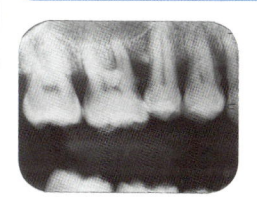

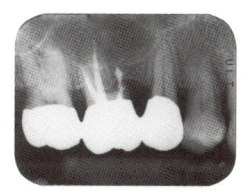

左：近心根2根、口蓋根、頬側遠心根の4根歯。2根の近心根間に根分岐部病変が存在する。
右：近心根のうち1根を抜根した状態。あわせて補綴処置を行った。

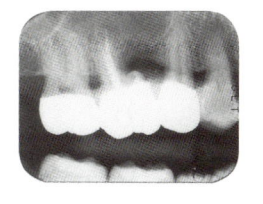

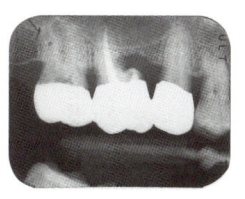

左：術後5年。根分岐部病変が再発。補綴物には触れず、根のみ抜根した。
右：術後10年の状態。

歯根分割の臨床例②および歯根切断の臨床例は、石谷昇司先生のご厚意による。

Chapter 1　歯周病　根分岐部病変の治療方法

Ⅱ・Ⅲ度の根分岐部病変の処置

歯根分離（ルートセパレーション）

○下顎大臼歯で、根分岐部病変が限局している場合が適応。
○上顎では、清掃性が困難であるため適応にはならない場合がある。
○近心と遠心の付着が十分にあることが必須。
○分割だけでは環境改善にならないため、MTMの併用は必須。
○大臼歯を小臼歯2本の形態に変えるため、小臼歯化とも呼ばれている。
○処置後は、歯間ブラシなどを用いて根分岐部の清掃を行う。

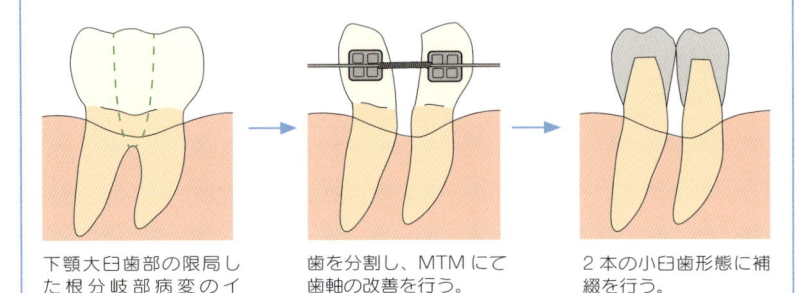

下顎大臼歯部の限局した根分岐部病変のイメージ。

歯を分割し、MTMにて歯軸の改善を行う。

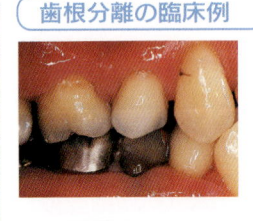

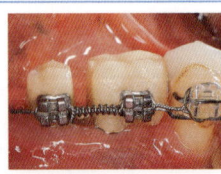

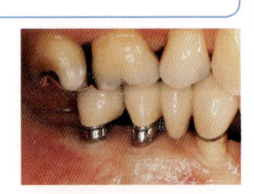

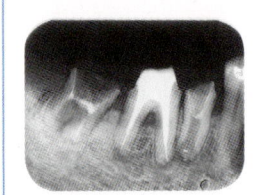

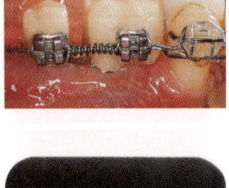

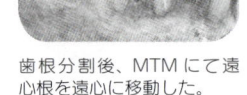

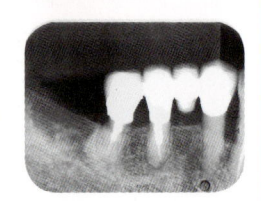

2本の小臼歯形態に補綴を行う。

歯根分離の臨床例

6⏌の頬側舌側に Ⅰ 度の根分岐部病変が認められる。

歯根分割後、MTMにて遠心根を遠心に移動した。

小臼歯形態への補綴処置が終了。

歯根分離の臨床例は、飯野文彦先生のご厚意による。

Ⅲ度の根分岐部病変の処置

トンネル形成（トンネリング）

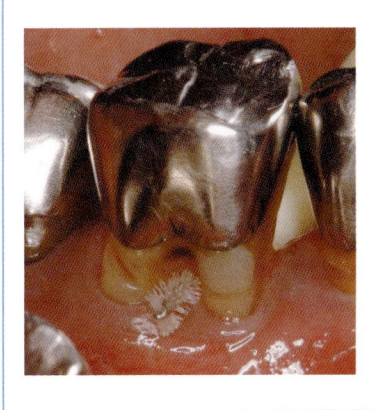

○ 根分岐部の骨を積極的に削除し、根間を歯間ブラシの入りやすい形態にする方法。
○ 下顎大臼歯でⅡ度またはⅢ度の根分岐部病変に適応。
○ 根間の離開度が小さい場合や、ルートトランクが長い場合は、適応にならない。
○ 根面う蝕のリスクが高まるので、フッ化物の応用などが必要。

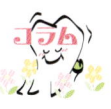

メインテナンス時のセルフケア指導に応用しよう
根面う蝕予防に有効！
トゥースペーストテクニック

メインテナンスを行っていく上で生じる問題の１つに、う蝕があります。特に歯周治療を行い、根面が露出した部位はう蝕に罹患しやすいため、フッ化物を応用したう蝕予防が必要不可欠になります。

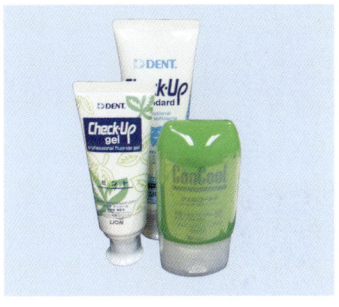

フッ化物配合歯磨剤とフッ化物ジェル。いずれもフッ化物（NaF）が950ppmF含まれている。

① 歯ブラシに２cm（約0.5g）の歯磨剤をつける。
② 歯磨剤を歯面全体に広げる。
③ 泡立ちを保つようにブラッシングする。
④ 約10ml程度の水で軽くうがいする。
⑤ ブラッシング後２時間は、飲食を控えるようにする。
※歯磨剤は1000ppmFに近い濃度のものを使用する。

トンネル形成（トンネリング）の症例は、鶴屋誠人先生のご厚意による。

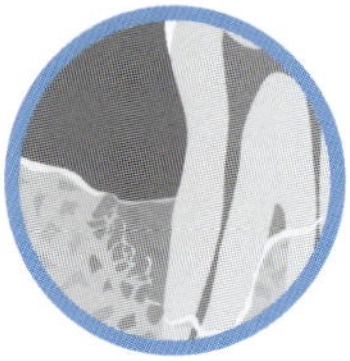

Chapter 1 歯周病
再生療法

失われた組織がよみがえる？
歯周治療における再生療法

再生療法とは、損傷を受けたり喪失した歯周組織（歯肉・セメント質・歯根膜）を、歯周病に罹患する前の状態に治癒させ、機能させる術式のこと。

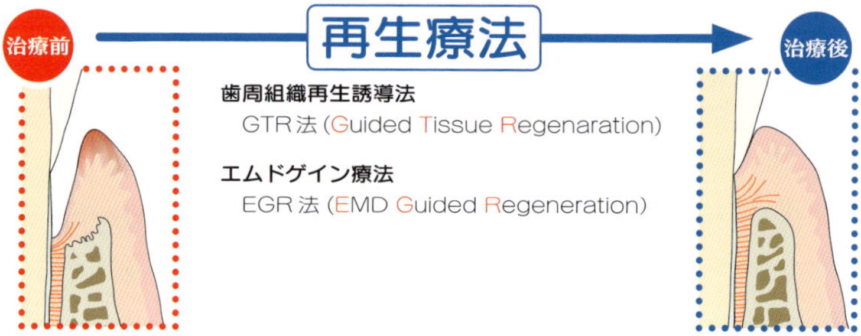

治療前 → 再生療法 → 治療後

歯周組織再生誘導法
　GTR法（Guided Tissue Regenaration）

エムドゲイン療法
　EGR法（EMD Guided Regeneration）

大切なのは、いかに血餅を維持するか！
再生療法と骨再生の関係

- 骨欠損部の骨の再生は、欠損部が血餅で満たされたのち、肉芽による置換後、または同時に骨再生がおこる。
- つまり、いかに血餅を維持するかが、再生療法の成功にかかっている。

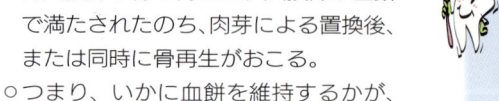

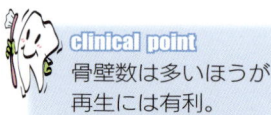

clinical point
骨壁数は多いほうが再生には有利。
1壁＜2壁＜3壁

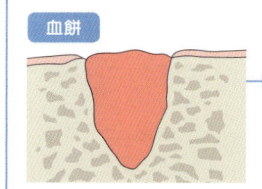

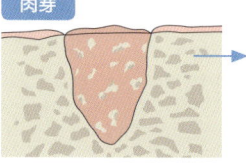

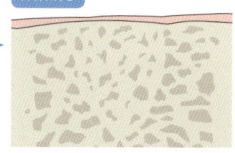

血餅 → 肉芽 → 成熟骨

薄い歯肉・根近接部位は NG

歯周組織再生誘導法（GTR 法）

- GTR 法とは、歯周病で骨が失われた部位に吸収性膜または非吸収性膜を使用し、上皮の侵入を妨ぎ、歯根膜組織由来の細胞を歯根面へ誘導する術式で、新付着を形成する治療方法。
- 膜を使用することにより再生の場を確実に確保できる。
- 技術的に高度であり、適応症を十分考慮しないと、膜が露出した場合に感染源となり、再生が困難になる場合がある。

適応症
　3 壁性・2 壁性の垂直性骨欠損、Ⅰ・Ⅱ度の根分岐部病変、頬側の歯肉退縮などの根面被覆

非適応症
　薄い歯肉、根近接歯
　（血流障害を起こしやすく、膜露出の可能性が大きい）

⑥ 近心に対する GTR 法（吸収性膜使用）の臨床例

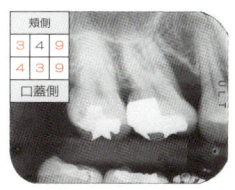

GTR 法治療前のエックス線写真とプロービング値（赤字は出血点）。

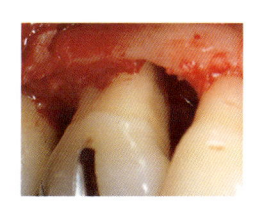

近心頬側・舌側面に深いポケットが確認できる。

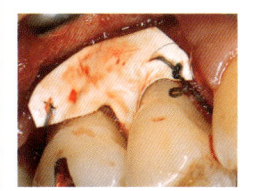

吸収性の膜を用いて GTR 法を行った。

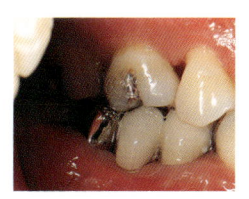

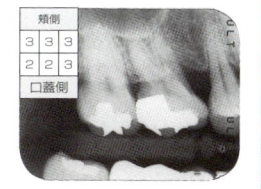

術後 1 年 8 ヵ月の口腔内状況、エックス線写真およびプロービング値。エックス線写真からは骨形態の改善が確認できる。

GTR 法の臨床例は、石谷昇司先生のご厚意による。

Chapter 1　歯周病　再生療法

審美性を重視する場合はEGR法が有利

エムドゲイン療法（EGR法）

○ EGR法とは、EMD*による再生療法。
○ 角化歯肉が少ない場合や根の近接部位、骨欠損が多数歯にわたる場合、そして審美性を重視する場合では、GTR法より有利とされている。
○ EMDの維持が困難な場合や、骨欠損が大きい場合は、骨移植材を併用する場合もある。

適応症
1壁性・2壁性・3壁性の垂直性骨欠損
高い槽間歯槽骨の残る根分岐部病変

非適応症
骨欠損が大きい場合や再生の場の確保が困難な場合（EMDがゲル状であるため、コントロールが難しい）

多数歯にわたる自家骨移植併用EGR法の臨床例

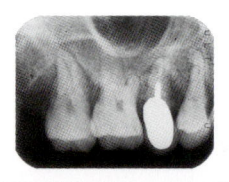

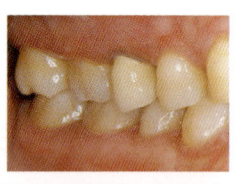

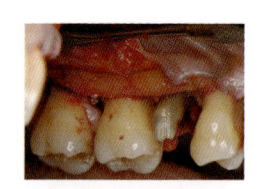

EGR法治療前のエックス線写真と口腔内写真。数歯にわたり深いポケットが確認できる。矯正治療の前処置として再生療法を行った。

手術時。顕著な骨欠損が確認できる。

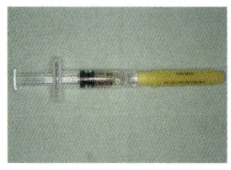

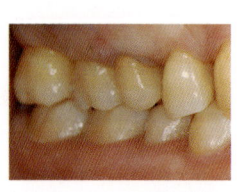

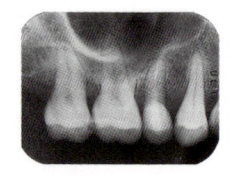

使用するエムドゲイン®。

処置後1年の口腔内状況とエックス線写真、プロービング値からは、骨形態の改善が確認できる。

処置前（赤字は出血点）

頬側	6	5	4	3	4	5	2	3	2	2	5
口蓋側	9	2	7	6	2	4	4	2	5	3	3	5
		7			6			5			4	

処置後1年

頬側	3	2	2	2	2	2	2	2	2	2
口蓋側	3	2	3	2	2	2	2	2	2	2
		7			6			5			4

EGR法の臨床例は、武田朋子先生のご厚意による。
＊豚の歯胚から作られたエナメル基質タンパク（Enamel Matrix Derivative）の略語。エムドゲイン®はその商品名。

歯周病　再生療法

Chapter 1 の参考文献

1. 日本歯周病学会編. 歯周病専門用語集. 東京：医歯薬出版, 2007.
2. 花田信弘（監修）. ミュータンスレンサ球菌の臨床生物学. 臨床家のためのマニュアル. 東京：クインテッセンス出版, 2003.
3. Costerton JW, Stewart PS. Battling biofilms. Sci Am 2001; 285(1):74-81.
4. Nakao R, Senpuku H, Watanabe H. Porphyromonas gingivalis galE is involved in lipopolysaccharide O-antigen synthesis and biofilm formation. Infect Immun 2006; 74(11): 6145-6153. (Epub 2006 Sep 5.)
5. 若林健史, 有田博一, 佐瀬聡良, 長谷川嘉昭. デンタルハイジーン別冊. 見てわかる！実践歯周治療. 東京：医歯薬出版, 2006.
6. 古西清司, 申基喆（編著）. 臨床歯科エビデンス. 歯周病と微生物学のビジュアルラーニング. 東京：南山堂, 2007.
7. 日本歯周病学会編. 歯周病の検査・診断・治療計画の指針. 東京：医歯薬出版, 2009.
8. 禁煙ガイドライン. 循環器病の診断と治療に関するガイドライン（2003-2004合同研究班報告）. http://www.jrs.or.jp/quicklink/glsm/guideline/nopass_pdf/smoking-cessation.pdf
9. 山本浩正, ペリオの臨床戦略を学ぶ歯周動的治療. 東京：クインテッセンス出版, 2007.
10. Pattison AM, Pattison GL（著）, 勝山茂, 伊藤公一（監訳）. ペリオドンタルインスツルメンテーション. 東京：医歯薬出版, 1994.
11. Waerhaung J. Healing of the dento-epithelial junction follwing subginngival plaque control. II. As observed on extracted teeth. J Periodontal 1978;49:119-134.
12. Hou GL, Chen SF, Wu YM, Tsai CC. The topography of the furcation entrance in Chinese molars. Furcation entrance dimensions. J Clin Periodontol 1994 ; 21 (7) : 451-456.
13. 日本歯周病学会による歯周病分類システム（2006）. http://www.soc.nii.ac.jp/jsp2/pub/file/Glossary_System.pdf
14. 品田和美. 歯石探知をパワーアップ. 歯科衛生士 2008; 10: 15-31.
15. 山本浩正. イラストで語るペリオのためのバイオロジー. 東京：クインテッセンス出版, 2002.

Chapter 2

歯肉

総論
歯肉の表情
歯肉退縮
メイナードの分類
歯肉のバイオタイプ

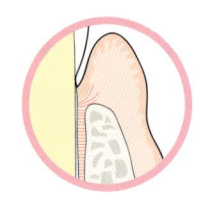

Chapter 2 歯肉

総論

まずは歯肉の基本構造をおさえる
歯肉の構造

○歯肉とは口腔粘膜の一部で、セメント質・歯根膜・歯槽骨を覆うバリアーのような役割がある。
○さまざまな要因によって、表面性状や幅が変化する。

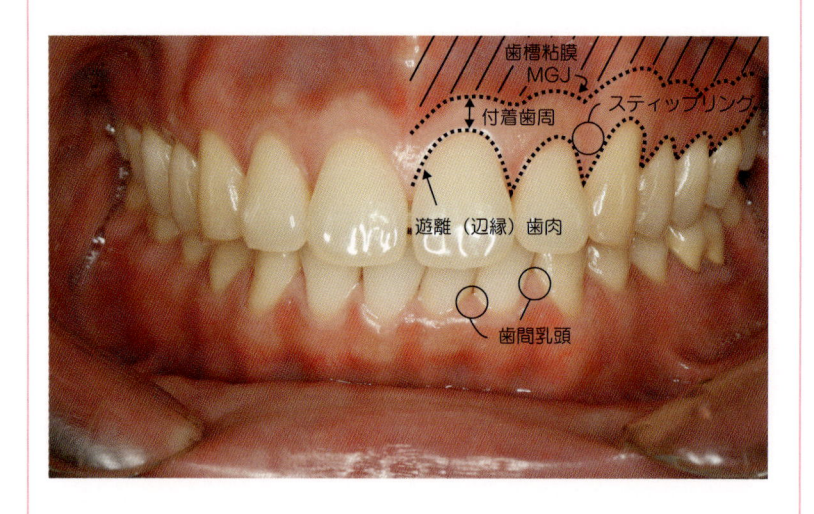

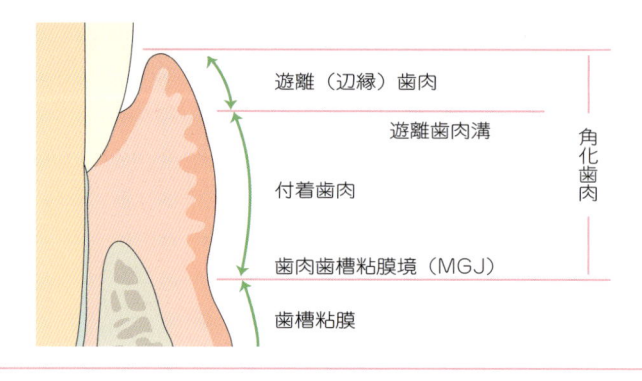

（写真内ラベル：歯槽粘膜 MGJ／付着歯肉／スティップリング／遊離（辺縁）歯肉／歯間乳頭）

（下図ラベル：遊離（辺縁）歯肉／遊離歯肉溝／付着歯肉／歯肉歯槽粘膜境（MGJ）／歯槽粘膜／角化歯肉）

歯肉線維の役割を知る
歯肉線維の役割と種類

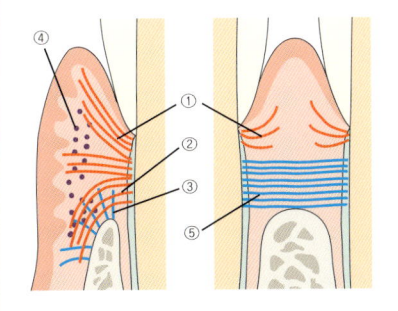

歯肉線維の役割として、以下の3点が挙げらる。
- 歯頸部歯肉の強化。
- 咀嚼力に耐えるために必要な剛性の付与。
- 遊離歯肉をセメント質や隣接した付着器官に結合させる。

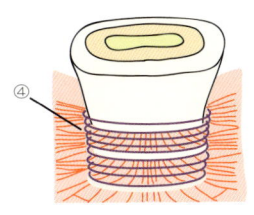

① 歯 – 歯肉線維
② 歯 – 骨膜線維
③ 歯槽骨 – 歯肉線維
④ 輪状線維
⑤ 歯間水平線維

非可動性の歯肉
付着歯肉を理解する

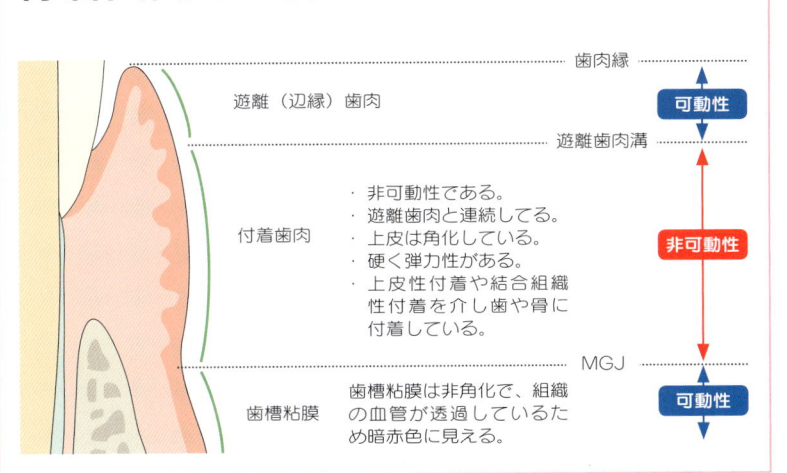

歯肉縁
遊離（辺縁）歯肉 — 可動性
遊離歯肉溝

付着歯肉
- 非可動性である。
- 遊離歯肉と連続してる。
- 上皮は角化している。
- 硬く弾力性がある。
- 上皮性付着や結合組織性付着を介し歯や骨に付着している。

非可動性

MGJ

歯槽粘膜　歯槽粘膜は非角化で、組織の血管が透過しているため暗赤色に見える。

可動性

付着歯肉の2つの付着様式

上皮性付着と結合組織性付着

上皮性付着
- ヘミデスモゾームを介した根面との結合のこと。
- 歯周治療後に生じ、破壊された結合組織の位置は変わらず上皮性付着の位置が約1mmより長くなった付着を、長い上皮性の付着*という。
- 再生しやすく破壊されやすい。

結合組織性付着
- セメント質中にコラーゲン線維が埋め込まれた非常に強固な結合のこと。
- 結合組織性付着の幅は、骨頂から常に1mmの幅で存在する。

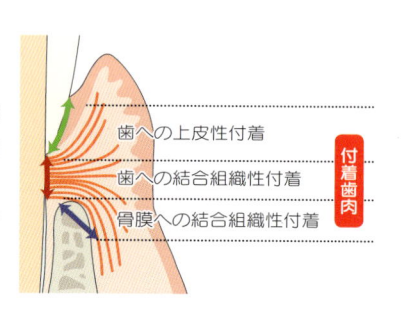

Nevins が提唱した分類

付着性付着歯肉 [1]

- Nevins は、本来付着歯肉に属する上皮性付着を「付着の変化を起こしやすい組織」とし、「根面や骨膜に結合した強固な組織」である結合組織性付着と区別した。
- そして、歯肉溝～上皮性付着までを「非付着性付着歯肉」、結合組織性付着を「付着性付着歯肉」とした。
- 臨床では、付着性付着歯肉の確保が重要であると述べている。

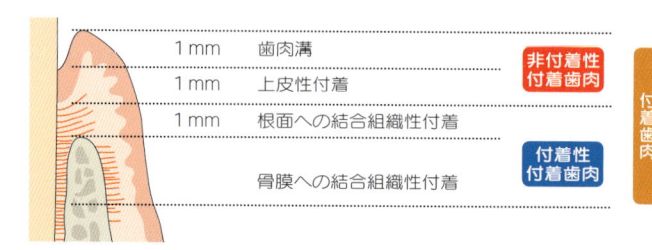

* Long Epithelial Attachment

部位によって異なる
付着歯肉の幅 [2)]

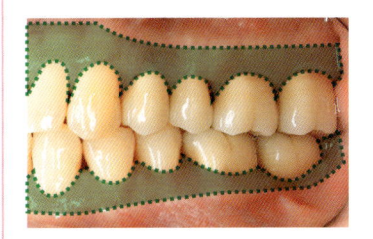

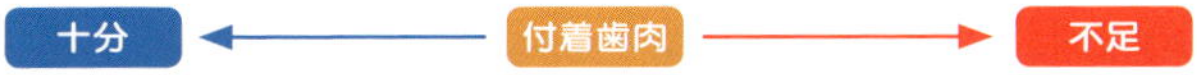

- 唇側では幅が異なる。
- 切歯部でもっとも広くなる。
  - 上顎：3.5〜4.5mm
  - 下顎：3.3〜3.9mm
- 臼歯部では狭くなる。
  - 上顎第一小臼歯：1.9mm
  - 下顎第一小臼歯：1.8mm

不足しているとさまざまなリスクが増大
付着歯肉の役割

十分 ← 付着歯肉 → 不足

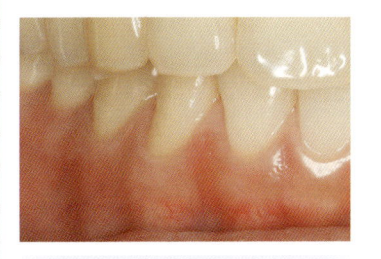

- 炎症の深部組織への波及を防ぐ（細菌の侵入を防ぐ）
- ブラッシング時の刺激を防ぐ
- 遊離歯肉の退縮を防ぐ
- 遊離歯肉の過度な動きを防ぐ

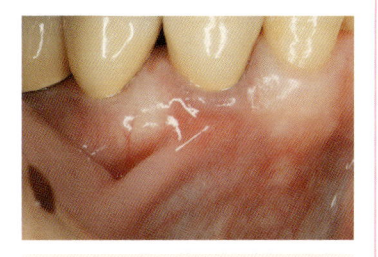

- 歯肉退縮
- ブラッシング時の疼痛
- 歯肉付着部牽引による歯周ポケット形成のリスク増大
- 知覚過敏
- 補綴マージン部の露出
- 根面う蝕のリスク増大

Chapter 2　歯肉　総論

歯肉 総論

視覚的に付着歯肉を判断する
付着歯肉の測定方法

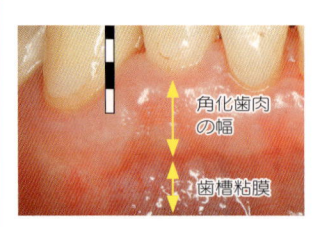

- 付着歯肉と歯槽粘膜の色調は異なる。
- 付着歯肉は、炎症および色素沈着がない場合はピンク色を呈している。
- 歯槽粘膜は可動性で角化していない。
- 明るいピンクと暗赤色に変化する線が歯肉歯槽粘膜境である。

（画像ラベル：角化歯肉の幅／歯槽粘膜）

付着歯肉の幅＝角化歯肉の幅－プロービング値

数値をどう読む？　どう判断する？
付着歯肉の測定時の見かた・考えかた

考えかた　同じプロービング値でもリスクは違う

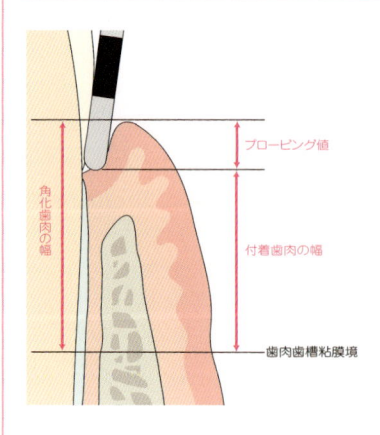

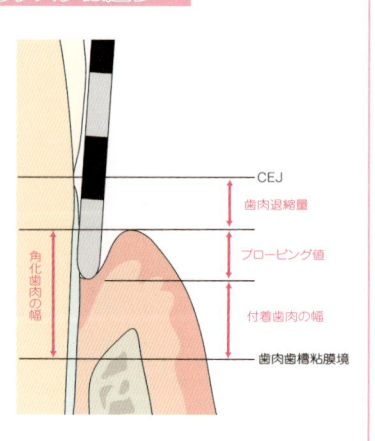

（左図ラベル：角化歯肉の幅／プロービング値／付着歯肉の幅／歯肉歯槽粘膜境）
（右図ラベル：CEJ／歯肉退縮量／プロービング値／付着歯肉の幅／角化歯肉の幅／歯肉歯槽粘膜境）

プロービング値が小さくても、歯肉退縮などにより角化歯肉幅が小さい場合、付着歯肉の幅は小さくなる。

付着歯肉の幅の不足により、併害を起こす場合がある[*]。

[*] ☞ 59ページ参照

臨床編　こんな時には要注意

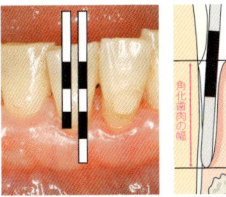

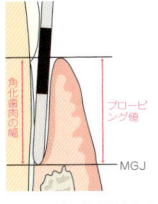

歯周病の進行により、歯肉退縮とは関係なくポケット底が歯槽粘膜に位置している場合。

付着の喪失がより進行すると、炎症が可動粘膜である歯槽粘膜を超え、びまん性に広がる傾向にある。

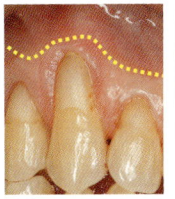

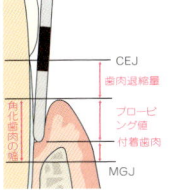

歯の位置異常、誤ったブラッシングによる歯肉退縮により、付着歯肉の幅が少ない場合。

付着歯肉が少ない部位は、ブラッシングの際に痛みを生じやすく、炎症や外傷を引き起こしやすい。

ちょっとしたタイミングで確認できる
付着歯肉の確認方法例

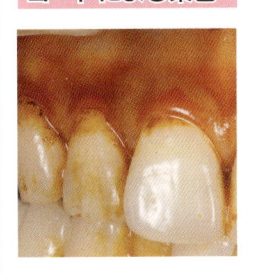

ヨードによる染色
歯槽粘膜部位はヨードで染色すると染まる。

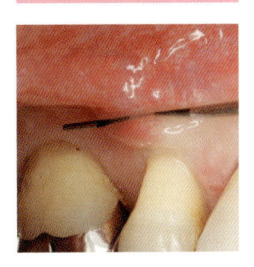

ロールテスト
歯槽粘膜は可動性なので、プローブを軽く歯冠方向へ動かすと、ヒダになって隆起する。

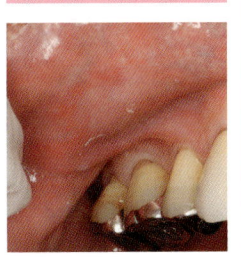

テンションテスト
口唇や頬粘膜を引っ張ると、歯槽粘膜の表面は引き上げられ、歯槽粘膜境が確認できる。

Chapter 2　歯肉　総論

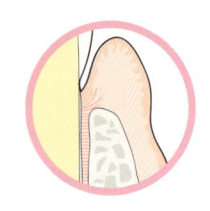

Chapter 2　歯肉

歯肉の表情

炎症が確認しやすい

浮腫性歯肉

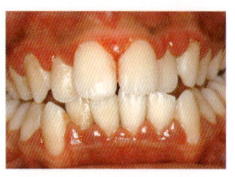

発赤・腫脹を認める。

①ブヨブヨとした軟らかい歯肉。
②炎症が確認しやすい。
③ブラッシング・プロービング時に容易に出血する。
④若年者に多く見られる。
⑤形態的変化が起こりやすい。
⑥水平的動揺が起こりやすい。
⑦治療に対する歯肉の反応はよい。

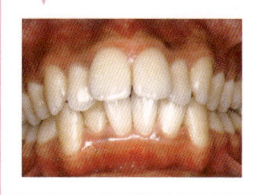

約6ヵ月後。原因が除去できれば、治療に対する反応がよいのが特徴。

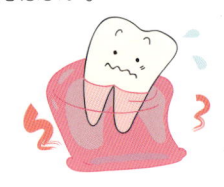

炎症が確認しにくい

線維性歯肉

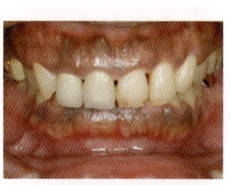

発赤・腫脹を認める。

①ゴツゴツと硬く肥厚した歯肉（角質化）。
②炎症が確認しづらい（炎症を隠す）。
③ブラッシング・プロービング時に、出血しにくい。
④喫煙者に多くみられる。
⑤形態変化が起こりにくい。
⑥垂直性骨吸収を呈する。
⑦治療に対する歯肉の反応は悪い。

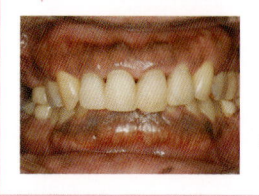

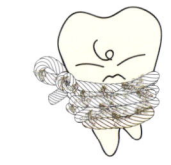

約10ヵ月後。治療に対する反応が悪いのが特徴。

浮腫性歯肉の写真は、若林健史先生のご厚意による。

歯肉退縮・フェストゥーン・クレフト
歯肉辺縁の形態変化

歯肉退縮	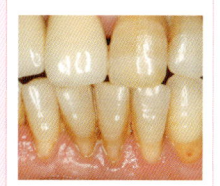	○ 歯肉退縮は1歯あるいは数歯、もしくは口腔内全体に及ぶ場合もある。 ○ 歯の位置異常・誤ったブラッシング法・歯肉炎・小帯の位置異常などが原因になる場合もある。 ☞ 65ページ参照
フェストゥーン	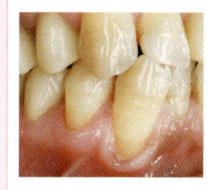	○ 歯肉縁がロール状に盛り上がる形態異常。 ○ 過度なブラシ圧、誤った方向へのブラッシングにより起こりやすい。 ○ 歯列不正部位に起こりやすい。
クレフト 上：歯肉退縮によるもの 下：歯肉腫脹によるもの	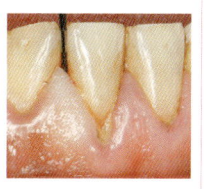 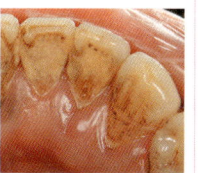	○ 遊離歯肉に生じたV字の裂け目。 ○ 通常は頬側に生じる場合が多い。 ○ 遊離歯肉が薄い場合に生じやすい。 ○ 強い歯ブラシ圧や咬合圧が原因といわれているが、立証はされていない。 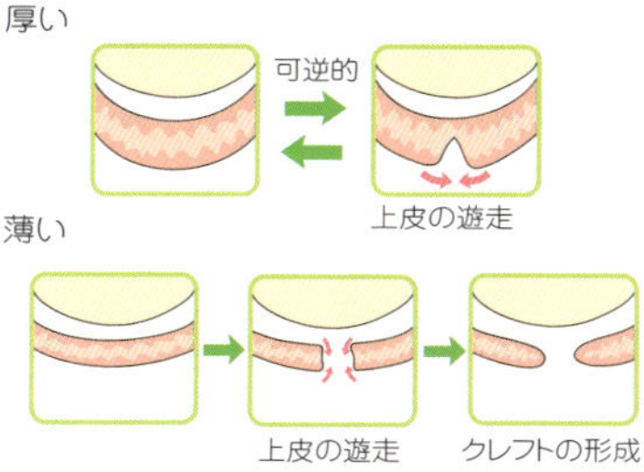 厚い　可逆的　⇄　上皮の遊走 薄い　→　上皮の遊走　→　クレフトの形成 遊離歯肉が薄いと、傷が歯肉溝まで達しやすく、クレフトが形成されやすい。[3]

図は山本浩正．ペリオの臨床戦略を学ぶ歯周動的治療．東京：クインテッセンス出版，2007．
より引用改変。

臨床例

2舌側面にV字の裂け目を認め、その周囲には歯石の沈着と最大5mmの歯周ポケットを認めた。まず軟毛の歯ブラシを使用し、ブラシ圧・持ちかたなどの指導を行い、並行して歯石除去を実施。さらに、矯正治療による適切な位置へ歯を誘導した。下の写真は、初診時から2年間の歯肉の変化を追ったもの。

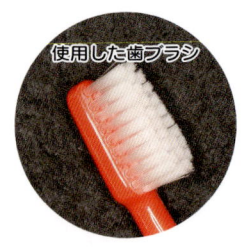

使用した歯ブラシ
Tepe コンパクトソフト

着眼点

はじめに炎症のコントロールを行う。その際、口腔内状況だけではなく、時間的制約、社会的背景、スキル（器用・不器用）を併せて考慮する。

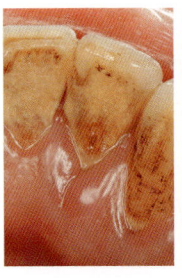

2007年10月
初診時。歯石が多量に沈着。プラークも多量に沈着している。この時点での使用歯ブラシは、Tepe x-soft。

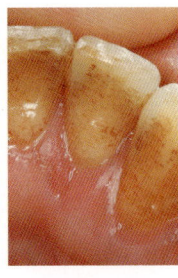

2008年2月
口腔衛生指導と並行し、歯石除去を行う。2008年1月より、使用歯ブラシはTepe コンパクトソフトに移行した。

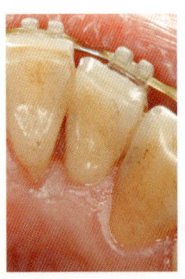

2009年2月
治療の一環として、矯正治療が施術されている。

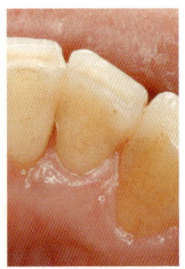

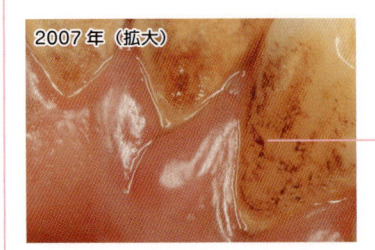

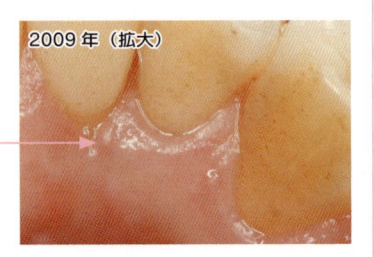

2009年10月
クレフトはなくなり、良好な状態を維持している。

2007年（拡大）

2009年（拡大）

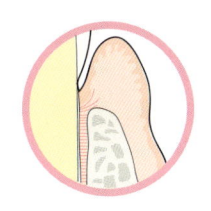

Chapter 2　歯肉

歯肉退縮

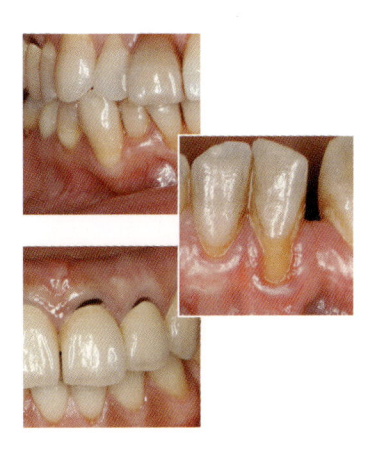

原因を理解する
歯肉退縮

歯肉退縮を起こしやすい要因
- 骨の欠損
- 歯肉の性状
- 歯の位置異常

歯肉退縮を促進させる要因
- 不適切なブラッシング（擦過）
- 矯正治療
- 治療時・メインテナンス時などの不注意な歯肉の扱い

⚠ 咬合性外傷も理由のひとつといわれているが、検証はされていない。

もともと歯肉退縮しやすい環境
骨の欠損による歯肉退縮

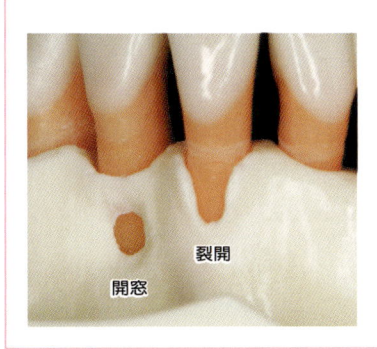

裂開
開窓

- 最初から骨が欠損している場合、歯肉退縮は起こりやすい。
- 裂開(dehiscence)・開窓(fenestration)があると、歯肉は退縮し歯根が露出しやすくなる。

☞ 86ページ参照

薄い歯肉には要注意
歯肉の性状の違いによる歯肉退縮[4]

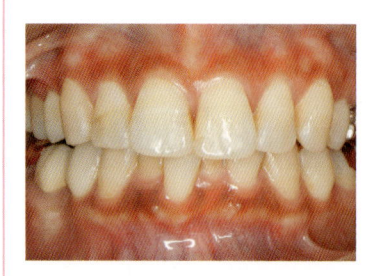

○ 薄い歯肉は線維芽細胞の増殖がきわめて少ないため、歯周炎や歯周組織に加わる侵襲に対する反応は退縮傾向となる。
○ アタッチメントロスが起こりやすい。

☞ 76ページ参照

転位・傾斜・捻転
歯の位置異常による歯肉退縮

アキシャル像

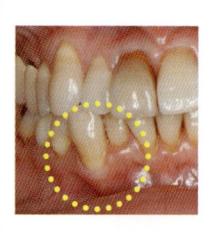

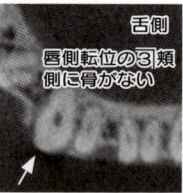

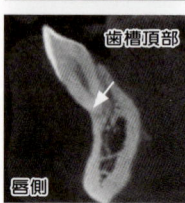

舌側
唇側転位の3類側に骨がない

コロナル像

歯槽頂部

唇側

○ 叢生（転位・傾斜・捻転）があると、歯が歯槽骨に押し出されてしまい、歯肉退縮が生じやすい。
○ 骨の裂開を伴っていたり、図のように唇側骨が薄いことも多く、歯肉退縮のリスクとなる。
○ 唇側方向に突出または萌出した歯は、付着歯肉も不足しがちである。

正常なコロナル像

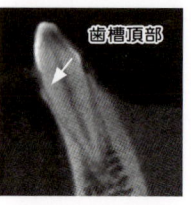

歯槽頂部

正常像では、唇側骨は薄いものの、骨頂は歯頸部付近に認められる。

＊ CT画像の見かたについては ☞ 163ページ参照。

切除手術を行うことも
小帯の位置異常による歯肉退縮

- 小帯（頰・上唇・舌）は歯槽粘膜の一部。
- 辺縁歯周囲までの高位付着は、付着歯肉の不足と歯肉退縮を招く。
- 状況により、小帯を外科的に切除することもある。

⚠️ **小帯の位置異常によるリスク**

歯肉退縮、ブラッシング時の疼痛、歯肉付着部牽引のための歯周ポケット形成、知覚過敏、補綴マージン部の露出、根面う蝕のリスク増大

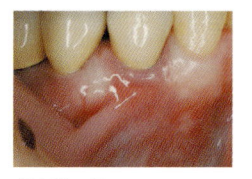

頰小帯の例。 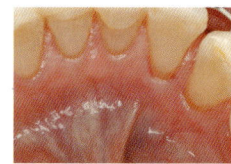　　舌小帯の例。 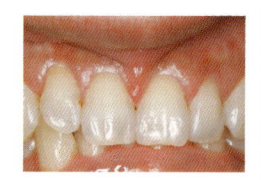　　上唇小帯の例。

毎日のことだから要注意
不適切なブラッシングによる歯肉退縮

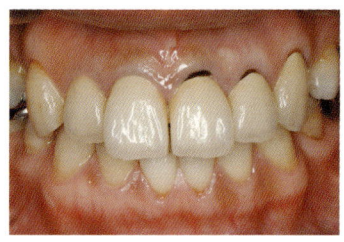

硬い歯ブラシでの長期間に及ぶブラッシングにより、歯肉退縮を引き起こした例。患者は右利き。

- 歯肉が薄い、もしくは付着歯肉の不足は、ブラッシングにより傷ができやすく、歯肉退縮のリスクとなる。
- それぞれの患者に応じた、ブラッシング方法・ブラシの硬さを選択する必要がある。

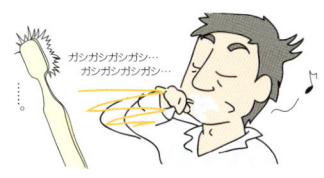

治療行為もリスクになる
矯正治療による歯肉退縮

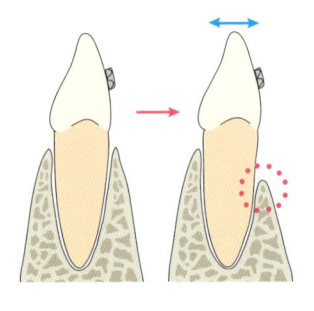

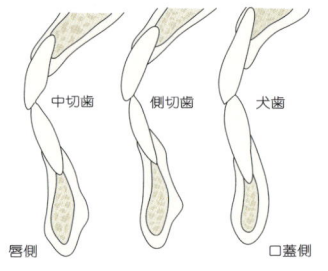

- もともと骨の薄い前歯部唇舌側へ急速な矯正力をかけると、歯肉退縮が生じやすい。
- 叢生がある部位はもともと骨が薄い場合が多く、歯肉退縮のリスクがさらに高くなる。
- 付着歯肉が少ない歯列への矯正治療は、歯肉退縮のリスクを高くする。

☞ 71 ページ参照

中切歯　側切歯　犬歯
唇側　　　　　　口蓋側

中切歯、側切歯、犬歯の上下唇側面の皮質骨は薄いため、過度な矯正力により骨が減少しやすい（☞ 85 ページ参照）。

術者が原因の歯肉退縮
施術時の不注意な歯肉の扱いによる歯肉退縮

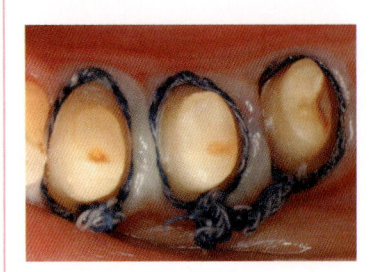

歯肉の扱いはていねいに！

- マージン形成時、印象採得時、歯肉圧排時における不注意な歯肉の扱いが原因となり、歯肉退縮を引き起こすことがある。
- エキスプローリング時やインスツルメンテーション時、メインテナンス時の不注意な扱いも、同様に歯肉退縮を引き起こす原因となりうる。

歯肉退縮の分類を知ろう
PDミラーの分類

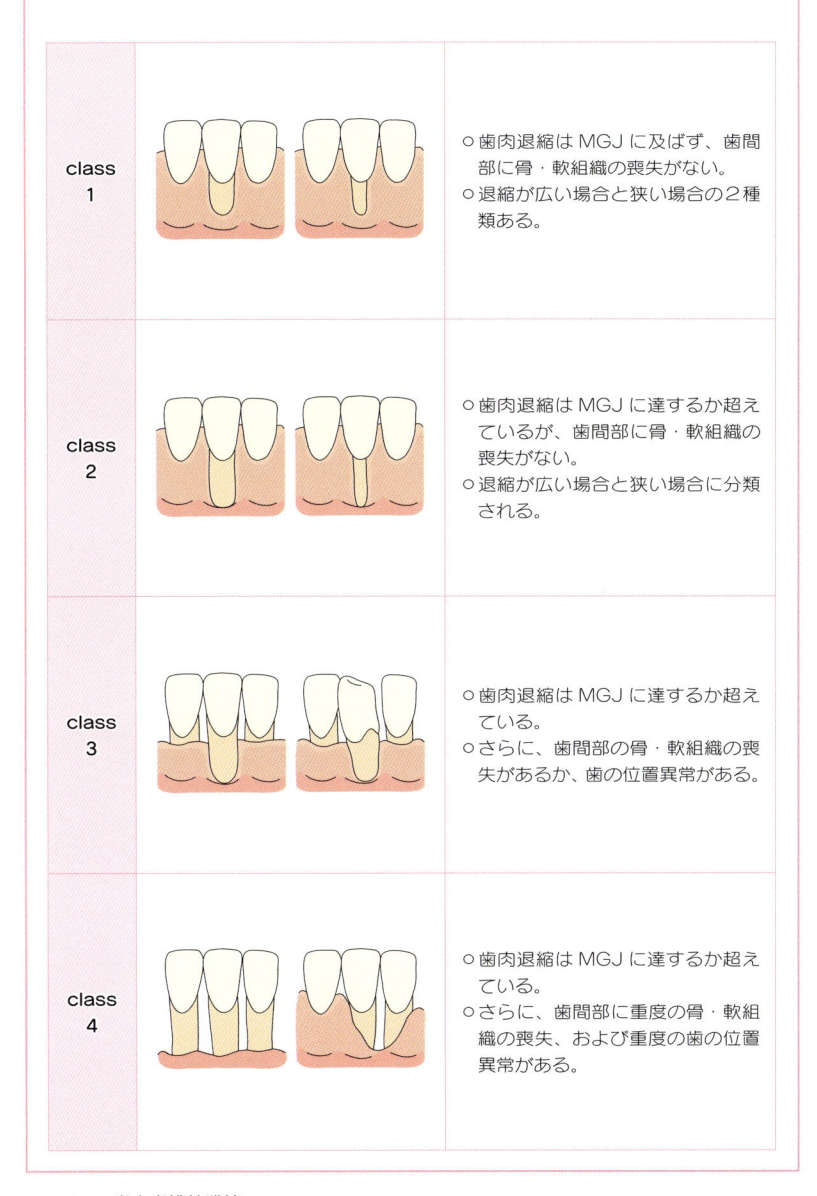

class 1		○歯肉退縮はMGJに及ばず、歯間部に骨・軟組織の喪失がない。 ○退縮が広い場合と狭い場合の2種類ある。
class 2		○歯肉退縮はMGJに達するか超えているが、歯間部に骨・軟組織の喪失がない。 ○退縮が広い場合と狭い場合に分類される。
class 3		○歯肉退縮はMGJに達するか超えている。 ○さらに、歯間部の骨・軟組織の喪失があるか、歯の位置異常がある。
class 4		○歯肉退縮はMGJに達するか超えている。 ○さらに、歯間部に重度の骨・軟組織の喪失、および重度の歯の位置異常がある。

＊MGJ＝歯肉歯槽粘膜境

歯肉退縮に対する外科的方法

根面被覆（root coverage）

- 根面被覆は、さまざまな原因によって生じた歯肉退縮を、外科的に被覆する方法。
- 審美障害・知覚過敏などへの対応のほかに、歯肉退縮の防止・予防、プラークコントロールを容易にするなどの目的がある。
- 根面被覆の方法には、歯肉弁歯冠側移動術、歯肉弁側方移動術、遊離歯肉移植術、結合組織移植術、有茎弁移植術などがある。

CLINICAL POINT
- class 1、class 2 の術後の予後は、良好か非常によい。
- class 3 は部分的な被覆しか期待できない。
- class 4 の予後は非常に悪い。

主な根面被覆方法とその違い

遊離歯肉移植術
- 口蓋から採取した遊離歯肉を移植する。
- 比較的適応症も広く、成功率も高い。
- 採取部位に開放創ができる。
- つぎ目状の瘢痕となることがあり、審美性を配慮する部位では不向き。

結合組織移植術
- 口蓋から採取した結合組織または上皮付き結合組織を移植する。
- 移植部の色調はあまり変化しない。
- 採取部位は閉鎖される。
- 採取部の口蓋粘膜部に十分な厚みがなく、採取できないことがある。

移植片の取り扱いの注意点

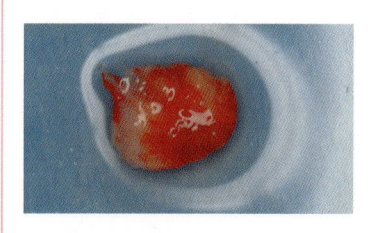

- 移植片の壊死防止のために、採取後には内面処理を行い凹凸をなくすことが必要。
- 採取後すぐに移植することが望ましいが、困難な場合は生理食塩水につけておく必要がある。

根面被覆の臨床例 ①

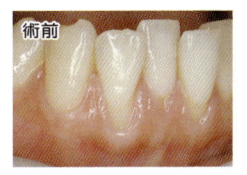

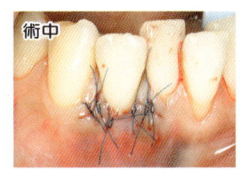

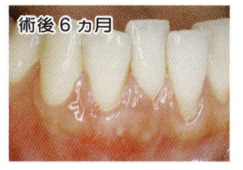

矯正治療を予定しており、さらなる歯肉退縮の予防のため、結合組織の移植による根面被覆が行われた。

根面被覆の臨床例 ②

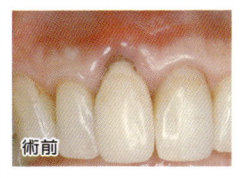

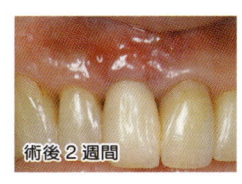

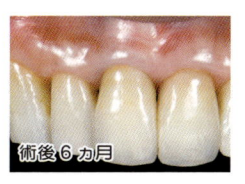

審美性の回復および付着歯肉の厚みの確保のために、結合組織移植が行われた。

参考：歯槽堤増大術（ridge augmentation）

- 唇側面の骨は薄いので（radicular bone）、抜歯後は吸収しやすい。
- 歯槽頂増大術は、抜歯後、審美性やブラッシングの問題が生じる場合に結合組織移植を行い、陥凹部歯肉を回復させる方法のこと。

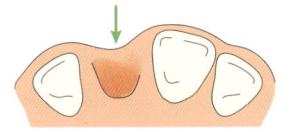

術前：抜歯をすると、骨は唇側面から吸収する。

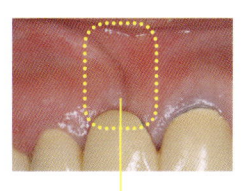

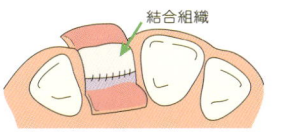

術後：陥凹部へ結合組織を移植し、凹みを回復させる。

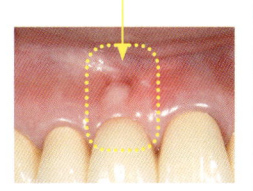

根面被覆の臨床例①は、藤田大樹先生のご厚意による。

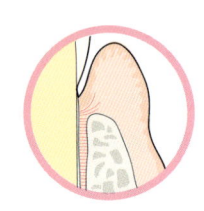

Chapter 2　歯肉

メイナードの分類

歯肉と骨の厚さの分類

メイナードの分類と留意点

○ メイナードの分類では、歯槽骨・付着歯肉の厚みによって、歯肉をtype1 ～ type4 に分類している。
○ 歯肉退縮の起こしやすさを示しており、タイプ別に応じたブラッシング方法や歯ブラシ・インスツルメントの選択がより明確になる。
○ 骨の厚みは、実際は CT などを用いなければ、考慮できない。

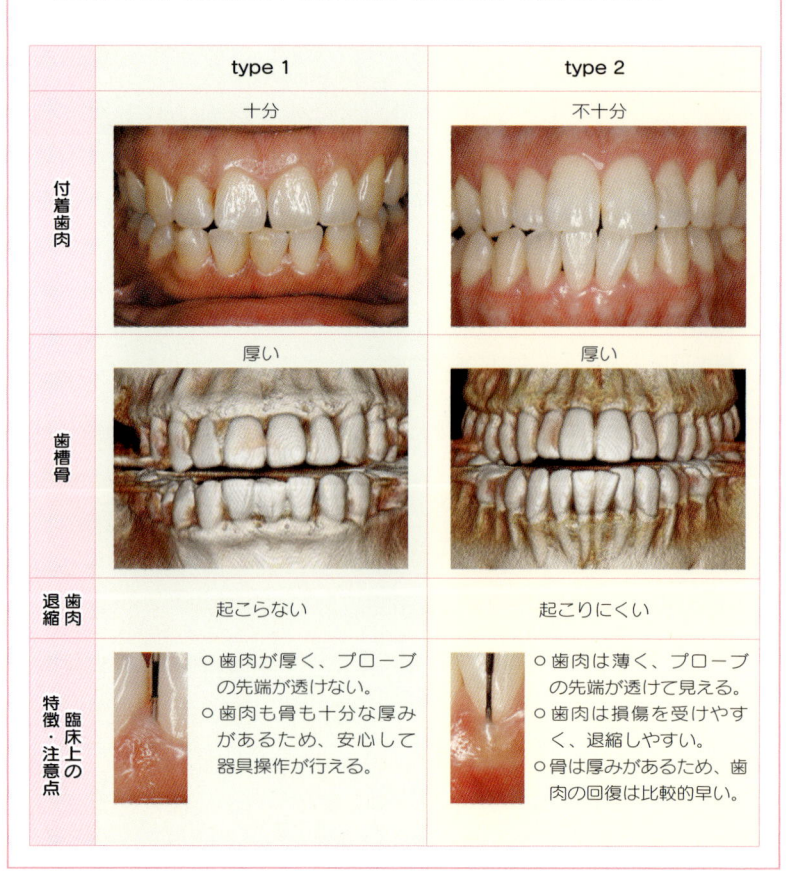

	type 1	type 2
付着歯肉	十分	不十分
歯槽骨	厚い	厚い
歯肉退縮	起こらない	起こりにくい
臨床上の特徴・注意点	○歯肉が厚く、プローブの先端が透けない。 ○歯肉も骨も十分な厚みがあるため、安心して器具操作が行える。	○歯肉は薄く、プローブの先端が透けて見える。 ○歯肉は損傷を受けやすく、退縮しやすい。 ○骨は厚みがあるため、歯肉の回復は比較的早い。

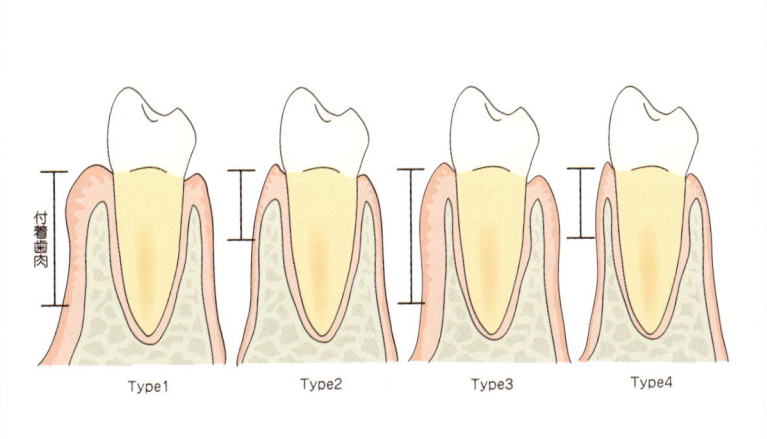

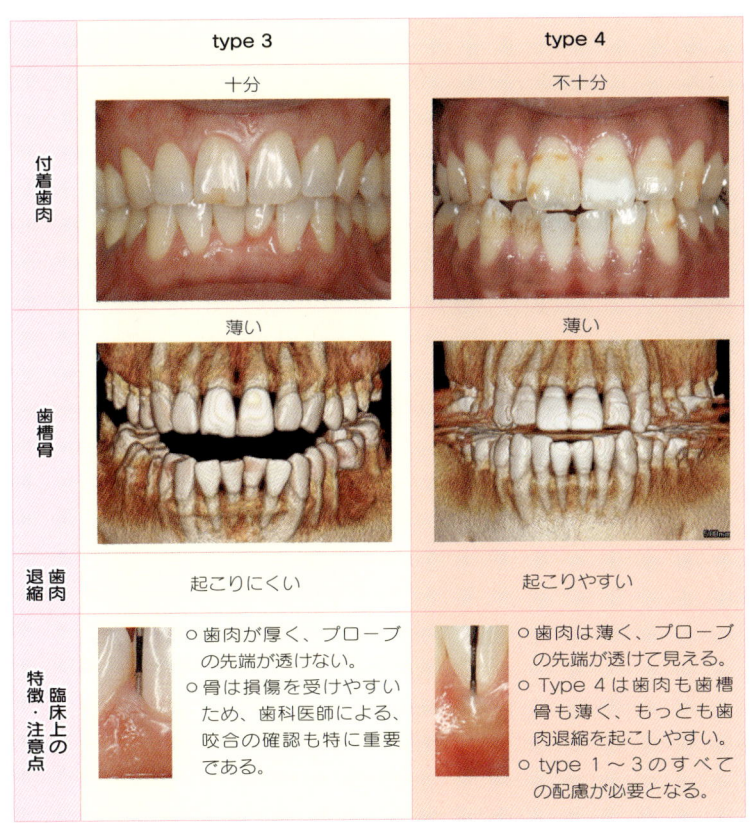

Chapter 2 歯肉 メイナードの分類

付着歯肉

Type1　Type2　Type3　Type4

	type 3	type 4
付着歯肉	十分	不十分
歯槽骨	薄い	薄い
歯肉退縮	起こりにくい	起こりやすい
臨床上の特徴・注意点	○歯肉が厚く、プローブの先端が透けない。 ○骨は損傷を受けやすいため、歯科医師による、咬合の確認も特に重要である。	○歯肉は薄く、プローブの先端が透けて見える。 ○Type 4は歯肉も歯槽骨も薄く、もっとも歯肉退縮を起こしやすい。 ○type 1～3のすべての配慮が必要となる。

＊歯肉の厚みなどの診査方法については☞ 74～76 ページ参照。

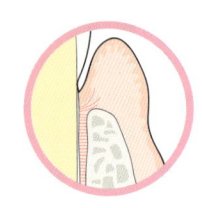

Chapter 2 歯肉
歯肉のバイオタイプ

歯と歯肉の形態と性状で見る
歯肉のバイオタイプ (periodontal biotype)

- バイオタイプとは、生物学的性質のこと。[5]
- 歯科では歯周組織の形態について言及されることが多く、歯と歯肉の形態により、thick-flat、thin-scalloped に大別される。
- 審美修復では、厚い歯肉（thick-flat）タイプのほうが有利である（歯肉縁下マージンを設定する場合、thin-scalloped と比較して歯肉退縮のリスクが少ない）。

臨床例① thick-flat

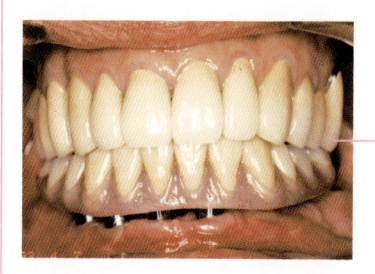

治療終了時（1993 年）。

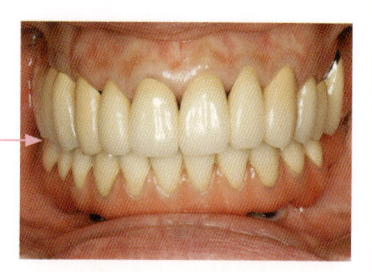

メインテナンス時（2009 年）。歯肉辺縁に歯肉退縮などの顕著な変化は見られない。

臨床例② thin-scalloped

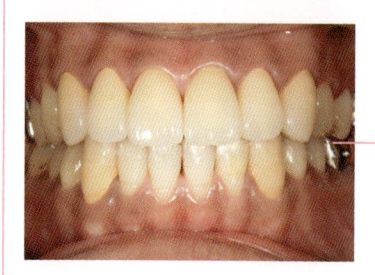

治療終了時（2008 年）。

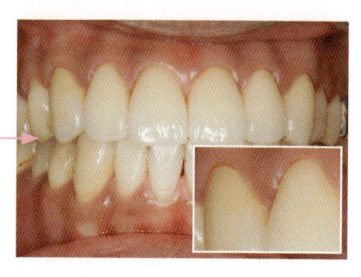

6 ヵ月後。硬い歯ブラシの使用により、歯肉退縮を確認。

歯と歯肉の形態と性状で見る
thick-flat type の特徴

歯肉の質は密度が高く、線維性。

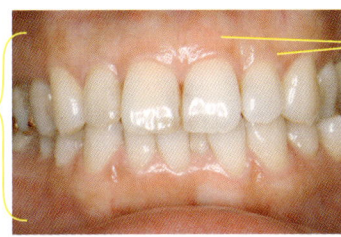

歯肉は厚く、歯根の豊隆は確認できない。

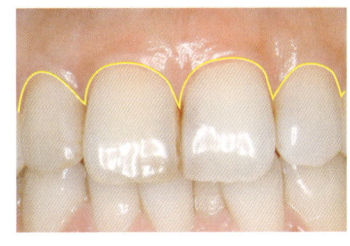

辺縁歯肉の形態は平坦（flat）でなだらかなU字型。

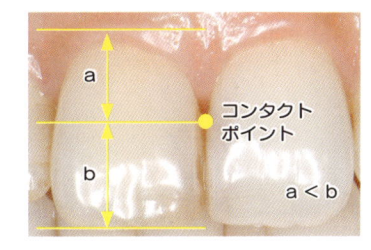

歯槽骨頂からコンタクトポイントまでの距離は短い（ロングコンタクト）。

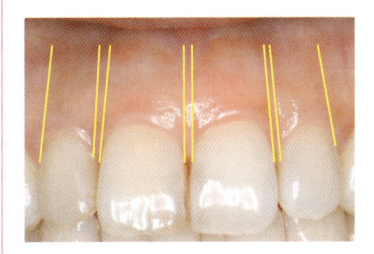

歯根幅は、歯冠幅と似ている。

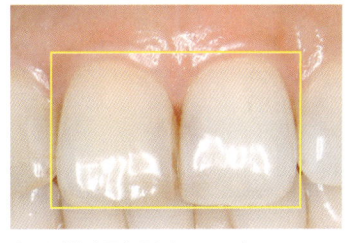

歯の形態は四角形（square）。

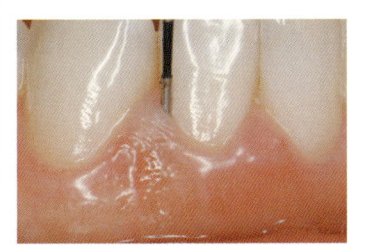

歯肉が厚いため、プローブを挿入しても先端が透けない。

歯と歯肉の形態と性状で見る
thin-scalloped type の特徴

歯肉の質は密度が低く、弱々しい。

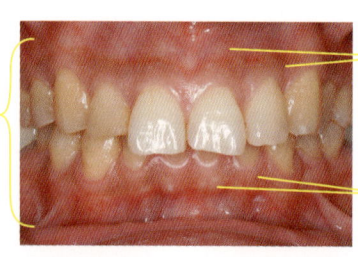

歯根の豊隆が確認できる。

歯根部は貧血を起こしたように白く見える。

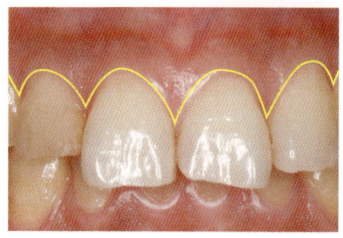

辺縁歯肉の形態はUまたはV字型。また帆立貝に似ていることから、scalloped type といわれている。

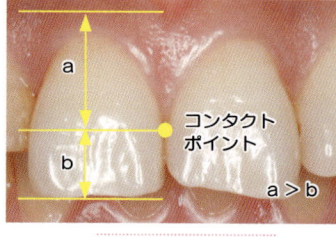

歯槽骨頂からコンタクトポイントまでの距離は長い(切縁側1/3)。

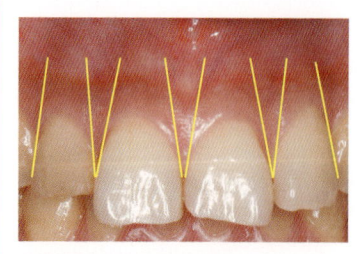

歯根形態はテーパー状傾向。

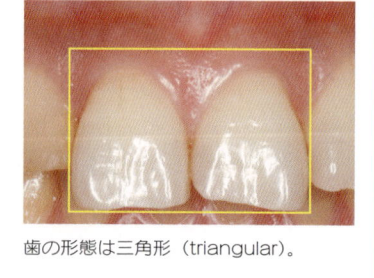

歯の形態は三角形(triangular)。

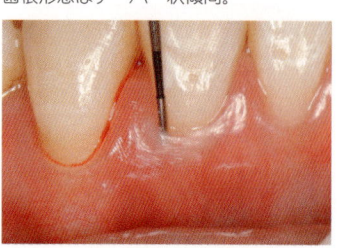

歯肉は薄いため、プローブを挿入した際に先端が透ける。

薄い歯肉ならではの特徴的な問題点がある
傷をつけやすい thin-scalloped type

○ 歯肉が薄いため、誤ったブラッシング方法や大きなストロークでの清掃は、歯肉の損傷・歯肉退縮の原因となる。
○ 修復物が装着されている場合では、審美的問題が生じる場合もある。

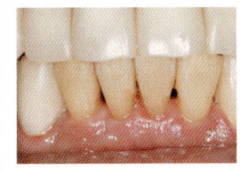

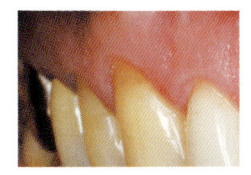

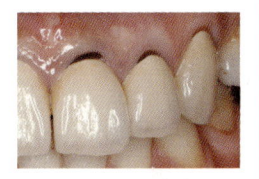

歯ブラシによる傷　　歯肉退縮　　歯肉退縮によるブラックマージンの出現

対処方法

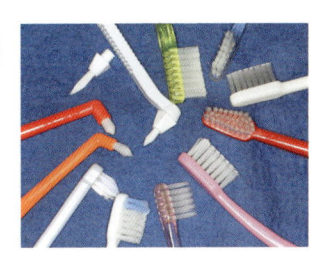

① 患者に応じた歯ブラシを選択し、**硬さ・ブラシ圧・持ち方・ストローク**に留意し指導を行う。力のコントロールが難しい場合は、電動ブラシの使用も有効な手段である。

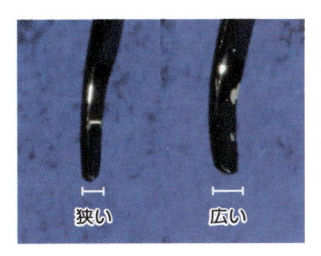

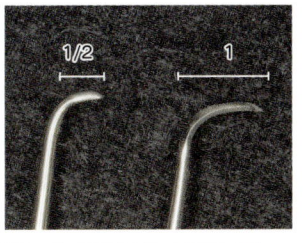

② 狭い　　広い　　1/2　　1

歯肉の損傷は歯肉退縮の原因となるので、インスツルメント時は、ブレードが短く、幅の狭いものを選択する。ただし、**ブレードの幅が狭いと破折しやすい**ので注意が必要。

Chapter 2　歯肉　歯肉のバイオタイプ

Chapter 2 の参考文献

1. Nevins M. Attached gingiva-mucogingival therapy and restorative dentistry. Int J Periodontics Restorative Dent 1986;6(4)9-27.
2. Newman MG, Takei HH, Carranza FA. CARRANZA'S クリニカルペリオドントロジー. 上巻. 東京：クインテッセンス出版, 2005.
3. 山本浩正. ペリオの臨床戦略を学ぶ歯周動的治療. 東京：クインテッセンス出版, 2007.
4. 安藤修, 大杉和司, 眞田浩一. 特集　歯肉縁下カリエスの処置を再考する2. 歯界展望　1997 ; 90(1) : 41-88.
5. Sanavi F, Weisgold AS, Rose LF. Biologic width and its relation to periodontal biotype. J Esthet Dent 1998; 10(3): 157-163.
6. 山本浩正. イラストで語るペリオのためのバイオロジー. 東京：クインテッセンス出版, 2002.
7. Bowers GM. A study of the width of the attached gingiva. J Periodontol 1963;34:210-213.
8. 小濱忠一. 前歯部審美修復. 天然歯編. 東京：クインテッセンス出版, 2007.

Chapter 3

骨

総論
歯槽骨
歯周病と歯槽骨欠損
骨隆起

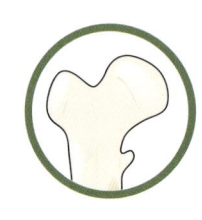

Chapter 3 骨
総論

骨の基本構造をおさえる
骨の構造

○ 骨は基質と細胞成分からなる結合組織で、基質は細胞外基質とミネラルから構成されている。
○ 骨の表層は、外側を取り巻く皮質骨（緻密骨）と内部の海綿骨からなる。

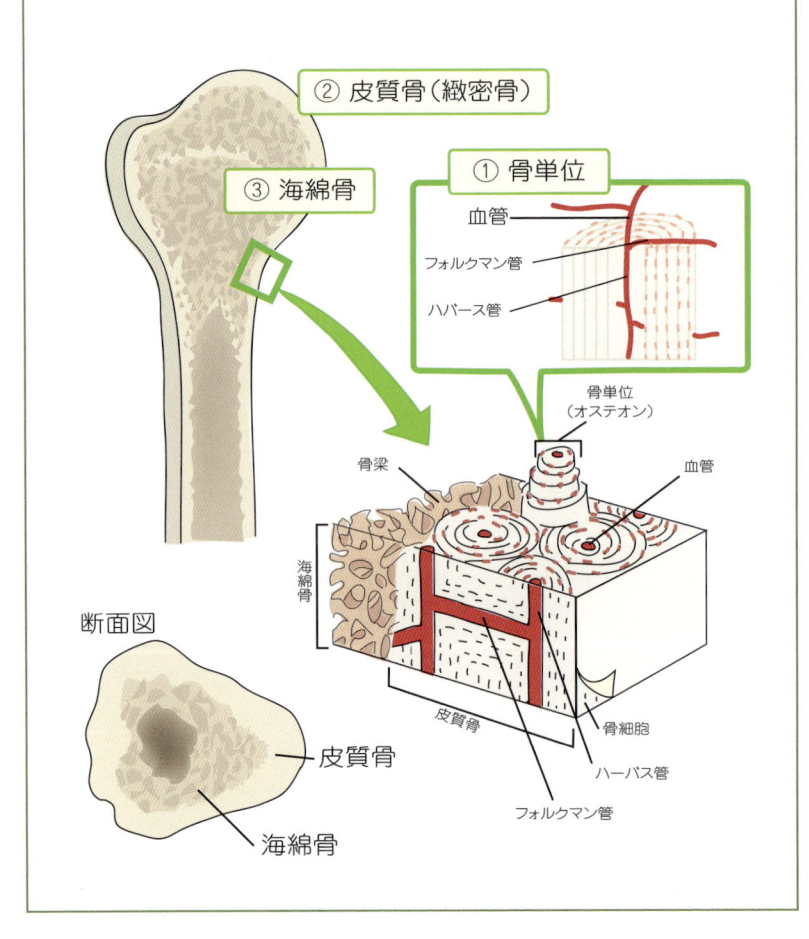

② 皮質骨（緻密骨）
③ 海綿骨
① 骨単位
- 血管
- フォルクマン管
- ハバース管

骨単位（オステオン）
骨梁
血管
海綿骨
皮質骨
骨細胞
ハバース管
フォルクマン管

断面図
皮質骨
海綿骨

① 骨単位（オステオン）	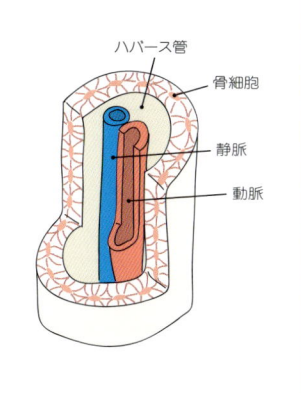 ハバース管／骨細胞／静脈／動脈	○骨の基本単位。 ○血管と神経が通る管（縦方向に走行しているのはハバース管・横方向のものはフォルクマン管）と、それを取り囲む同心円状に層板が取り囲み、層板に沿って骨細胞が並んでいる。 ○骨単位が多数集まって、皮質骨を形成している。
② 皮質骨（緻密骨）	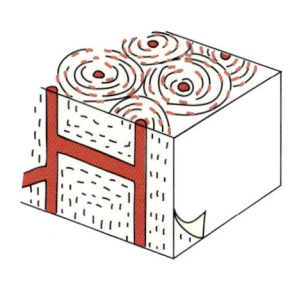	○骨の外側を取り巻く、硬くて丈夫な部位。 ○腕や足など、大きな力がかかる部分は皮質骨の割合が多く、衝撃に強い構造になっている。
③ 海綿骨	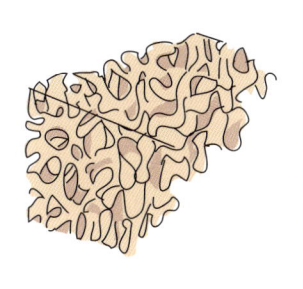	○骨の内側にあるスポンジ状の骨。 ○スポンジの中には骨髄が詰まっており、赤血球・白血球・血小板といった血球を造っている。 ○血中のカルシウム濃度を調節する役割がある。 ○ミネラルの割合は低く、皮質骨程の硬さはない。 ○小さな骨梁が縦横に組み合わされ、これが梁の役割をすることで、骨の強度が保たれている。 ○外部からの力を分散する役割がある。

Chapter 3　骨　総論

骨の機能
5つの骨の役割

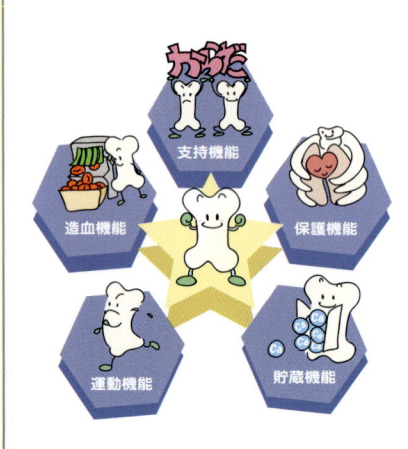

- **支持機能**
  体を支える。
- **保護機能**
  脳や心臓など内臓を保護する。
- **貯蔵機能**
  カルシウムの貯蔵庫（99％は骨に存在）。
- **運動機能**
  筋肉の支点・力点・作用点となり、運動に関与する。
- **造血機能**
  骨髄で赤血球・白血球・血小板を産生する。

骨の成長と代謝
モデリングとリモデリング[1]

モデリング

- 骨が増大していく過程において、骨を削ったり増やしたりしながら形を変え、骨量や骨のサイズを増やしていくこと。
- 成長期はモデリングが主体。

首がすわったりハイハイできるようになるのは、モデリングが盛んになるから。

リモデリング

- 骨のしなやかさと強さを保つために、絶えず吸収と破壊を繰り返し再生すること。
- 吸収と破壊の平衡が崩れ、骨量が減少すると、骨粗しょう症が起きる。

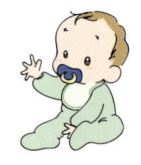

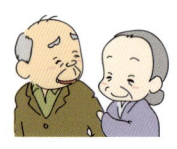

加齢とともに減少する骨量を、リモデリングによって維持する

骨づくりの主役
骨芽細胞と破骨細胞

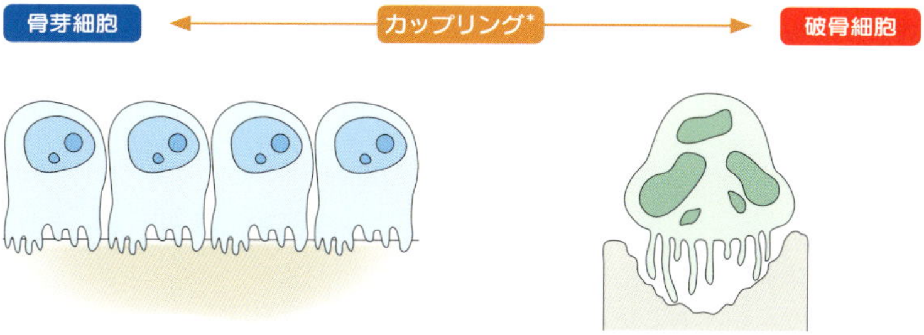

骨芽細胞 ←―― カップリング* ――→ 破骨細胞

- 破骨細胞によって溶かされた部分に新しい骨を作り、修復する（骨形成）。
- 炭酸カルシウムやリン酸カルシウムを分泌し、骨を作っていく。
- 休止期は紡錘形で、骨基質の生産・分泌が活発になると、立方形になる。

- 波状縁で、骨の分解・吸収を行う。
- 弾力や硬さを失った古くなった骨を溶かしていく（骨吸収）。
- 骨を溶かし、血中にカルシウムやミネラルを供給する。

もともとは骨芽細胞
骨細胞

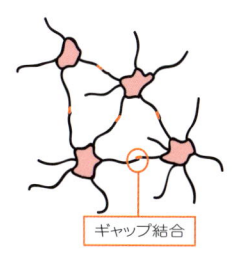

ギャップ結合

- 骨細胞は、骨芽細胞が骨形成中に自ら分泌した骨基質中に埋め込まれたもの。
- 骨ギャップ結合によって、骨全体にわたる細胞間ネットワークを形成している。
- 骨の中にもっとも多く存在し、骨代謝の中心的働きを行うと考えられているが、それを証明する確定的な研究結果はすくない。

*骨芽細胞と破骨細胞が常にくっついた状態で骨のなかに存在している状態のこと。

Chapter 3　骨　総論

破壊と形成の異常

骨代謝疾患[2]

骨粗しょう症

- 骨粗しょう症*は、鬆(す)が入ったように骨のなかがスカスカになり、骨がもろくなる疾患。
- 閉経後の女性や男性に多くみられるが、若年者でも栄養や運動不足・ステロイド剤（グルココルシコイド剤）などが原因で骨粗しょう症になる場合がある。
- 高齢者での寝たきり原因の第3位が、骨粗しょう症による骨折である。

大理石骨病

- 大理石骨病は、遺伝子の異常により骨が硬く成長しにくい病気。
- 破骨細胞の機能不全により、骨のモデリング・リモデリングに異常が生じる。
- 骨折しやすく、貧血・骨髄炎・聴力障害・視力障害などの症状が現れる。

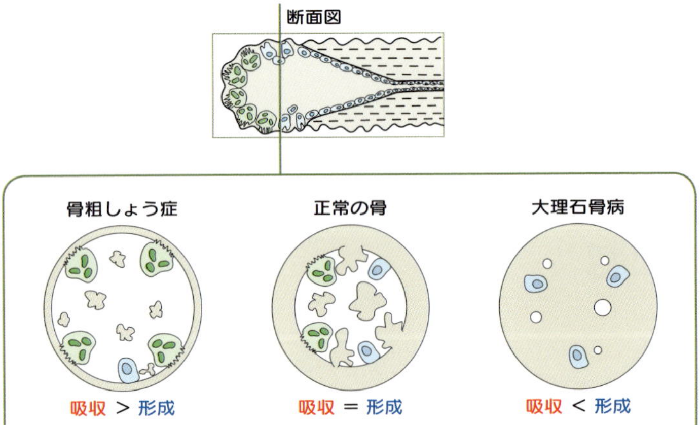

断面図

骨粗しょう症　　正常の骨　　大理石骨病
吸収 > 形成　　吸収 = 形成　　吸収 < 形成

骨量のバランスは、破骨細胞と骨芽細胞により保たれている。バランスが崩れ、骨吸収が盛んになると骨粗しょう症となり、形成が盛んになると大理石骨病になる。

*骨粗しょう症についての詳細は☞191〜198ページ参照。

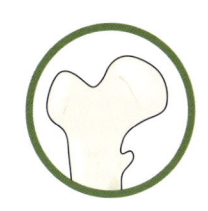

Chapter 3 骨
歯槽骨

上顎と下顎の違いを整理する

歯槽骨とは

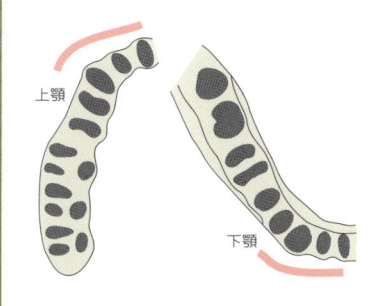

上下顎歯槽骨の水平断面。唇側面の前歯部の骨は薄い。

- 歯槽骨とは、歯槽を構成し歯を支持している部分（歯槽とは歯を入れておく窩のこと）。
- 歯槽外壁の厚さは、口蓋側よりも唇側のほうが薄い。
- 前歯部においては、上下顎ともその傾向が特に強く、開窓・裂開が生じやすい。

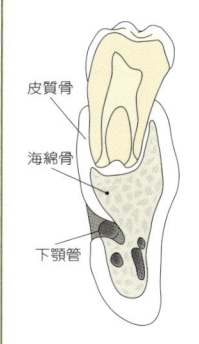

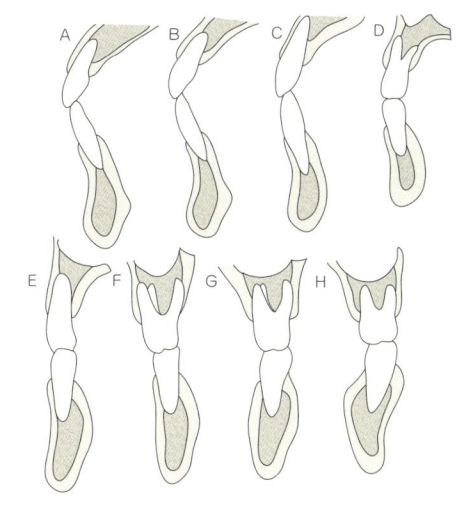

皮質骨
海綿骨
下顎管

A：中切歯部　B：側切歯部　C：犬歯部
D：第一小臼歯部　E：第二小臼歯部　F：第一大臼歯部
G：第二大臼歯部　H：第三大臼歯部
A～Cの唇側部では、上下とも骨が薄い。

* A～Hの図は、Newman MG, Takei HH, Carranza FA. CARRANZA'S クリニカルペリオドントロジー．上巻．東京：クインテッセンス出版，2005．より引用改変．

おなじ欠如でも場所・状況によって意味が異なる
歯槽骨の開窓と裂開

開窓 fenestration
- 歯根部の骨の欠如のこと。
- 単に骨膜や歯肉で覆われ、孤立した領域である。
- 辺縁骨は欠損していない。

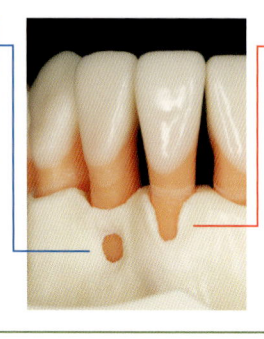

裂開 dehiscence
- 歯根部の骨の欠如が、辺縁骨とつながった状態。

解剖学的特徴がリスクとなることもある
歯槽骨欠損の原因となりうる因子

- 歯槽骨欠損における要因として、以下の3点があげられる。
- これらの解剖学的特徴は、歯周疾患における骨吸収にも密接に関連する。
- はじめから骨が存在しない場合もある。

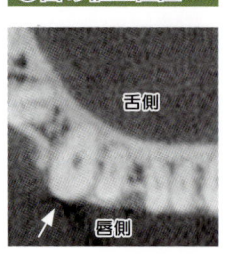

❶歯の植立位置
舌側 / 唇側

歯の捻転・傾斜・転位などにより、歯槽突起から歯が押し出されてしまうと、その部位の骨は吸収されるか、はじめから存在しない場合がある。

❷頬舌的な歯槽突起の厚み

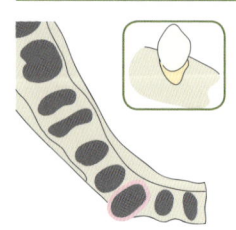

歯槽突起に対し歯が大きい場合や顎が小さい場合では、①と同様の状態になる。

❸歯根近接

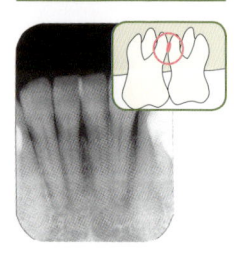

前歯部や6遠心根、7近心根間でよく見られる。歯根間距離が狭いため骨が非常に薄く、骨吸収を起こしやすい。開窓を伴うこともある。

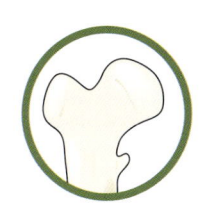

Chapter 3 骨
歯周病と歯槽骨欠損

歯周病における歯槽骨吸収

歯周炎における炎症の波及経路

- 歯肉の炎症は、周囲のコラーゲン線維束に沿いながら広がり、血管の走行に沿って歯槽骨へと波及する。
- 下記のような歯肉から骨までの一連の炎症の広がりは、歯肉や槽間中隔の線維を破壊して不良肉芽を形成し、それによって炎症性細胞の増加と浮腫を引き起こす。

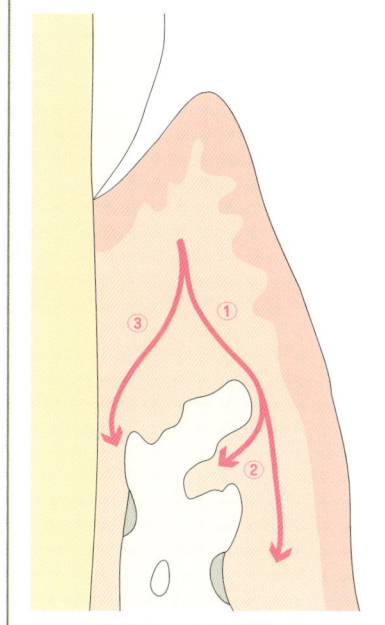

頰側および舌側

① 歯肉から外骨膜へ
② 骨膜から骨へ
③ 歯肉から歯根膜へ

歯間部

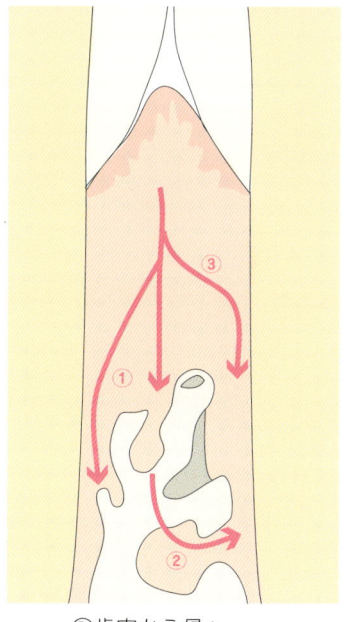

① 歯肉から骨へ
② 骨から歯根膜へ
③ 歯肉から歯根膜へ

生理的・病的吸収がある
歯槽骨吸収の形態

水平性骨欠損

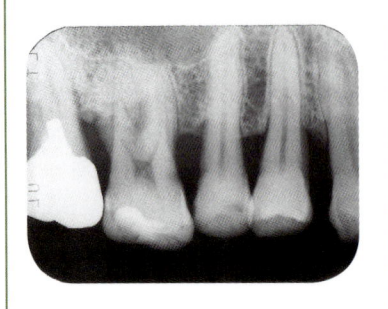

- 数歯に渡って均一に吸収される。
- 骨の高さは変わるが、骨縁はほぼ水平である。
- **歯槽骨が薄く、根間の幅が狭い**部位に高頻度に生じる。
- 比較的長期間かけて吸収する。

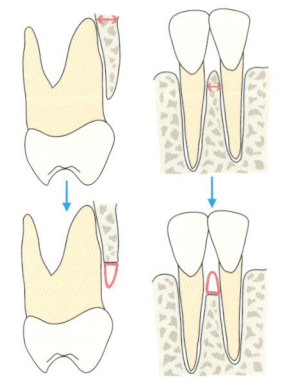

骨の厚みが薄く根間の幅が狭い場合に生じる水平性骨欠損。

垂直性骨欠損

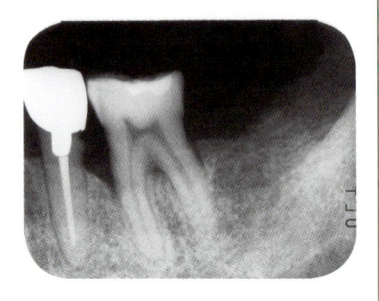

- 1〜2歯に限局して垂直的に吸収される。
- 歯根の近遠心にくさび状の骨欠損が見られることがある。
- **歯槽骨が厚く、根間の幅が広い**部位に高頻度に生じる。
- 骨が厚いため、エックス線写真では不明瞭な場合がある。

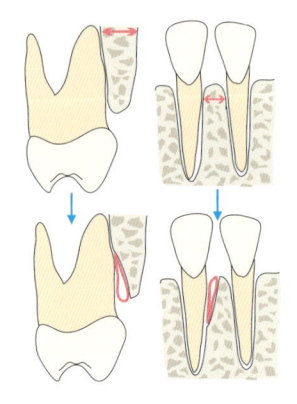

骨の厚みが厚く根間の幅が広い場合に生じる垂直性骨欠損。

骨壁数による分類

1〜4壁性骨欠損・複合型骨欠損

○ 骨縁下ポケットにより形成された骨壁数による分類。
○ 1壁性〜4壁性、さらに組み合わされた複合型骨欠損が存在する。

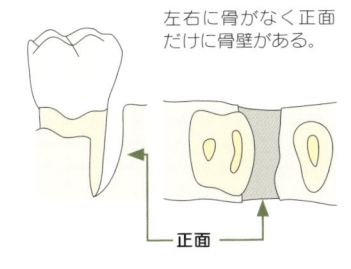

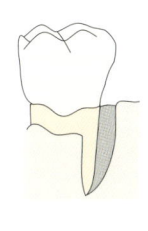

1壁性骨欠損
左右に骨がなく正面だけに骨壁がある。
正面

2壁性骨欠損
正面と左右のどちらかに骨壁がある。

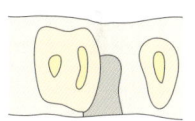

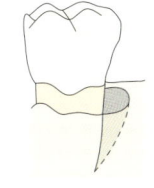

3壁性骨欠損
3方向に骨壁がある。

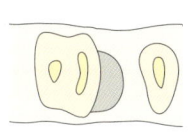

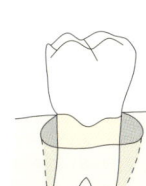

4壁性骨欠損
全周にわたり垂直的吸収がある。

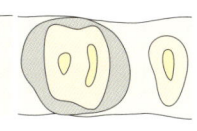

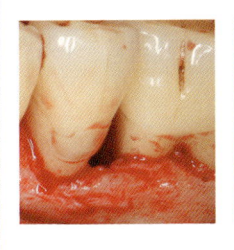

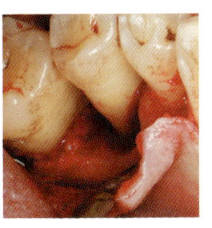

複合型骨欠損
入口は1壁性だが、根尖寄りは3壁性骨欠損の例。臨床では、このように混合している場合が多い。

隣接面における陥凹
クレーター状骨欠損（骨クレーター）[4]

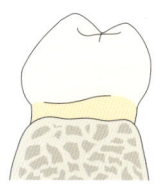

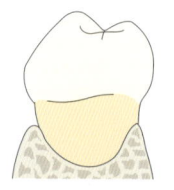

正常　　クレーター状骨欠損

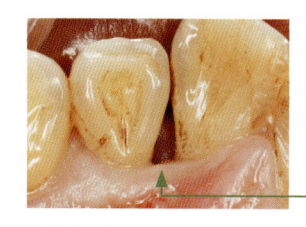

○ 頬側と舌側壁に囲まれた歯間部歯槽骨の陥凹のこと。
○ 前歯部に対し、臼歯部では2倍以上の頻度で認められる。
○ 85％の骨縁は頬側と舌側の高さが同じ。
○ 15％の骨縁は頬側または舌側が高い。

プラークが停滞しやすい。

コル部の上皮は非角化
コル（col）

○ コルとは、歯間部歯肉における鞍状にくぼんだ部分のこと。
○ コル部のくぼみは、不潔になりやすいため、炎症の初発部位になりやすく、クレーター状骨欠損を作りやすい。
○ コル部の上皮は非角化であるため、炎症が波及しやすい。
○ 歯間離開がある場合は、コルはなくなり上皮は角化する。

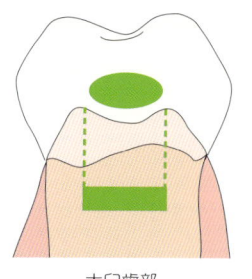

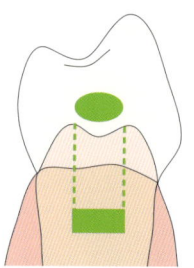

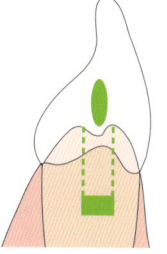

大臼歯部　　小臼歯部　　前歯部

骨整形による処理

骨クレーターの治療法

骨整形

- 歯間部の陥凹除去のため、頰側・舌側の骨を削り、平行になるよう骨切除を行う。
- 深い骨クレーターにこの処置を行うと、歯根が大きく露出するため、**根面う蝕・知覚過敏などの問題が生じる。**
- 前歯部においては、審美的問題が生じる。
- 臼歯部においては、根分岐部が開口してくる場合がある。

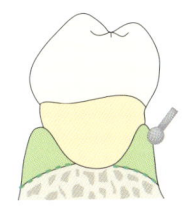

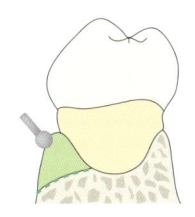

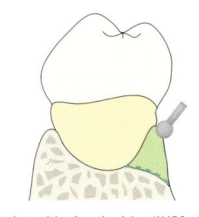

ラウンドバーなどで削除する。

再生治療が検討される場合

複根歯でルートトランクが短い歯

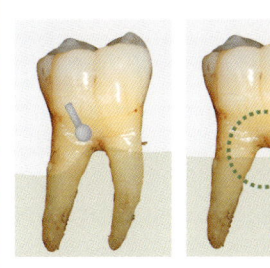

- 複根歯において、ルートトランクが短い歯は、骨切除により根分岐部が露出することがある。

単根歯で骨欠損が深い場合

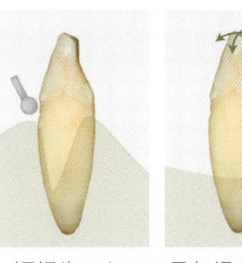

- 短根歯において骨欠損が深い場合は、骨の削除量が多くなり支持骨の喪失につながる。
- また歯冠歯根比の悪化により、動揺度が増加したり、咬合による影響を受けやすくなる。

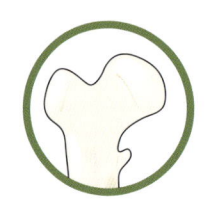

Chapter 3　骨

骨隆起

非腫瘍性の骨増殖

外骨症[4]

- 局所における骨質の異常増殖により、外側に発育する骨隆起のこと。
- 遺伝的・環境的要因が関与しているといわれている。
- 女性に多く見られ、加齢とともに隆起が顕著になってくる。
- 義歯作製・発声に問題が生じるなどした場合は、外科的に処置する。
- 隆起部周囲粘膜は薄く、硬い食物の接触などの刺激で痛み・潰瘍などを生じる場合がある。
- 上顎臼歯部頰側面にも多く見られる。
- **外科的除去が必要な場合**もある。

下顎隆起

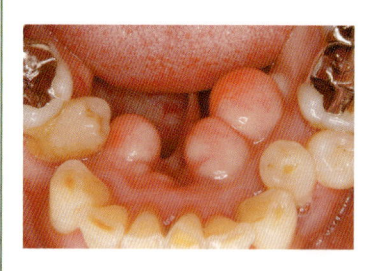

- 犬歯および小臼歯舌側の顎舌骨筋の上方に現れる半球状の骨隆起。
- 多くは左右対称に見られるが、片側のみに現れることもある。左右1つずつ、複数など、バリエーションに富む。
- 下顎骨にたわむような力が生じた場合、その外力を受けて骨が隆起すると考えられる。

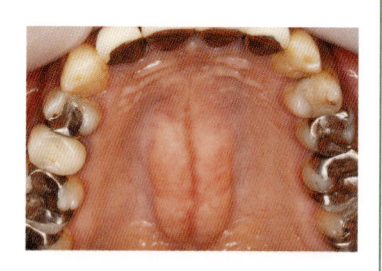

口蓋隆起

- 口蓋の正中部に現れる骨隆起。
- 紡錘状または分葉状の隆起で、多くは左右対称に見られるが、片側のみの場合もある。
- 口蓋隆起は、咬合時、正中の骨縫合部に応力がかかる際に骨が隆起すると考えられる。

下顎隆起の写真は、ヤガサキ歯科医院・上原博美さんのご厚意による。

Chapter 3 の参考文献

1. 半田俊之. 新しい骨のバイオサイエンス. 骨研究の HOTSPOT が臨床までまるごとわかる. 東京：羊土社, 2002.
2. 医療情報科学研究所（編集）. 病気が見える. vol.3. 代謝・内分泌疾患. 東京：メディックメディア, 2004.
3. Newman MG, Takei HH, Carranza FA. CARRANZA'S クリニカルペリオドントロジー. 上巻. 東京：クインテッセンス出版, 2005.
4. 中川洋一. チェアサイド・介護で役立つ口腔粘膜疾患アトラス. 東京：クインテッセンス出版, 2006.
5. Wolf HF, Hassell TM. Color Atlas of Dental Hygiene: Periodontology. New York: Georg Thieme Verlag, 2006.

Chapter 4
歯の解剖

総論
上顎中切歯
上顎側切歯
下顎中・側切歯
上下顎犬歯
上顎小臼歯
下顎小臼歯
上顎大臼歯
下顎大臼歯
その他

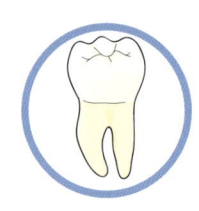

Chapter 4　歯の解剖

総論

歯の解剖学

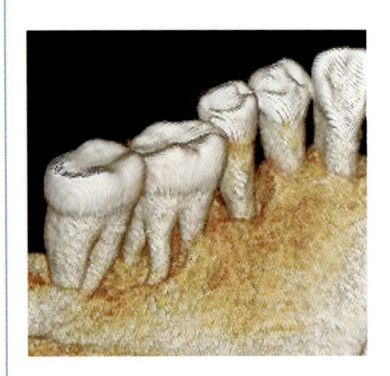

なぜ歯の解剖学は重要なのか

- 正確な診査を行うためには、歯の植立方向や形態の把握は必須条件。
- 口腔内は多種多様で、部位によりその形態は異なる。
- 同部位においても、歯根の形態が異なる。
- 歯冠・歯根の形態異常が存在する場合がある。
- 歯は立体構造である。

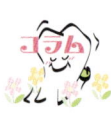

ある歯科技工士の名言
「歯科技工士は歯冠の形態がわからないと、技工物は作れないんですよ。」

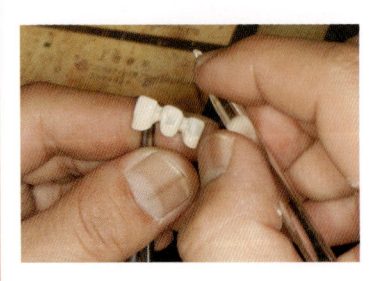

　歯科技工士さんに「何をしているの?」と質問すると、ポーセレンの盛り付けをしている最中であると答えました。そして、「**歯科技工士は、歯冠の形態がわからないと、技工物は作れないんですよ**」とおっしゃいました。
　みなさんは、この言葉から何を感じますか?

LEARNING POINT
歯科衛生士は、歯根の形態的特徴が理解できなければ、正確な診査・インスツルメンテーションを行うことは不可能!

96

正確な診査はイメージングから
「歯根のイメージ」に必要な基礎知識

①プロービングチャート
　過去・現在・未来の情報を得る。
②エックス線写真
　歯石の付着状況、根分岐部の有無やその程度、根の離開度・長さなどの情報を得る。
③視診（口腔内写真）
　見落としがちな形態異常を読み取る。
④部位別形態的特徴
⑤歯冠・歯根形態の異常

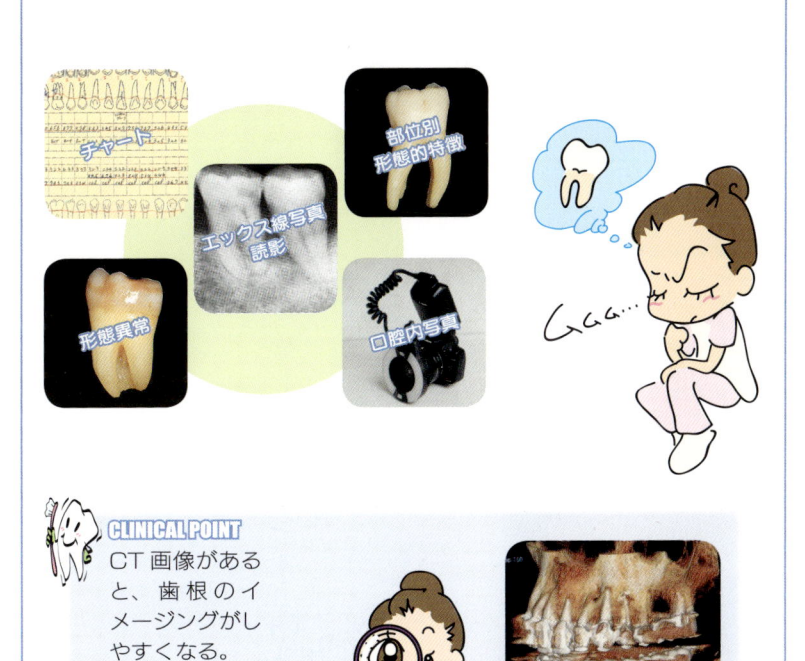

- チャート
- エックス線写真読影
- 部位別形態的特徴
- 形態異常
- 口腔内写真

CLINICAL POINT
CT画像があると、歯根のイメージングがしやすくなる。
WOW！よく見える！

Chapter 4　歯の解剖　総論

各種診査項目については☞148〜163ページ参照、口腔内写真については☞164〜169ページ参照。

イメージ能力を高めるためのトレーニング法

想像力を養おう！

歯牙模型をスケッチしてみる

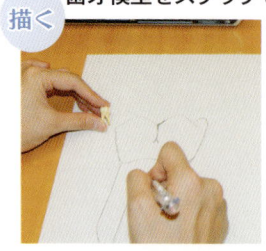

描く

- 歯の形態を把握するためには、歯牙模型をスケッチすることが重要。この作業は、イメージを頭に焼きつけるために非常に有効なトレーニングとなる。
- 根の数、根面溝の位置、根の屈曲方向などを意識しながら スケッチするとよい。

抜去歯をよく観察する *

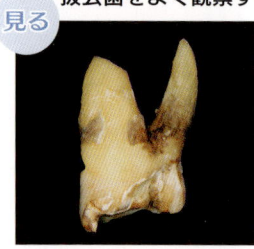

見る

- 抜去歯ほどイメージを頭に焼きつけるのに適した素材は他にはない。
- どのような状態で抜歯されたのか、どこに歯石がついているのか、どのような根形態をしているのかなど、廃棄する前によく観察する。

探知ストロークの動作をしてみる

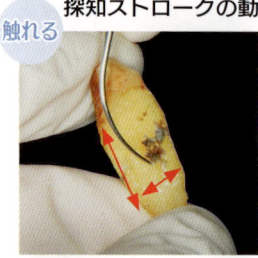

触れる

- 歯根面に歯石の残っている抜去歯を用いて、探知ストロークの動作をする。その際に、根の凹凸や表面性状に注意する。軽く押す・引くという動作を、垂直・水平それぞれの方向に行ってみる。
- 実際にスケーラーを当ててみたり、目を閉じて根に触れ、根の凹凸や特徴などを確認することも有効なトレーニングとなる。歯肉がある状況を想像しながら、はじめは目を開けて、次は閉じてというように動作を繰り返すと、指先感覚の向上に役立つ。

*歯根が透けて見える歯牙模型は、歯根の植立方向や湾曲、離開度などの特徴がわかりやすく、イメージしやすい。

前歯の湾曲は大きい
CEJの湾曲を敏感に感じ取る

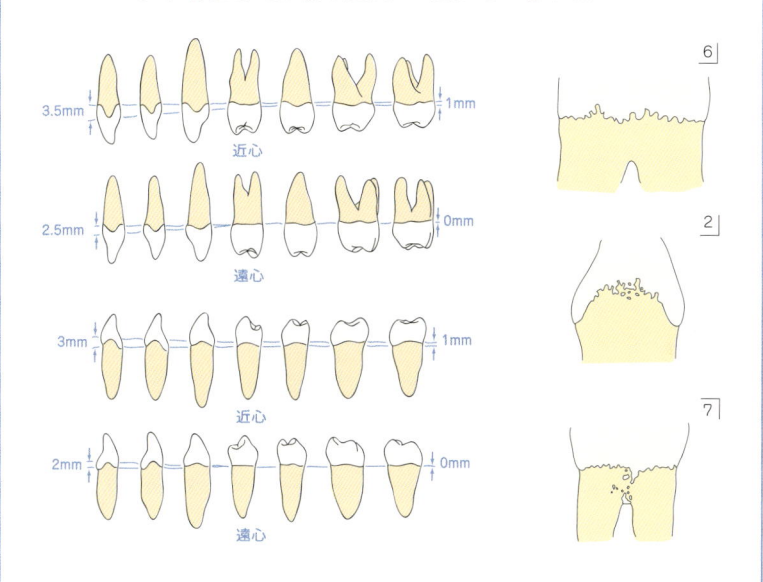

- CEJ（cemento-enamel junction：セメント－エナメル境）はわずかに陥凹部を形成しているか、直線状である。
- エキスプローリングの際、CEJに粗造感を感じたときは、形態的にエナメル質が小さく点在している可能性もある。

CLINICAL POINT

バニッシング

- 粗造な表層の一部のみを除去し、残存した歯石を不適切なカッティングエッジ（鈍な状態）・角度・側方圧で何度もストロークしてしまった結果、表面が滑沢化された状態。
- 一度バニッシングされてしまうと、探知が難しく炎症を助長させてしまう場合がある。

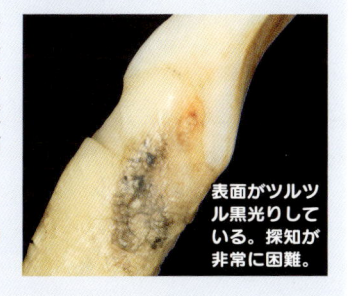

表面がツルツル黒光りしている。探知が非常に困難。

左図は、Pattison AM, Pattison GL（著），勝山茂，伊藤公一（監訳），野村正子ほか（訳）．ペリオドンタルインスツルメンテーション．東京：医歯薬出版，1994：87-88．より引用改変．
右図は、藤田恒太郎．歯の解剖学．東京：金原出版，1967．より引用改変．

Chapter 4　歯の解剖　総論

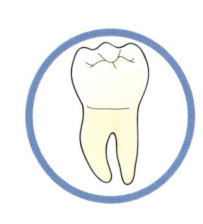

Chapter 4　歯の解剖
上顎中切歯

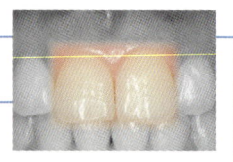

上顎中切歯の形態的特徴

大きさは全切歯群中もっとも大きい

全長　約 23.8 mm
歯根長　約 12.1 mm
（平均値）[1]

歯根の輪郭は細長い二等辺三角形に近い。

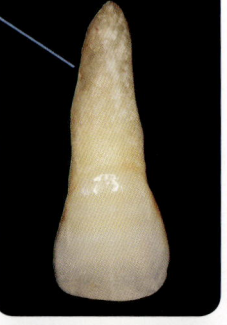

歯頸線は強く湾曲し、その程度は歯群中もっとも強い。

近心面と比較するとわずかに豊隆が大きい。

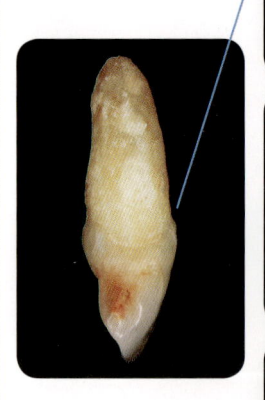

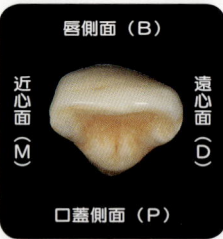

唇側面（B）
近心面（M）
遠心面（D）
口蓋側面（P）

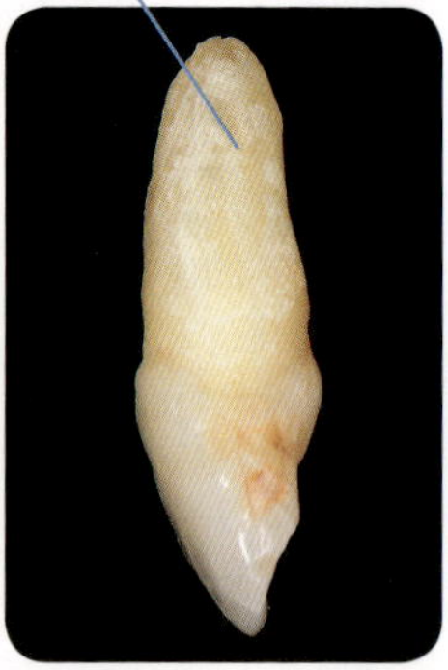

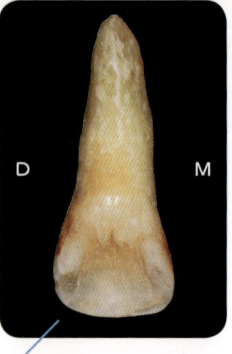

口蓋側面がきわめて狭い。

歯根は、唇側面・近心舌側面・遠心舌側面の3面に区別される場合もある。これは各面の境界がきわめて不明瞭であるという考えに基づいている。

断面は角の取れた三角形
上顎中切歯の水平断面

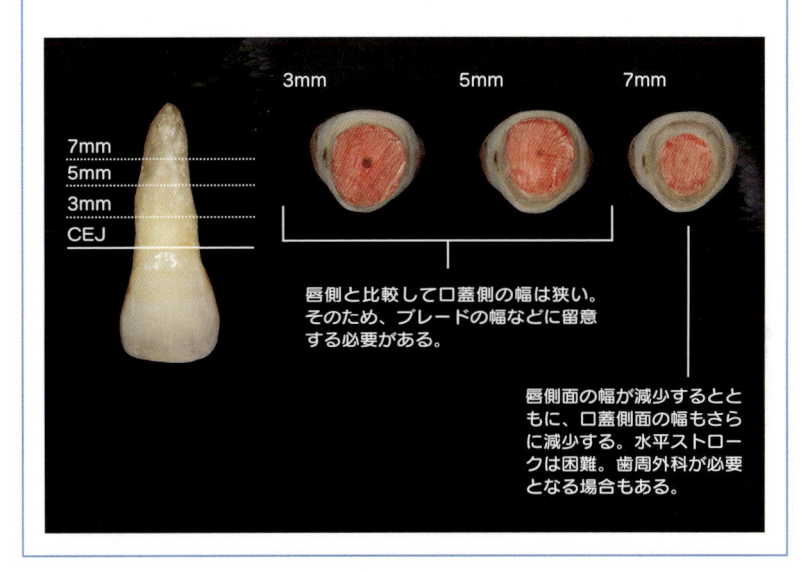

唇側と比較して口蓋側の幅は狭い。そのため、ブレードの幅などに留意する必要がある。

唇側面の幅が減少するとともに、口蓋側面の幅もさらに減少する。水平ストロークは困難。歯周外科が必要となる場合もある。

形態の違いをおさえる
中切歯と側切歯の違い

中切歯のほうが太い

中切歯のほうが根が短い

側切歯と比較すると、全長は変わらないが、中切歯のほうが歯冠の幅が大きいため、太い。

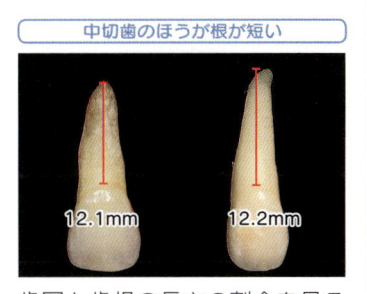

歯冠と歯根の長さの割合を見ると、中切歯は側切歯よりも歯冠は長いが、歯根は短い。

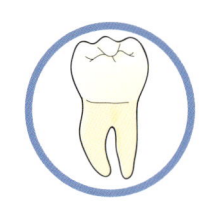

Chapter 4 歯の解剖
上顎側切歯

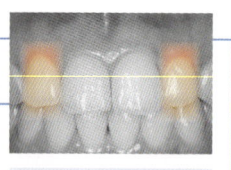

上顎側切歯の形態的特徴

根は全体的に円錐形

全長　約 21.8 mm
歯根長　約 12.2 mm
（平均値）[1]

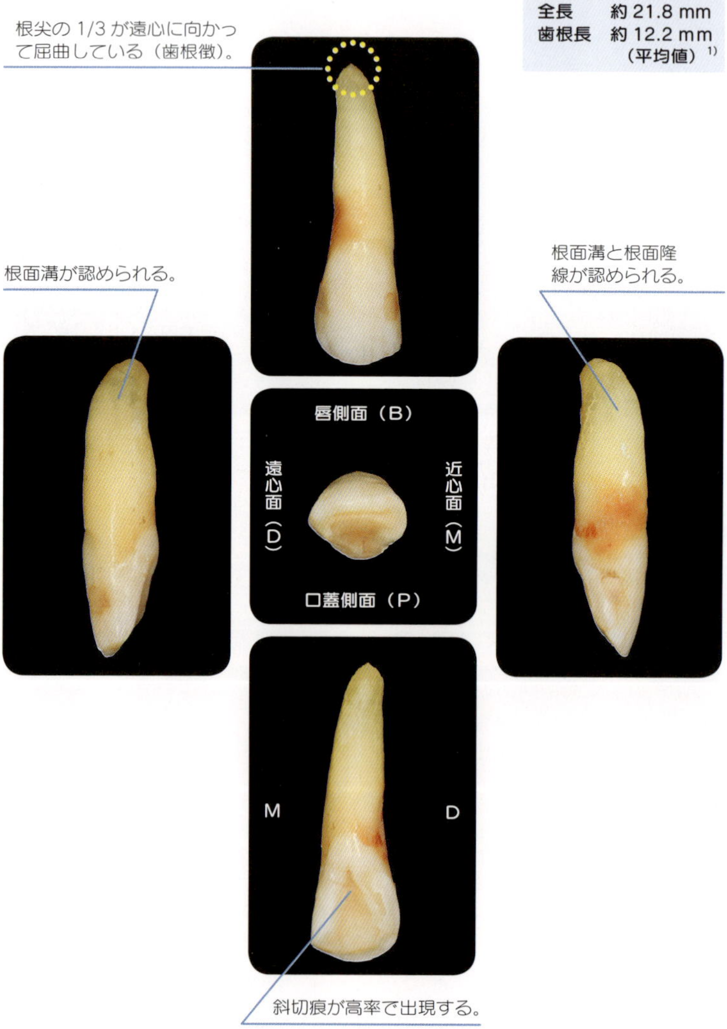

根尖の 1/3 が遠心に向かって屈曲している（歯根徴）。

根面溝が認められる。

根面溝と根面隆線が認められる。

唇側面（B）
遠心面（D）
近心面（M）
口蓋側面（P）

M　D

斜切痕が高率で出現する。

歯根は、唇側面・近心舌側面・遠心舌側面の3面に区別される場合もある。これは各面の境界がきわめて不明瞭であるという考えに基づいている。

断面はほぼ卵円形
上顎側切歯の水平断面

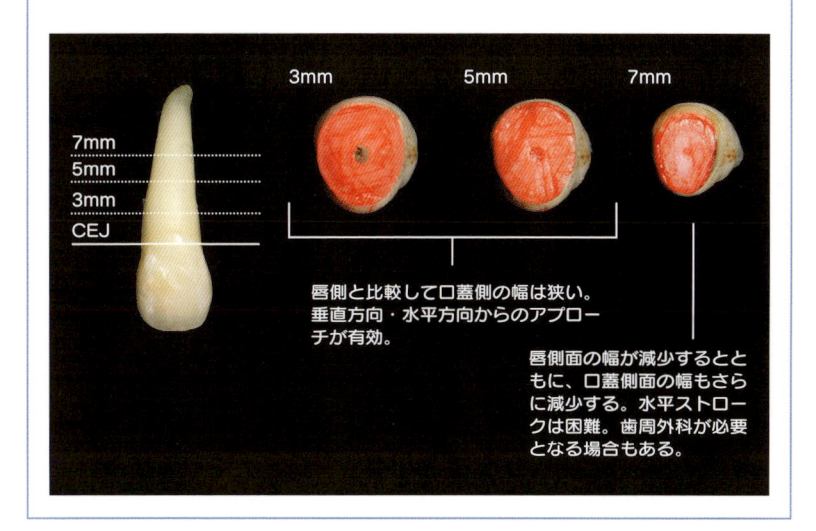

唇側と比較して口蓋側の幅は狭い。垂直方向・水平方向からのアプローチが有効。

唇側面の幅が減少するとともに、口蓋側面の幅もさらに減少する。水平ストロークは困難。歯周外科が必要となる場合もある。

出現率は側切歯がいちばん多い
斜切痕 *

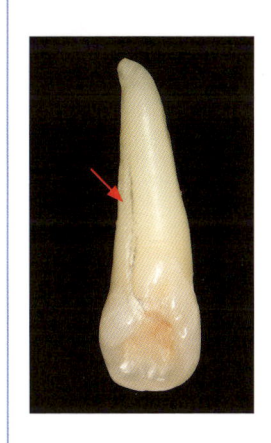

- 舌面歯頸線中央もしくは境界部に見られる切痕のこと。
- 発達が著しいものは、根尖までに及ぶ。
- 歯石が付着しやすく、歯周ポケット形成の原因にもなる。
- 上顎中切歯にも見られることがある。
- 中切歯では近心側に出現傾向があるが、側切歯は遠心側に出現することが多い。

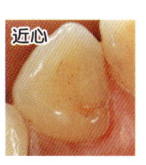

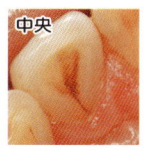

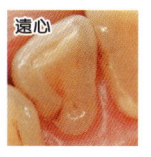

近心　中央　遠心

＊同義語＝リンガルグルーブ、舌面歯頸溝

Chapter 4　歯の解剖　上顎側切歯

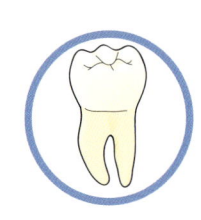

Chapter 4　歯の解剖

下顎中・側切歯

中切歯と側切歯の形は似ている

下顎中・側切歯の形態的特徴

＜中切歯＞
全長　約 19.9 mm
歯根長　約 10.8 mm

＜側切歯＞
全長　約 21.2 mm
歯根長　約 12.0 mm
（平均値）[1]

遠心面には根面溝（くぼみ）が**必ず出現**する。

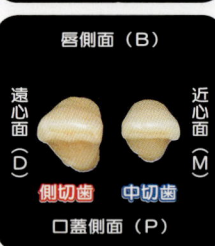

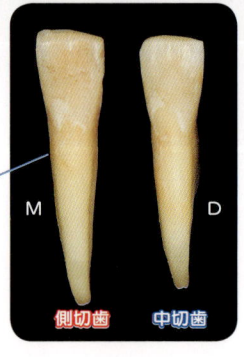

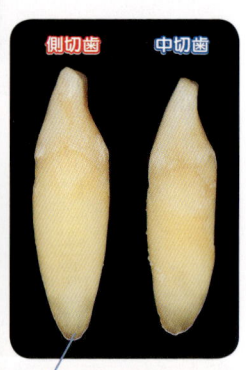

歯根徴は見られず、まっすぐ。

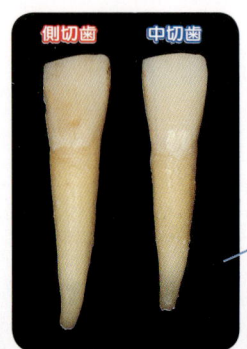

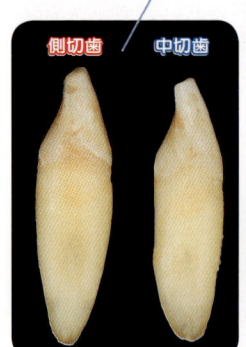

唇側面（B）

遠心面（D）　近心面（M）

口蓋側面（P）

上顎に比べ、舌面窩（歯冠部のくぼみ）は非常に小さい。

根面隆線（ふくらみ）が見られる。

M　D
側切歯　中切歯

遠心面のくぼみが顕著
下顎側切歯の水平断面

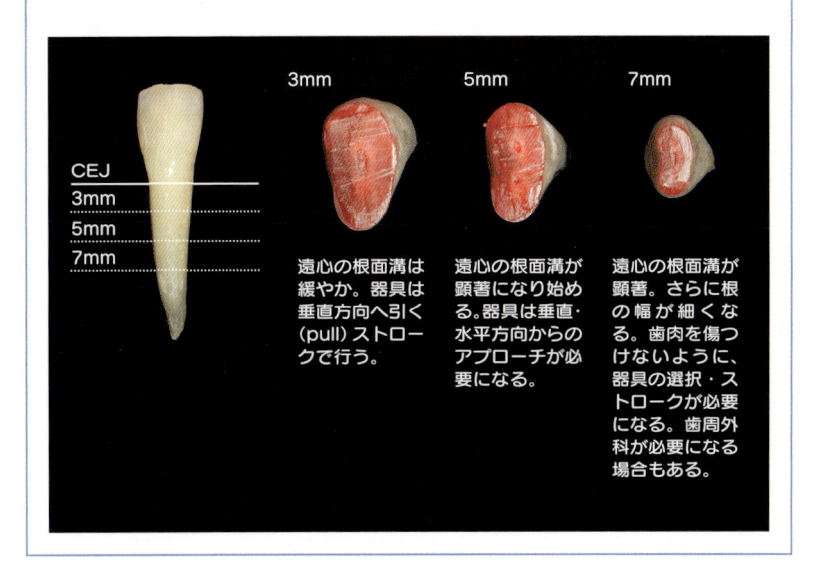

3mm 遠心の根面溝は緩やか。器具は垂直方向へ引く（pull）ストロークで行う。

5mm 遠心の根面溝が顕著になり始める。器具は垂直・水平方向からのアプローチが必要になる。

7mm 遠心の根面溝が顕著。さらに根の幅が細くなる。歯肉を傷つけないように、器具の選択・ストロークが必要になる。歯周外科が必要になる場合もある。

下顎前歯はここに注意！
遠心根面溝と根近接

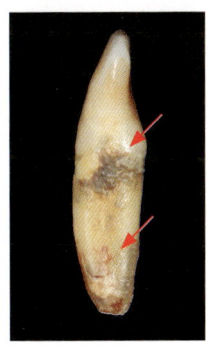

①遠心根面溝（くぼみ）に注意
2̄遠心面は縦溝によりくびれているため歯石が付着しやすく、歯周ポケットの好発部位。形態をイメージしながらプロービングを行う必要がある。

②根近接に注意
根が近接していると器具操作が困難になり、根間の骨量が少ないため、骨欠損が起こると進行が早い場合がある。

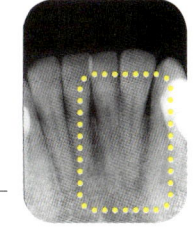

根面溝に沿って歯石が確認できる。

器具の選択・ストロークには注意が必要。

Chapter 4　歯の解剖　下顎中・側切歯

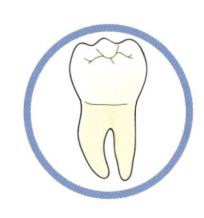

Chapter 4 歯の解剖
上下顎犬歯

上下顎犬歯の形態的特徴

根の長さは全歯群中もっとも長い

＜上顎＞
全長　　約 25.4 mm
歯根長　約 14.5 mm

＜下顎＞
全長　　約 23.8 mm
歯根長　約 13.6 mm
　　　　（平均値）[1]

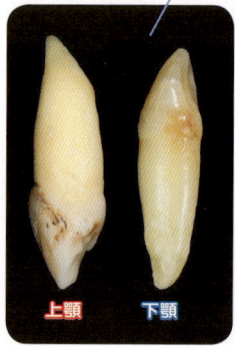

上顎の歯根は遠心側に屈曲している。

上顎には根面隆線（ふくらみ）が見られる。
下顎には根面溝（くぼみ）が見られる。

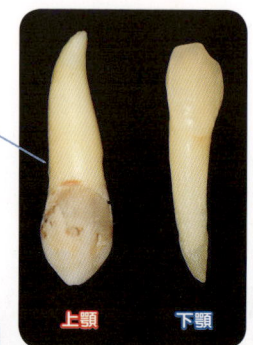

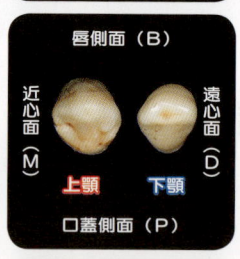

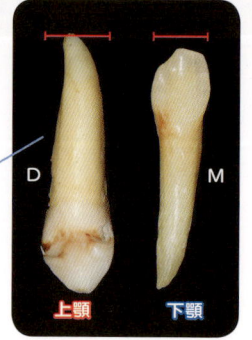

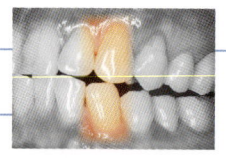

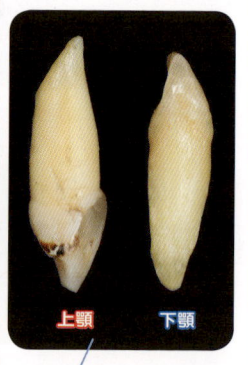

唇側面（B）
近心面（M）　遠心面（D）
上顎　下顎
口蓋側面（P）

上下犬歯遠心面には、根面溝（くぼみ）が見られる。

上顎と比較すると、下顎は細長く、歯冠幅が小さい。

唇側より口蓋側の幅は狭い
上顎犬歯の水平断面

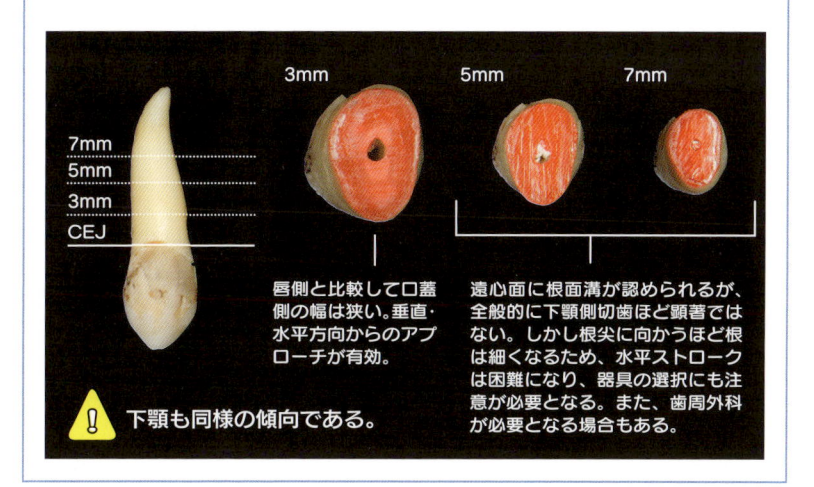

3mm　5mm　7mm

7mm
5mm
3mm
CEJ

唇側と比較して口蓋側の幅は狭い。垂直・水平方向からのアプローチが有効。

遠心面に根面溝が認められるが、全般的に下顎側切歯ほど顕著ではない。しかし根尖に向かうほど根は細くなるため、水平ストロークは困難になり、器具の選択にも注意が必要となる。また、歯周外科が必要となる場合もある。

⚠ 下顎も同様の傾向である。

上下顎とも注意が必要
歯の位置異常

○ 歯が歯槽骨の幅に対して大きい、もしくは歯槽骨の幅が狭い場合、歯は歯槽骨からはみ出す。
○ はみ出した部位の骨は非常に薄いか欠損している場合が多く、歯肉退縮の原因のひとつとなる。
○ ゆえに、叢生のある部位は歯肉退縮が起こりやすい。

[アキシャル像]　　[コロナル像]

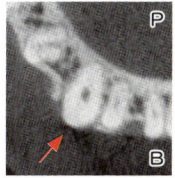

歯槽頂部　歯槽頂部

唇側転位の③頬側に骨がない。

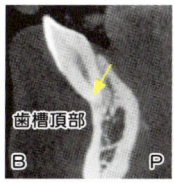

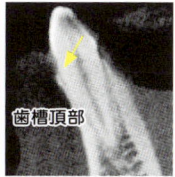

正常像（右）と比較すると、歯槽頂部の位置が根尖方向まで下がっている。

Chapter 4　歯の解剖　上下顎犬歯

発生率は約5％
下顎犬歯の歯根異常 "過剰根"

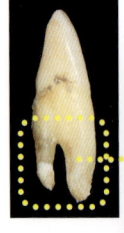

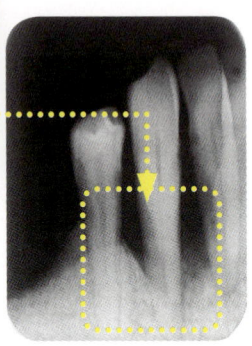

○ 根面溝が深く、唇側根と舌側根に分かれている場合がある。
○ その割合は約5％である。[2]

CLINICAL POINT
根が分かれている下顎犬歯に深いポケットが存在すると、保存が困難になる場合が多い。そのため、慎重なエキスプローリング操作による、根形態の触知が非常に重要となる。

プローブの挿入方向にも注意
上下顎犬歯の違い

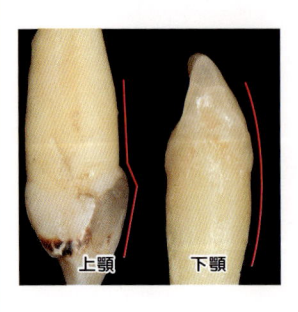

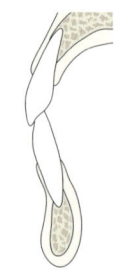

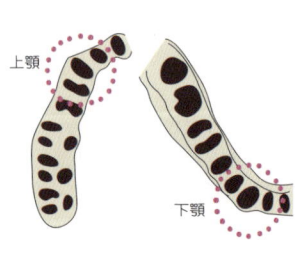

上顎　下顎

垂直横断面　　水平横断面　　上顎　下顎

○ 犬歯の歯冠形態は屈曲が強いため、プローブの挿入方向に注意しないと、測定エラーを生じやすい。
○ 唇側面の歯肉・骨は薄い場合が多く、骨吸収が早かったり、誤った器具操作により歯肉退縮を引き起こしやすいので、注意が必要。

デンタルエックス線写真は、ヤガサキ歯科医院・上原博美さんのご厚意による。

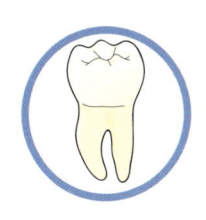

Chapter 4　歯の解剖
上顎小臼歯

上顎第一小臼歯の形態的特徴

歯根は近遠心的圧扁が強いため板状

全長　約 20.5 mm
歯根長　約 12.2 mm
（平均値）[1]

近遠心的圧扁が強く板状である。

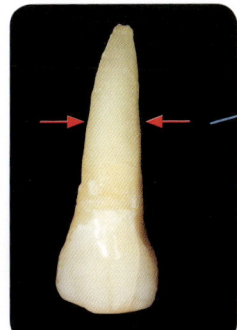

根面溝（くぼみ）が見られ、近心面は特に顕著である。

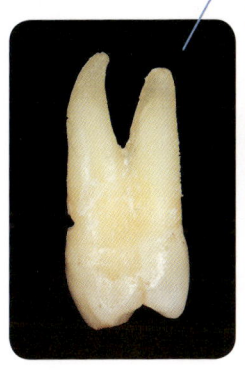

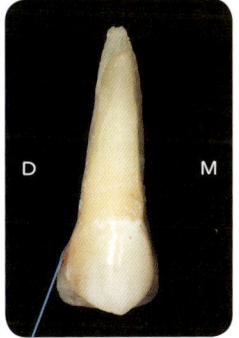

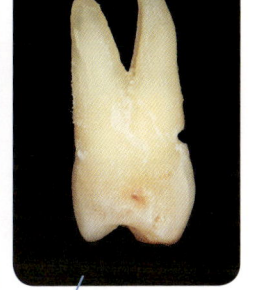

頰側面（B）
近心面（M）
遠心面（D）
口蓋側面（P）

根面溝（くぼみ）が見られる。

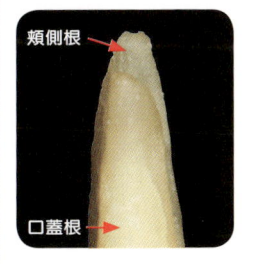

頰側根
口蓋根

口蓋根は頰側根に比べ幅が狭い

根尖に向かうほど根面溝は顕著になる
上顎第一小臼歯の水平断面

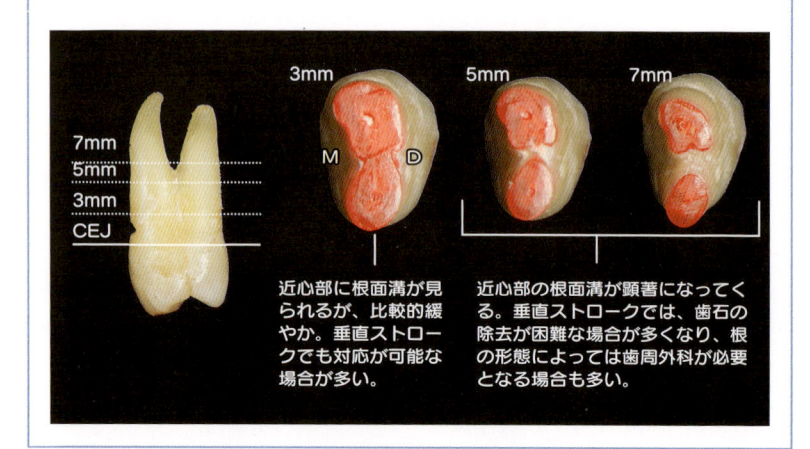

近心部に根面溝が見られるが、比較的緩やか。垂直ストロークでも対応が可能な場合が多い。

近心部の根面溝が顕著になってくる。垂直ストロークでは、歯石の除去が困難な場合が多くなり、根の形態によっては歯周外科が必要となる場合も多い。

遠心より顕著に発現
近心根面溝

- 4の特徴の1つに、近遠心面の凹みがあげられる。
- 特に近心面が顕著であり、器具を当てる際に、その形態を意識する必要がある。
- 根形態が多様なため、器具を当てる向きも、その形態に応じて多様となる。

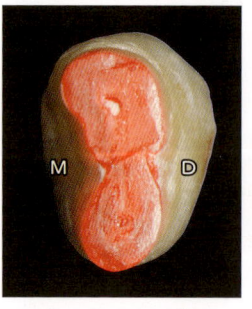

近心面の凹みが特に顕著。

CLINICAL POINT
器具の先端1/3が、歯面から離れないように注意する。

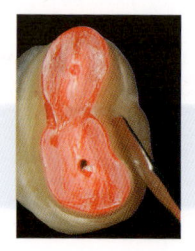

約50%が2根
上顎第一小臼歯のさまざまな歯根形態

	切断面	3mm	5mm	7mm
単根 根面溝が浅い			そら豆みたい！	凹みは緩やか
約50%が2根				ひょうたん型！
根面溝が深い				
分岐 ↓ **複根**			歯根がやや分岐！	完全に分岐！

Chapter 4　歯の解剖　上顎小臼歯

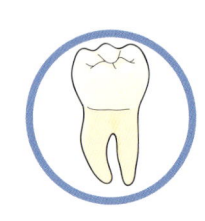

Chapter 4 歯の解剖

下顎小臼歯

単根で比較的近遠心的圧扁が強い

下顎第一小臼歯の形態的特徴

全長　約 20.8 mm
歯根長　約 12.5 mm
（平均値）[1]

比較的近遠心的圧扁が強いが、上顎ほどではない。

根面隆線が見られ、その両側に根面溝が見られる。

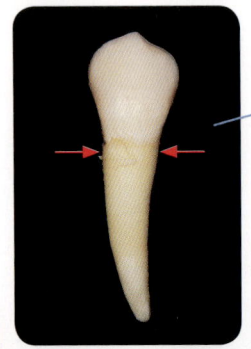

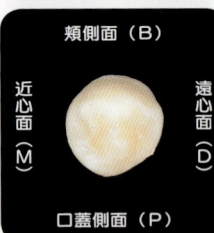

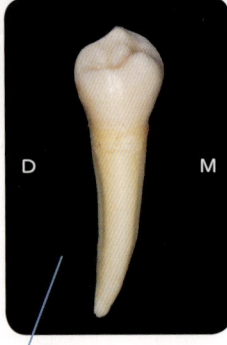

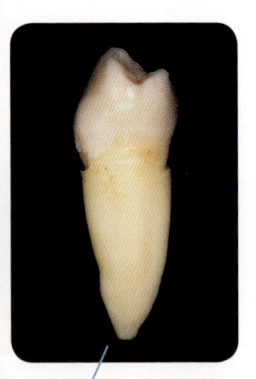

頰側面（B）
近心面（M）
遠心面（D）
口蓋側面（P）

根面溝が見られる。根面溝が強い場合、根が二分することがある。

近心面の舌側よりに、深い縦の溝が出現することがある。

下顎第一小臼歯の水平断面

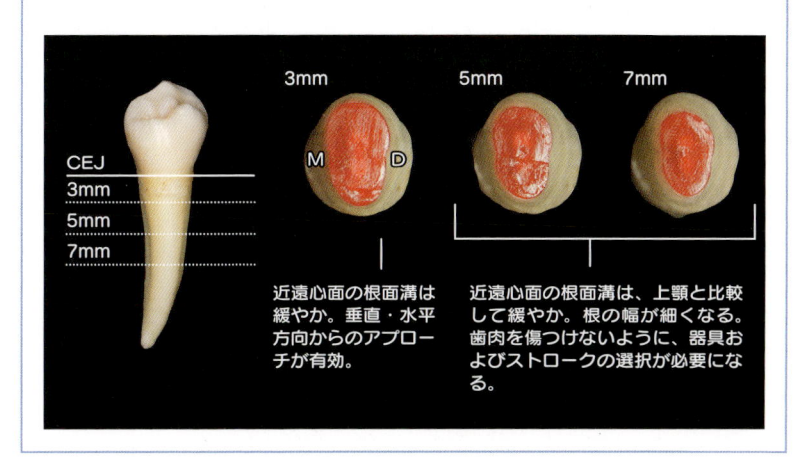

根尖に向かうほど根面溝は顕著になる

CEJ
3mm
5mm
7mm

3mm M D

5mm

7mm

近遠心面の根面溝は緩やか。垂直・水平方向からのアプローチが有効。

近遠心面の根面溝は、上顎と比較して緩やか。根の幅が細くなる。歯肉を傷つけないように、器具およびストロークの選択が必要になる。

近心根面溝

遠心より顕著に発現

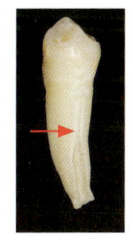

- 近心面の舌側よりに深い縦の溝が出現することがある。
- まれに歯根が分かれ2根になるものもある。

舌側根面での配慮点

幅も狭く豊隆も強い

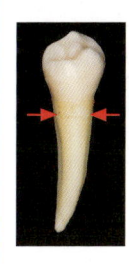

$\overline{4}$の舌側根面は、豊隆部が強く幅も狭いため、インスツルメンテーション時には注意が必要。
☞ 114ページ参照

水平断面

第一・第二で形が異なる

- 第一小臼歯は卵円型。
- 第二小臼歯は楕円形。

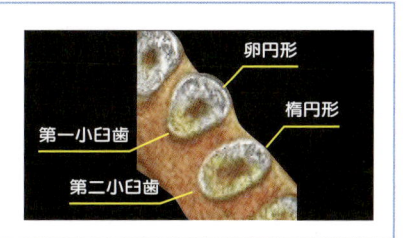

卵円形
楕円形
第一小臼歯
第二小臼歯

Chapter 4　歯の解剖　下顎小臼歯

CLINICAL POINT
舌側面・歯頸豊隆部へのアプローチは慎重に！

ブレードの長さ

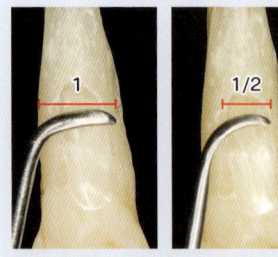

歯頸豊隆部へのアクセスは、ブレードの長さの短いもののほうが適合性に優れ、アクセスしやすい（垂直ストロークが行いやすい）。

器具操作時のストローク

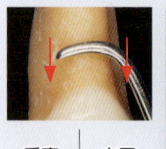

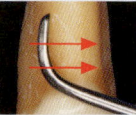

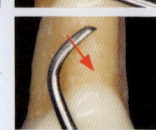

垂直	水平
斜め	

ストロークは、垂直（バーティカル）・水平（ホリゾンタル）・斜め（オブリーク）で対応する。

歯根形態は円錐形で各面とも平坦
下顎第二小臼歯ならではの形態的特徴

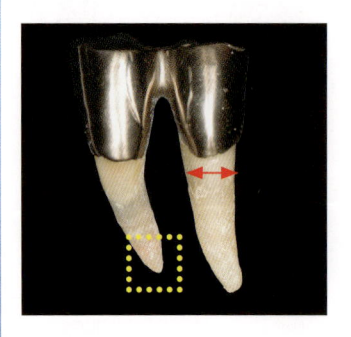

中心結節の存在

- 第一小臼歯と比較して、歯根の幅が広い。
- 根尖の形態は、第一小臼歯のほうが尖っている。

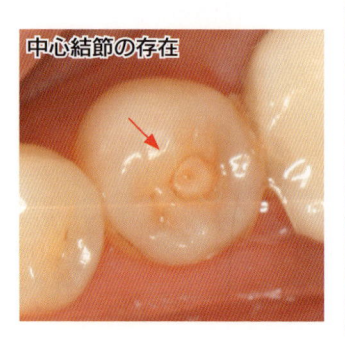

- 臼歯のほぼ中央に見られる、小米粒状の結節のこと。
- この結節には、髄質角が入り込んでいる場合がある。
- 下顎第二小臼歯に好発し、約4.2％に見られる。[2]

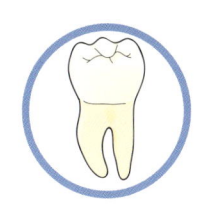

Chapter 4　歯の解剖
上顎大臼歯

上顎第一大臼歯の形態的特徴

頬側根は近遠心的に圧扁されている

全長　　約 19.2 mm
歯根長　約 12.0 mm
（平均値）[1]

分岐部にくぼみがある。

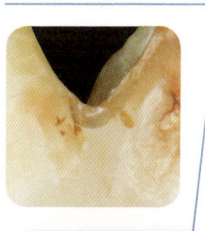

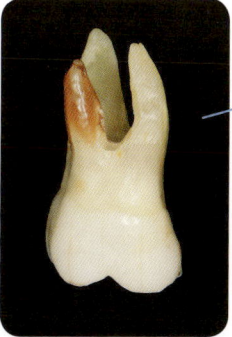

歯根徴 * が顕著である。

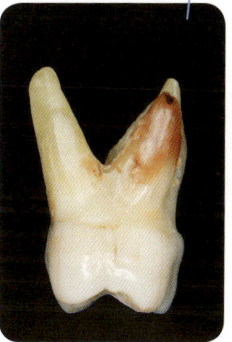

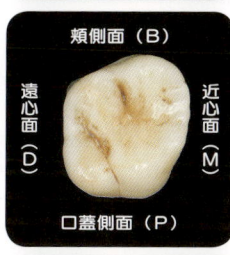

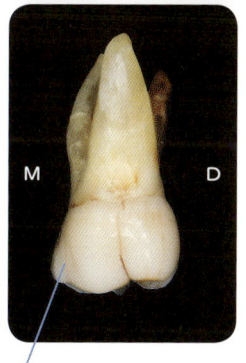

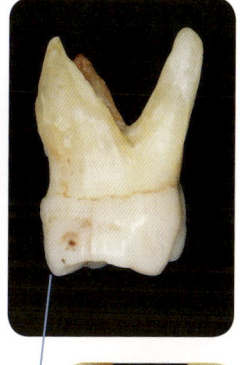

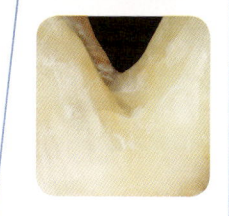

頬側面（B）
遠心面（D）　　近心面（M）
口蓋側面（P）

M　　D

分岐部にくぼみがある。

口蓋根中央部には、縦に走る浅い根面溝がある。

＊根尖の 1/3 が遠心に向かって屈曲していること。

根尖に向かうほど離開度が大きくなる
上顎第一大臼歯の水平断面

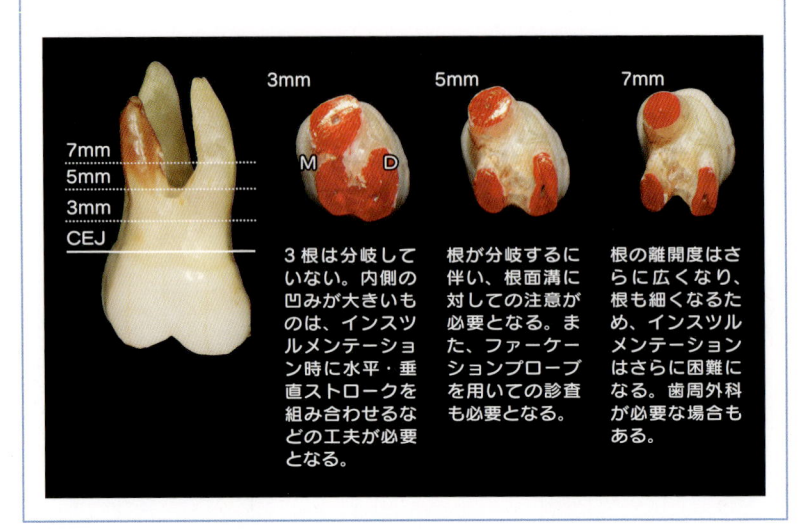

3mm：3根は分岐していない。内側の凹みが大きいものは、インスツルメンテーション時に水平・垂直ストロークを組み合わせるなどの工夫が必要となる。

5mm：根が分岐するに伴い、根面溝に対しての注意が必要となる。また、ファーケーションプローブを用いての診査も必要となる。

7mm：根の離開度はさらに広くなり、根も細くなるため、インスツルメンテーションはさらに困難になる。歯周外科が必要な場合もある。

3根の違いを理解する
上顎第一大臼歯の歯根の特徴

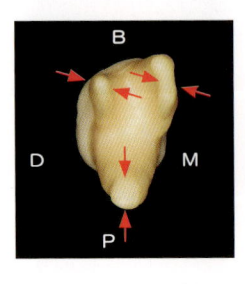

○ 頬側根は2根とも近遠心的に圧扁され板状である。
○ 口蓋根は頬舌にやや圧扁されている。

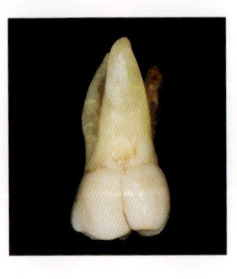

○ 口蓋根は3根中、もっとも長い。

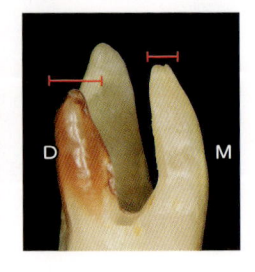

○ 遠心頬側根は、近心頬側根と比較すると細く短い。

それぞれの違いをおさえる
上顎第一・第二大臼歯の比較

	第一大臼歯	第二大臼歯	
根の離開度 頬側根			頬側根は、上顎第一大臼歯のほうが近心根・遠心根の離開度が大きい。 6＞7
根の離開度 頬側と口蓋根			頬側根と口蓋根間の幅は、上顎第一大臼歯のほうが離開度が大きい。 6＞7
歯根の傾き 頬側根			頬側根は、上顎第一大臼歯は近心根・遠心根とも平行に埴立しているが、第二大臼歯はやや遠心に傾いている。
歯根の傾き 口蓋根			口蓋根は、第二大臼歯は第一大臼歯より幅が狭く、より遠心方向へ傾いている。

利点と欠点を理解する

ルートトランク

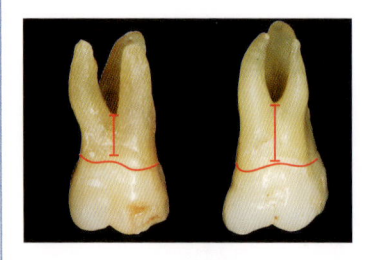

○ ルートトランクとは、多根歯のCEJから根分岐部上端までの距離のこと。
○ 歯根の離開度や根分岐部の炎症にも影響するため、確認しておく必要がある。

CEJから測定した臼歯のルートトランクの長さ[3]

分類	上顎	下顎
短い	3mm	2mm
中等度	4mm	3mm
長い	≧5mm	≧4mm

ルートトランクの長さの違いによる利点と欠点

	ルートトランクが短い	ルートトランクが長い
歯の離開度	大きい	小さい
炎症の波及度	早い 炎症が根分岐部まで到達しやすい	遅い 炎症が根分岐部まで到達しにくい
罹患後の治療選択肢	多い 歯根切除、歯根分離、トンネル形成など対応が容易	少ない 一度根分岐部が露出してしまうと抜歯の対象となる場合が多い

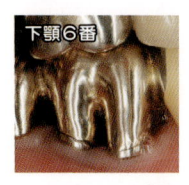

下顎6番
ルートトランクが短い
治療の選択肢として、歯根分離を応用した例。

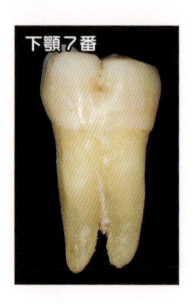

下顎7番
ルートトランクが長い
ルートトランクが長いうえに、根の離開度が非常に小さい。

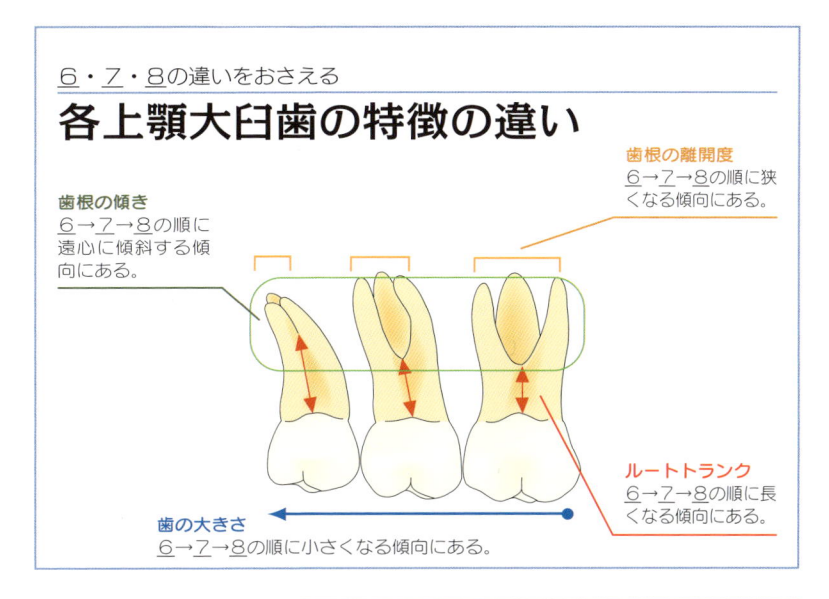

6・7・8の違いをおさえる
各上顎大臼歯の特徴の違い

歯根の傾き
6→7→8の順に遠心に傾斜する傾向にある。

歯根の離開度
6→7→8の順に狭くなる傾向にある。

ルートトランク
6→7→8の順に長くなる傾向にある。

歯の大きさ
6→7→8の順に小さくなる傾向にある。

癒合の傾向が強くなる
上顎第二大臼歯に見られる歯根の癒合

上顎第二大臼歯は、歯根離開度が小さくなり、癒合の傾向が強くなる。

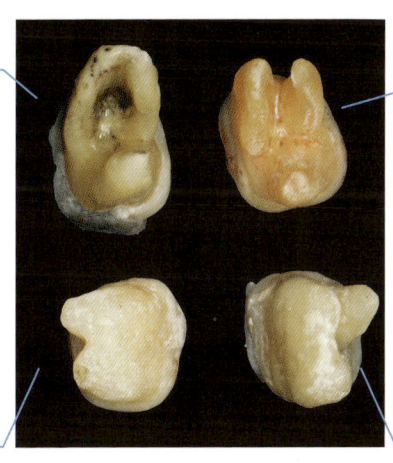

① 近心頬側根・遠心頬側根が癒合

② 3根
（近心頬側根・遠心頬側根・口蓋根）

③ 3根とも癒合

④ 遠心頬側根・口蓋根が癒合

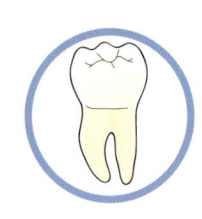

Chapter 4 歯の解剖
下顎大臼歯

下顎第一大臼歯の形態的特徴

近心根は圧扁されて板状

全長　約 18.8mm
歯根長　約 11.9mm
（平均値）[1]

分岐部に凹みがある。

根面隆線・根面溝がある。

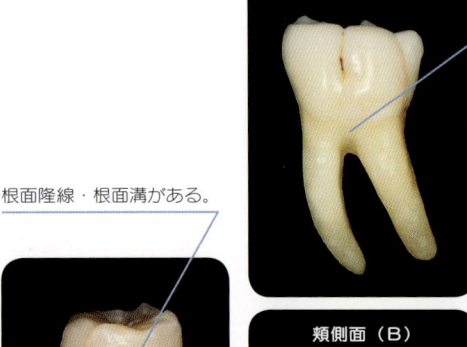

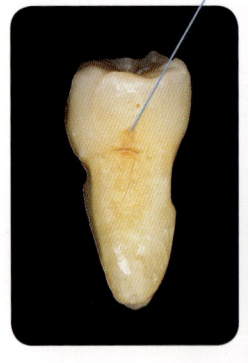

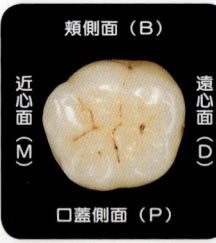

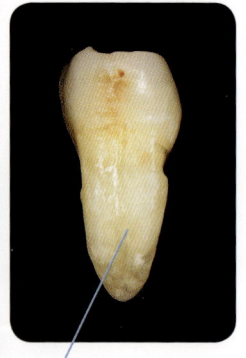

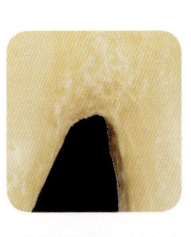

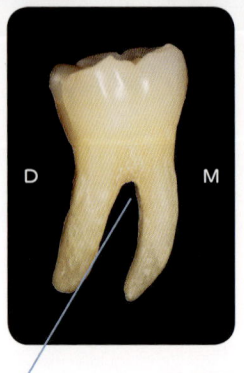

頬側面（B）
近心面（M）
遠心面（D）
口蓋側面（P）

遠心根より深い根面溝がある。

分岐部に凹みがある。

近心根内側面の根面溝が顕著
下顎第一大臼歯の水平断面

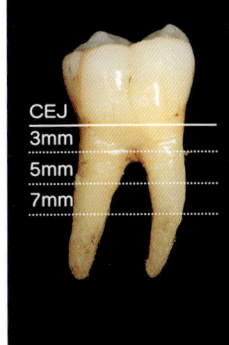

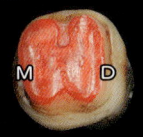

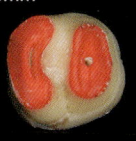

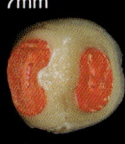

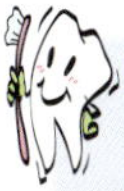

3mm まだ根は分岐していない。しかし、舌側に凹みが出現するため、その度合いに応じて垂直ストロークだけでなく水平ストロークが必要な場合もある。

5mm 多くの場合、根が分岐する。それに伴い、内側の根面溝に対する注意が必要となる。また、ファーケーションプローブを用いての診査も必要となる。

7mm 根の離開度はさらに広くなり、根も細くなるため、インスツルメンテーションはさらに困難になる。歯周外科が必要な場合もある。

顕著な根面溝に注意
近心根の形態

①下顎の近心根は、遠心根と比較すると大きい。
②近遠心的圧扁が強く、やや湾曲傾向にある（内側の凹みが大きい）。

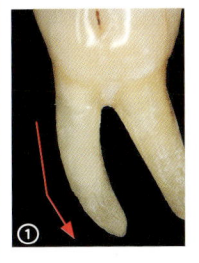

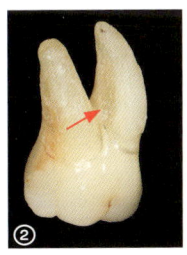

CLINICAL POINT
根分岐部病変のため骨吸収があり、インスツルメンテーションが必要な際には、器具の挿入角度・幅などを考慮する必要がある。

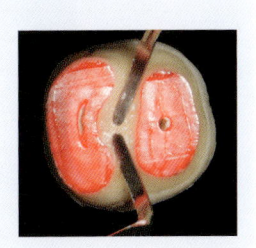

それぞれの違いをおさえる

下顎第一・第二大臼歯の比較

特徴	第一大臼歯	第二大臼歯	違い
根の離開度			下顎第一大臼歯のほうが、下顎第二大臼歯よりも根の離開度が大きい。 $\overline{6} > \overline{7}$
歯根の長さ			下顎第一大臼歯のほうが、下顎第二大臼歯よりも根が長い。 $\overline{6} > \overline{7}$
歯の大きさ	11.9mm	11.0mm	下顎第一大臼歯よりも、下顎第二大臼歯のほうが小さい。 $\overline{6} > \overline{7}$

6・7・8の違いをおさえる
各下顎大臼歯の特徴の違い

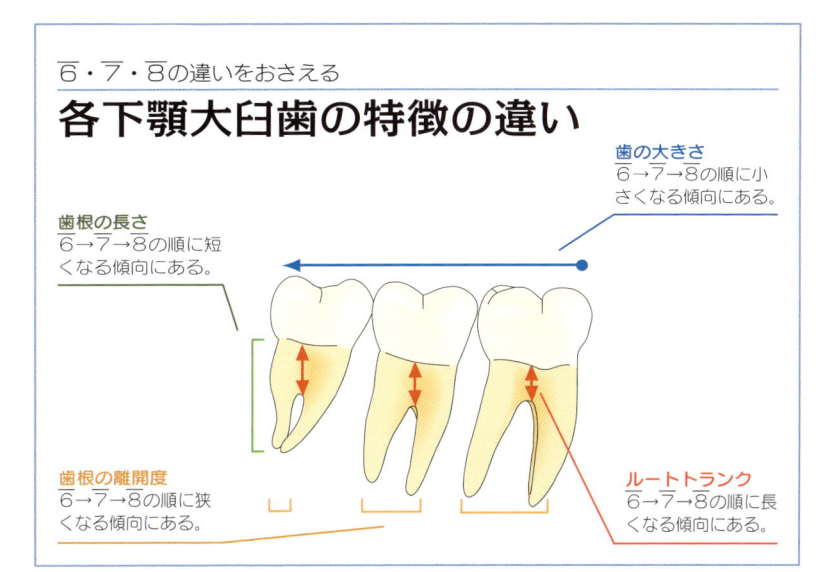

歯の大きさ
6→7→8の順に小さくなる傾向にある。

歯根の長さ
6→7→8の順に短くなる傾向にある。

歯根の離開度
6→7→8の順に狭くなる傾向にある。

ルートトランク
6→7→8の順に長くなる傾向にある。

癒合の傾向が強くなる
下顎第二大臼歯に見られる歯根の癒合

○ 根の離開度が小さく、癒合の傾向が強くなる。
○ 第一大臼歯と比較すると、ルートトランクが長く、根尖近くで分岐する傾向にある。
○ 下顎第二大臼歯は樋状根＊の好発部位。

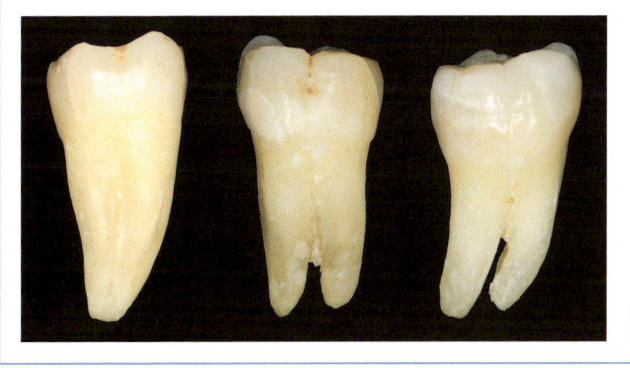

癒合の程度はさまざま。

＊樋状根の詳細は☞ 125 ページ参照

好発部位は第二大臼歯

根間突起 *

- エナメル質が突起状になり、根分岐部のなかに深く侵入しているもの。
- 根間突起の発育には違いがあり、発育程度が増すにつれ、歯周疾患の進行に影響を与える。

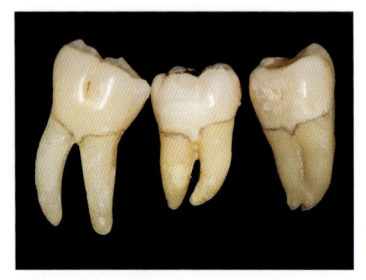

根間突起の発達程度はさまざま。

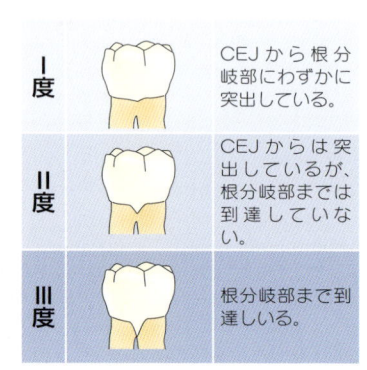

Ⅰ度		CEJから根分岐部にわずかに突出している。
Ⅱ度		CEJからは突出しているが、根分岐部までは到達していない。
Ⅲ度		根分岐部まで到達しいる。

CLINICAL POINT

根間突起と歯周病

- 根間突起の部位は、結合組織性の付着ではないので剥がれやすく、歯周ポケットを形成しやすい。
- 第二大臼歯に多く、特に下顎第二大臼歯に多く出現する。

歯周疾患により抜歯された 7̄

根間突起に沿って歯石が沈着

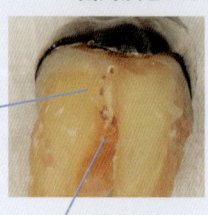

根間突起が根の内側まで到達

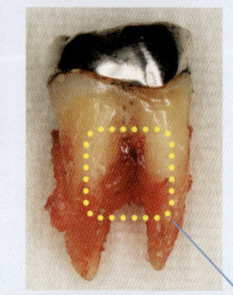

不良肉芽

＊同義語＝エナメルプロジェクション、エナメル突起

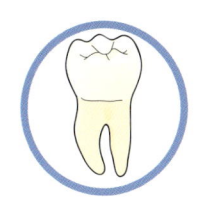

Chapter 4 歯の解剖
その他

好発部位と特徴をおさえる
その他の歯冠・歯根の形態異常

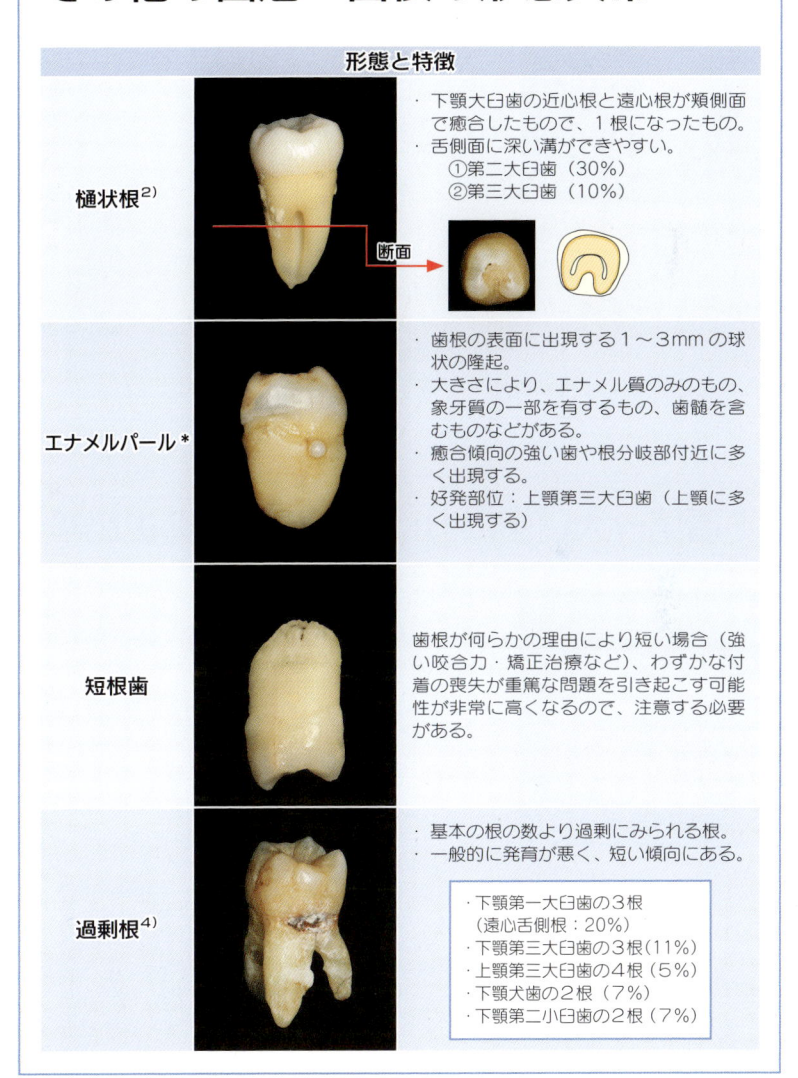

形態と特徴

樋状根[2]
- 下顎大臼歯の近心根と遠心根が頬側面で癒合したもので、1根になったもの。
- 舌側面に深い溝ができやすい。
  ① 第二大臼歯（30%）
  ② 第三大臼歯（10%）

断面

エナメルパール*
- 歯根の表面に出現する1〜3mmの球状の隆起。
- 大きさにより、エナメル質のみのもの、象牙質の一部を有するもの、歯髄を含むものなどがある。
- 癒合傾向の強い歯や根分岐部付近に多く出現する。
- 好発部位：上顎第三大臼歯（上顎に多く出現する）

短根歯
歯根が何らかの理由により短い場合（強い咬合力・矯正治療など）、わずかな付着の喪失が重篤な問題を引き起こす可能性が非常に高くなるので、注意する必要がある。

過剰根[4]
- 基本の根の数より過剰にみられる根。
- 一般的に発育が悪く、短い傾向にある。

  - 下顎第一大臼歯の3根
    （遠心舌側根：20%）
  - 下顎第三大臼歯の3根（11%）
  - 上顎第三大臼歯の4根（5%）
  - 下顎犬歯の2根（7%）
  - 下顎第二小臼歯の2根（7%）

＊同義語＝エナメル真珠、エナメル滴

近心頬側根で顕著に発現

上顎第一大臼歯における根面溝の発生比率

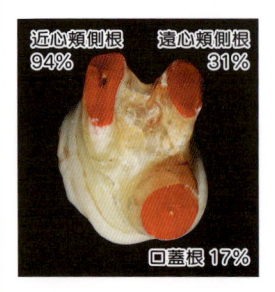

近心頬側根 94%
遠心頬側根 31%
口蓋根 17%

- 根分岐部に面した歯根面（内側）には凹凸がある。
- 特に近心頬側根では、94％の割合で顕著な根面溝が発生するといわれている。[5]
- 内側に凹みがあるということは、インスツルメンテーションやプラークコントロールを行ううえで大きな障害となる。

CLINICAL POINT
根分岐部の位置は、
①頬側の根分岐部はほぼ中央
②近心の根分岐部は口蓋側より
③遠心の根分岐部はほぼ中央

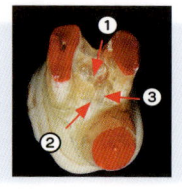

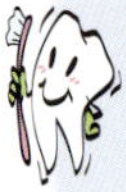

近心根では100%発現

下顎第一大臼歯における根面溝の発生比率

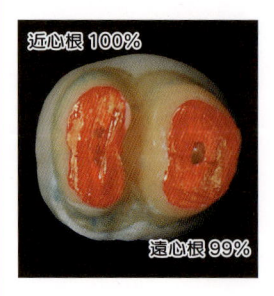

近心根 100%
遠心根 99%

- 根分岐部に面した歯根面（内側）には凹凸がある。
- 特に近心根では100％、遠心根では99％の割合で顕著な根面溝が発生するといわれている。[5]
- 内側に凹みがあるということは、上顎同様、インスツルメンテーションやプラークコントロールを行ううえで大きな障害となる。

CLINICAL POINT
根分岐部の位置は、頬側舌側ともに、ほぼ中央に位置する。

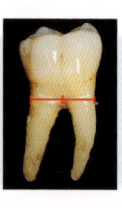

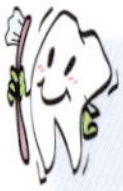

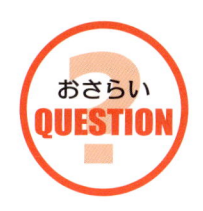

おさらい QUESTION

Question 1　2| 歯肉の下はどうなっている？

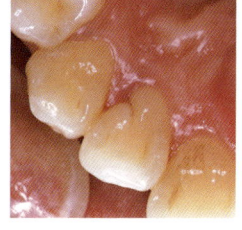

頬側		
8	3	3
口蓋側		

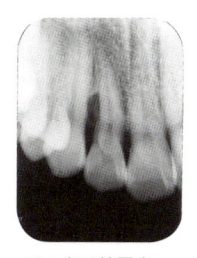

口腔内状況　　プロービング値　　エックス線写真

Question 2　|2 歯肉の下はどうなっている？

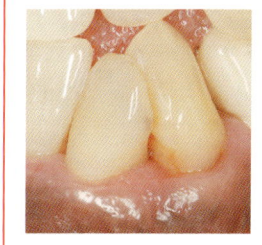

舌側		
2	2	8
頬側		

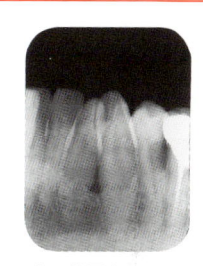

口腔内状況　　プロービング値　　エックス線写真

Question 3　|3 歯肉の下はどうなっている？

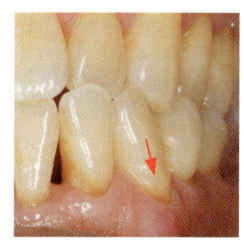

舌側		
2	6	2
頬側		

口腔内状況　　プロービング値　　エックス線写真

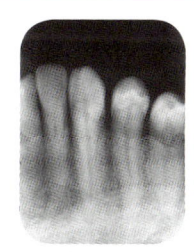

Chapter 4　歯の解剖　おさらい QUESTION

Answer 1 & Clinical Point

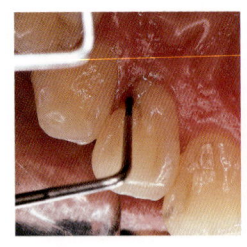

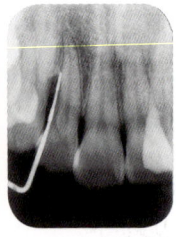

斜切痕から根尖に向かう深い歯周ポケット。

斜切痕により、深い歯周ポケットが確認できる。斜切痕が存在する場合、その溝の幅や長さを確認する必要がある。また歯周ポケットが深い場合には、溝に沿って歯石が残っている場合が多く、注意が必要となる。

Answer 2 & Clinical Point

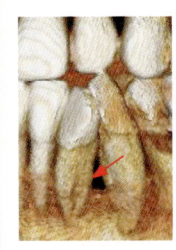

遠心根面溝の存在。

左の写真はCTによる3D画像。エックス線写真では確認しにくい遠心根面溝が確認できる。その根面溝に沿って、深い骨欠損が確認できる。また、根が近接しているため、器具操作が困難である。そのため、ブレードの幅の小さいものを使用し、慎重にアプローチするなどの配慮が必要になる。なお、外科処置が必要な場合もある。

Answer 3 & Clinical Point

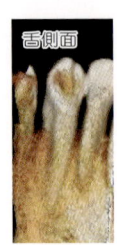

遠心面に根面溝が見える。

エックス線写真では頬側の骨欠損がわかりにくく、また頬側の歯根は凸湾があるため、プロービングは方向に注意しながら行う必要がある。また上下顎ともに、唇側面の歯肉・骨は薄い場合が多く、器具の選択には注意が必要となる。

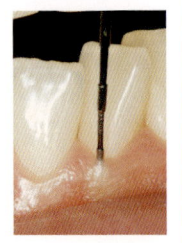

プローブが透けて見える。

Question 4 4| どんな歯根がイメージできる？

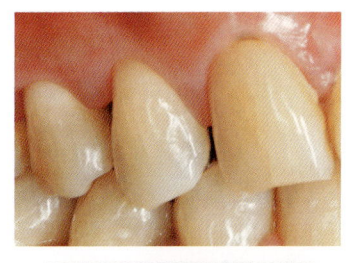

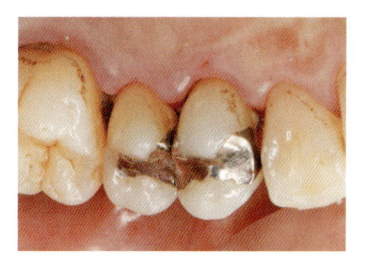

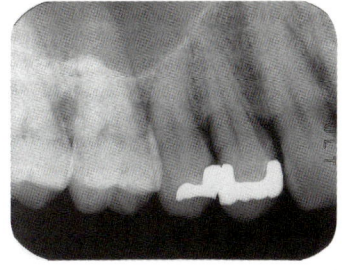

頬側		
4	2	4
5	4	5
口蓋側		

Question 5 |4 どんな歯根がイメージできる？

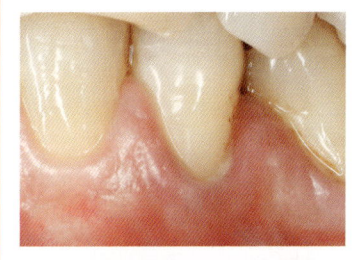

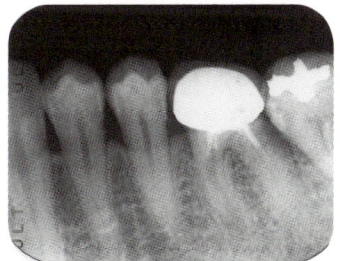

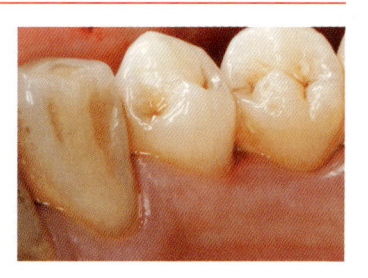

舌側		
4	4	5
4	4	5
頬側		

Answer 4 & Clinical Point

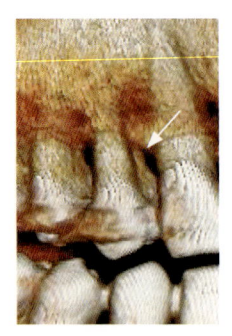

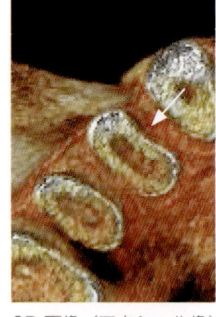

3D 画像（近心面）　　3D 画像（アキシャル像）

CT の 3D 画像で確認してみると、近心根面溝が顕著である。その部位のプロービング値が深いことから、根面溝に沿って歯石が付着している可能性が高いことが予測できる。インスツルメンテーション時は、ブレードを当てる角度やストロークに配慮する必要がある。

Answer 5 & Clinical Point

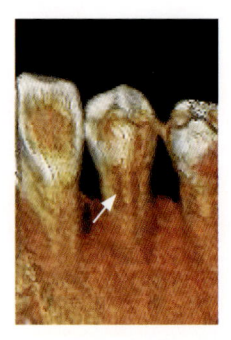

遠心根面溝の存在。

CT の 3D 画像で確認するとよくわかるが、4̲ は舌側の豊隆が強く幅も狭い。そのため、使用する器具の幅を考慮せずにインスツルメンテーションすると、歯肉を傷つけることが予想されるので注意が必要である。
また、器具が当たりにくく歯石の取り残しが多いので、除石後、注意深くエキスプローラーなどを用いて確認することが重要となる。

Question 6　1⎦歯肉の下はどうなっている？

初診時

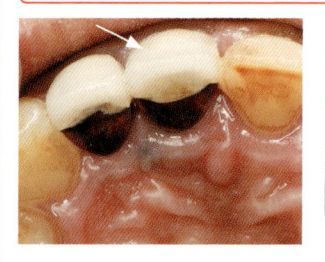

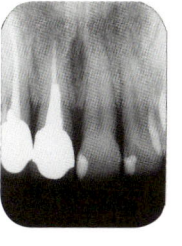

2			1			1
4	4	6	6	6	7	5
口蓋側							

初診時口腔内状況・エックス線写真、プロービング値

再評価時

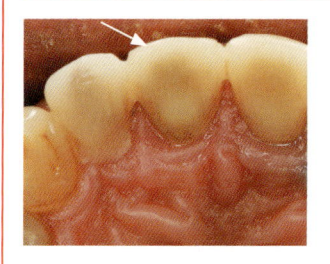

2			1			1
3	3	3	4	4	7	3
口蓋側							

再評価時のプロービング値。

Answer 6 & Clinical Point

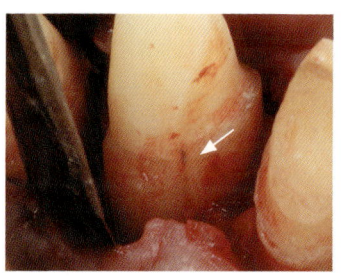

歯周外科時の同部位。

歯周外科時の写真を見ると、1⎦近心に斜切痕が確認できる。斜切痕は、上顎側切歯だけでなく中切歯にも出現することがあるので注意が必要。特に補綴修復されている歯の場合、エキスプローリングでの触知がより重要となる。

Chapter 4 歯の解剖 おさらい QUESTION

Question 7 ⌊6 SRP 時、何を見る&診る？

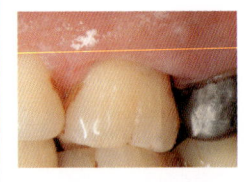

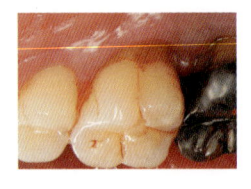

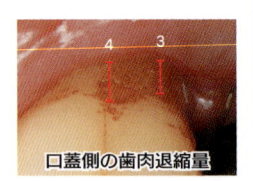

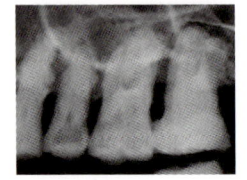

口蓋側の歯肉退縮量

	頬側	
4	3	8
8	6	6
	口蓋側	

エックス線写真（CTより）　プロービング値　　　　根分岐部病変Ⅱ度　(M) 6(D)

Question 8 6⌋ どんな歯根がイメージできる？

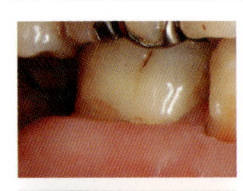

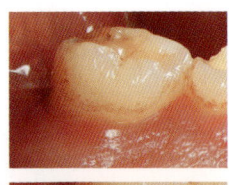

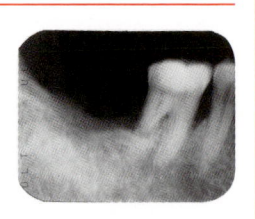

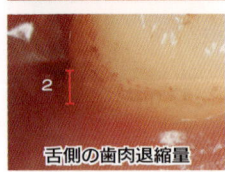

頬側の歯肉退縮量　　　舌側の歯肉退縮量　　　エックス線写真

	口蓋側	
3	7	10
7	3	7
	頬側	

プロービング値　　　　根分岐部病変Ⅱ度　6(P)

Answer 7 & Clinical Point

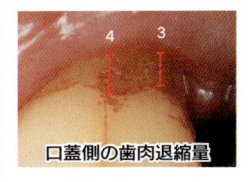

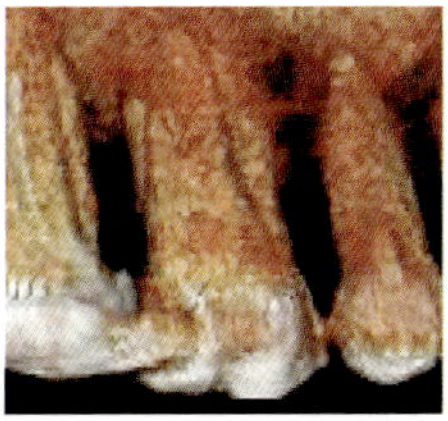

口蓋側の歯肉退縮量

口蓋側のCT三次元画像。

上顎第一大臼歯の平均歯根長12mmを参考にすると、この臨床的アタッチメントレベル（CAL*）では、口蓋根は全体的に根尖付近まで骨欠損していると考えられる。

プロービング値

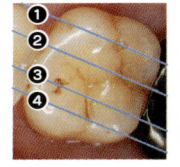

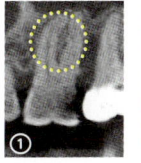

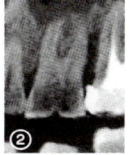

頬側		
4	3	8
8	6	6
口蓋側		

根分岐部病変Ⅱ度

―――――｜(M) 6(D)

サジタル像
① 近心根が屈曲。
②
③ 遠心に根分岐部病変。
④ 口蓋側よりに根分岐部病変。

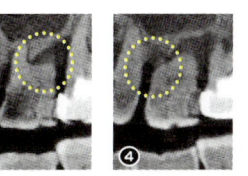

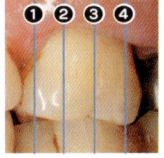

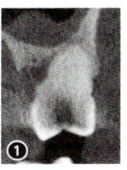

コロナル像
①
② 近心に根分岐部病変。
③ 遠心に向かうほどより顕著に。
④

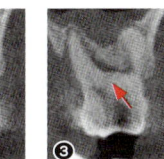

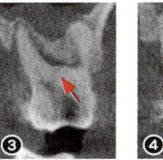

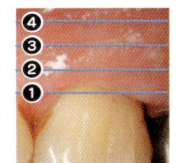

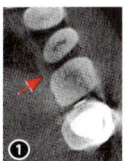

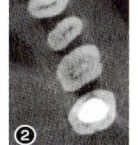

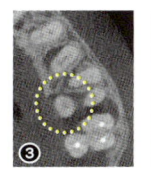

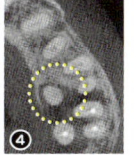

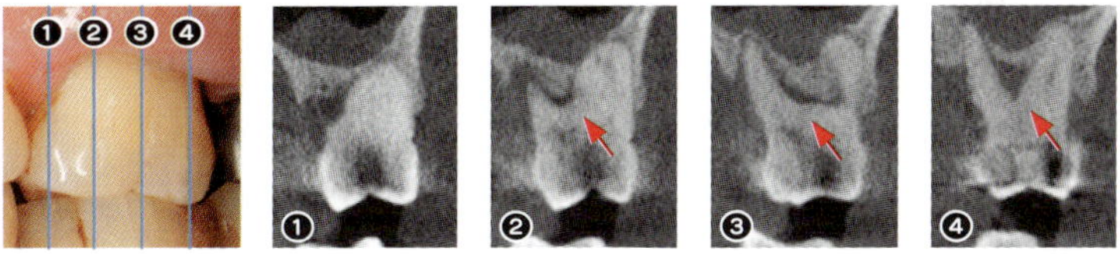

アキシャル像
①
②
③
④ 根尖に向かうほどより顕著に。

＊ CAL ＝プロービング値＋歯肉退縮量

Answer 8 & Clinical Point

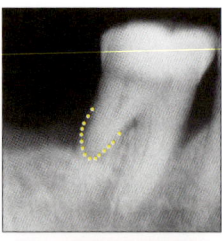

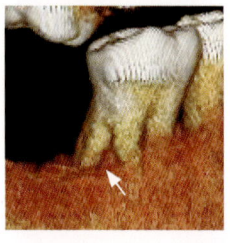

- 下顎第一大臼歯に発生しやすい過剰根（遠心舌側根）が確認できる（エックス線写真・CT三次元画像・アキシャル像③④、コロナル像①より）。
- 近心に骨欠損が確認できる（エックス線写真・アキシャル像①〜④、コロナル像③④、サジタル像①〜④より➡）。
- 遠心根（遠心舌側根・遠心頬側根）間に根分岐部病変が確認できる（エックス線写真・アキシャル像①〜④、コロナル像①②、サジタル像③④より➡）。
- 遠心舌側根と近心根間に根分岐部病変が確認できる（アキシャル像③④、サジタル像③④より➡）。

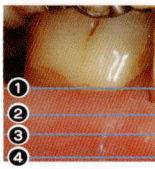

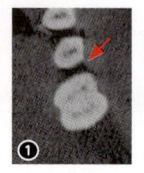

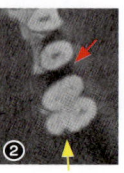

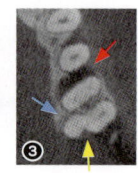

アキシャル像
① 近心に骨欠損。
③ 遠心根が分岐。
④ 遠心に根分岐部病変。

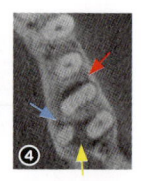

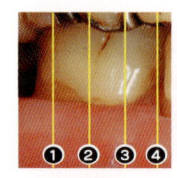

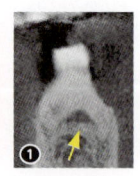

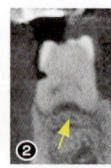

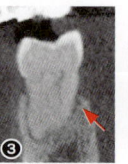

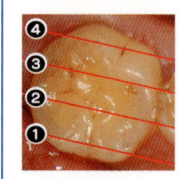

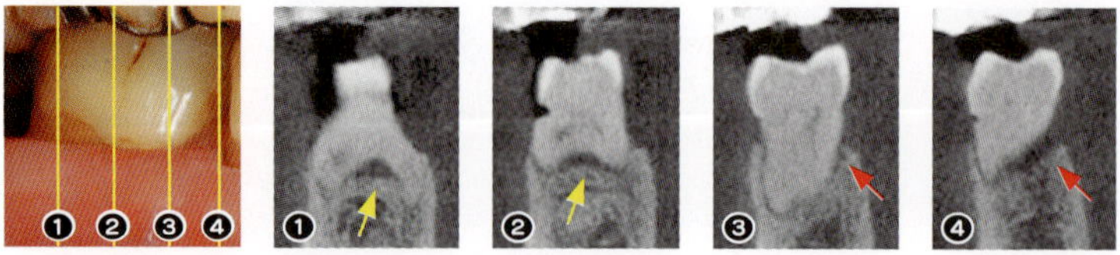

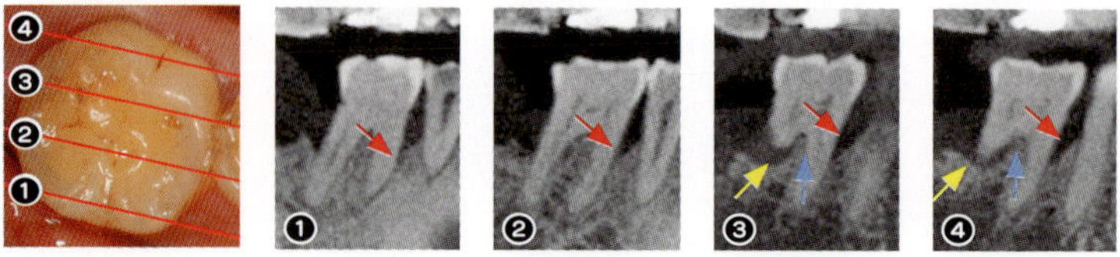

コロナル像
① 根分岐部病変。
② 根分岐部病変。
④ 近心に骨欠損。

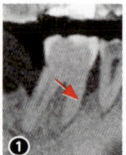

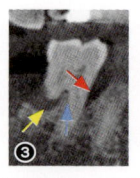

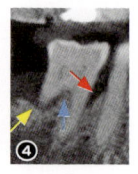

サジタル像
遠心舌側根と遠心頬側根間、および遠心舌側根と近心根間に、根分岐部病変。

Chapter 4 の参考文献

1. 藤田恒太郎．歯の解剖学．東京：金原出版，1967．
2. 高橋和人，野坂洋一郎，古田美子，若月英三，金澤英作．図説 歯の解剖学 第2版．東京：医歯薬出版，1998．
3. Ochsenbein C. A primer for osseous surgery. Int J Periodontics Restorative Dent 1986;6(1):8-47.
4. 全国歯科技工士教育協議会（編），高橋常男，小林　繁，副島泰子（著）．新歯科技工士教本 歯の解剖学．東京：医歯薬出版，2007．
5. Bower RC. Furcation morphology relative to periodontal treatment. Furcation root surface anatomy. J Periodontol 1979；50（7）：366 - 374.
6. Everett FG, Jump EB, Holder TD, Williams GC. The intermediate bifurcational ridge : a study of the morphology of the bifurcation of the lower first molar. J Dent Res 1958；37（1）：162 - 169.
7. Hardekopf JD, Dunlap RM, Ahl DR, Pelleu GB Jr. The "furcation arrow". A reliable radiographic image? J Periodontol 1987;58(4): 258 - 261.
8. Nevins M, Mellonig JT．ペリオドンタルセラピー．臨床と科学的根拠．vol 1．東京：クインテッセンス出版，1998．
9. Pattison AM, Pattison GL（著），勝山　茂，伊藤公一（監訳）．ペリオドンタル インスツルメンテーション．東京：医歯薬出版，1994．
10. 井出吉信，阿部伸一，小林明子，村上恵子（編著）．デンタルハイジーン別冊．臨床に活かす！ 歯と口腔のビジュアルガイド．東京：医歯薬出版，2007．
11. 井出吉信．図説 新歯牙解剖学．東京：わかば出版，1992．
12. 佐藤直志．歯周補綴の臨床と手技．東京：クインテッセンス出版，1992．
13. 山本浩正．歯科衛生士のための Dr. Hiro の超明解ペリオドントロジー．東京：クインテッセンス出版，2004．
14. 若林健史，有田博一，佐瀬聡良，長谷川嘉昭（編）．デンタルハイジーン別冊．見てわかる！ 実践歯周治療．東京：医歯薬出版，2006．
15. 品田和美．特別企画 歯肉縁下の情報を立体的に把握する．〜より正確なイメージングのために〜．歯科衛生士　2000；24（7）：28 -42.
16. 北川原健（編）．デンタルハイジーン別冊．これでマスタープロービング．東京：医歯薬出版，2000．

Chapter 5
診査

総論
診査項目
口腔内・口腔内診査
プロービング
根分岐部の診査
歯の動揺度診査
エックス線写真診査
口腔内写真

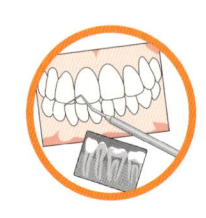

Chapter 5　診査

総論

診察の定義
診察とは

診察とは、患者が持っている精神的・肉体的異常を正確に把握し、患者が健康を回復するために行う適切な処置、すなわち治療を施すうえでの根拠を得るための医療行為のこと。

診療の進めかた（アウトライン）

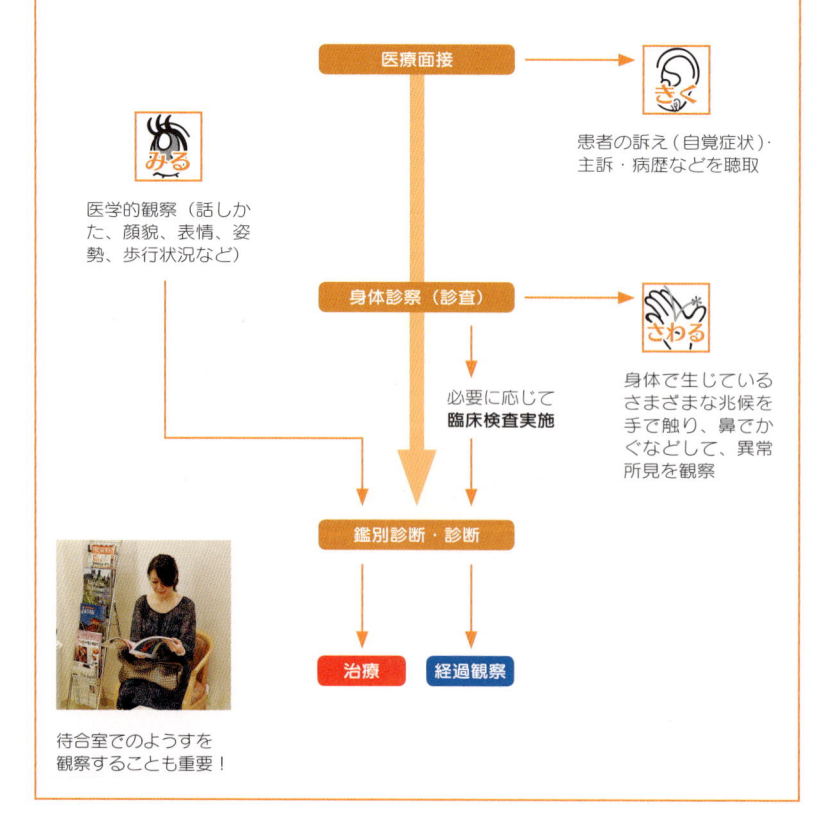

```
                    医療面接 ──────→ きく
                        │          患者の訴え（自覚症状）・
                        │          主訴・病歴などを聴取
    みる                 │
  医学的観察（話しか      │
  た、顔貌、表情、姿      ↓
  勢、歩行状況など）    身体診察（診査） ──→ さわる
                        │               身体で生じている
                        │ 必要に応じて    さまざまな兆候を
                        │ 臨床検査実施    手で触り、鼻でか
                        ↓               ぐなどして、異常
                                        所見を観察
                    鑑別診断・診断
                      ↓       ↓
                    治療    経過観察
```

待合室でのようすを観察することも重要！

患者の全体像を把握するために必須
医学的観察

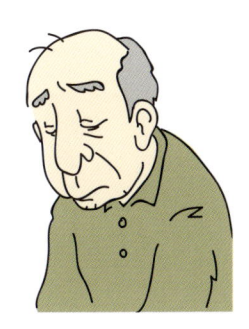

話し方：はやい（緊張・不安）、ゆっくり（加齢）
顔貌：顔面蒼白（緊張・不安・貧血）、発汗（緊張・不安・更年期障害）、ムーンフェイス（ステロイドの長期服用）、仮面様顔貌（パーキンソン病）
表情：硬直（緊張・不安）、表情錯誤・異常なしかめ顔（統合失調症）
姿勢：前かがみ（不安・パーキンソン病）、貧乏ゆすり（緊張・不安・ストレス）
歩行状況：不自然な歩行（関節リウマチ、パーキンソン病）

など

患者に語らせることが基本
医療面接[1]

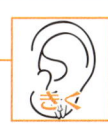

医療面接は患者に語らせるために聞くのが基本であって、水平目線で一緒に健康問題を考えていこうとする態度が重要。

①主訴
②現病歴
③既往歴（医科的・歯科的）
④患者背景
　家族暦／生活暦（仕事・食事・嗜好品など）

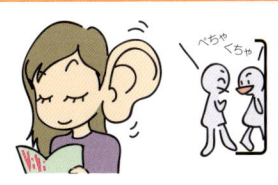

○ 医療面接で聴取する情報は個人情報であるため、その取り扱いは慎重に行わなければならない。
○ 受付・診療室・消毒室での会話にも配慮が必要。
○ 同じ会社の患者であっても、「○○さんもいらっしゃっています」、「△△さんはこのような治療をしましたが…」などの発言は厳禁。

Chapter 5 診査 総論

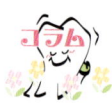

コラム 医療者に欠かせないコミュニケーションスキル
チャールズ RK ハインドが示した 9 つの「臨床コミュニケーションの基礎」[2] を知っていますか？

1. 時間
   ①スキルを身につける時間
   ②患者・家族の疑問に答える時間
   ③患者・家族が深刻さを認識し、何らかの決断を下すまでの時間
2. 準備……情報の入手と管理
3. 正直かつ同情をこめて話す能力
4. 他者の感情を見極める能力
5. 耳を傾ける能力
6. 説明する能力
7. 理解する能力
8. 患者を気遣う能力
9. 情報を医療者と患者・家族が一貫性もって共有すること

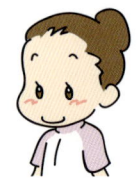

信頼される歯科衛生士。

現病歴聴取の方法

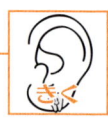

6W1H[1]

きく

○ 6W1Hとは、発病の日時、発病の様式、疾病の推移、随伴症状、治療の経過と効果を聴取するための方法。
○ 聴取を行う際、あいさつ・ことば遣い・身だしなみ・時間厳守などの一般的マナーを実践できなければ、どんな優れた技法を用いても、期待される聴取は困難。

What ?	何が？	何でお困りですか？　何が問題なのですか？
Who ?	誰が？	家族の誰かに言われましたか？
When ?	いつ？	いつから具合が悪いのですか？　どれくらい続いていますか？　どれくらい続きますか？
How ?	どのようにして？	どのような状態の時に痛みますか？
Which ?	どっちが？	左右のどちらがより痛いですか？
Where ?	どこに？	どこが痛いですか？
Why ?	なぜ？	なぜ痛みが出てきたと思いますか？

多くの情報を簡便に収集
問診表・アンケート用紙

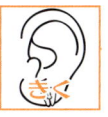

一般的な質問

- 住所・氏名・年齢・連絡先
- 勤務先・所在地
- 職業（なるべく具体的に）
- 主治医名・連絡先
- 最後に受診した歯科医院名
- 当医院への紹介者
- 来院の理由
  など

健康に関する質問

- 現在の健康状態
- 麻酔による反応
- 薬による副作用
- 服用薬剤の有無
- 全身的疾患の有無・発症時期
- 入院経験の有無・時期・病名
- 手術経験の有無・時期・病名
- 輸血の経験の有無・血液型
- 妊娠の可能性の有無
- 止血状態の確認
  ほか、歯科に関する質問

問診表・アンケート例

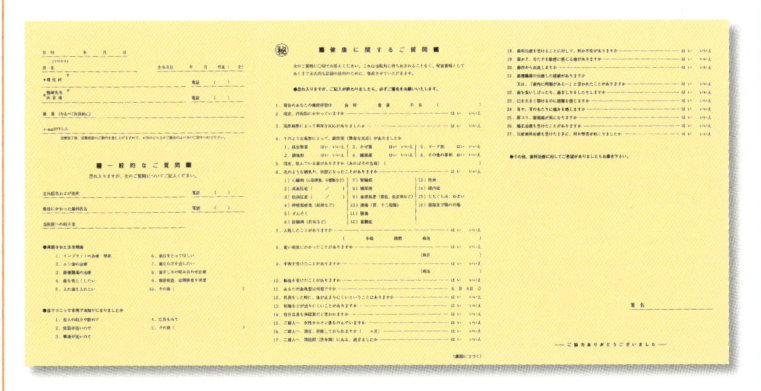

筆者の勤務する歯科医院で使用しているもの。記入されたものは部外秘扱いである。

Chapter 5　診査　総論

診査と治療の関係

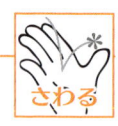

診査があってはじめて成り立つもの

さわる

- 適切な診査が行われなければ、機能の回復・改善はもとより、治療計画すら立案はできない。
- 適切な診査を行うためには、口腔内だけではなく全体像を把握することが重要。そのためにも、診査に関する知識の充実と研鑽は必須である。

疾病からの回復・改善目標

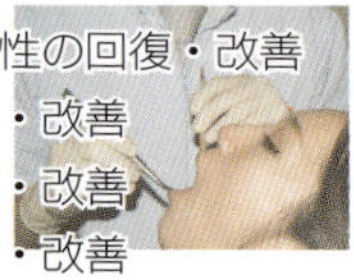

- 生物学的恒常性の回復・改善
- 審美性の回復・改善
- 機能性の回復・改善
- 力学性の回復・改善
- 患者快適性の回復・改善

審美性の回復・改善目標

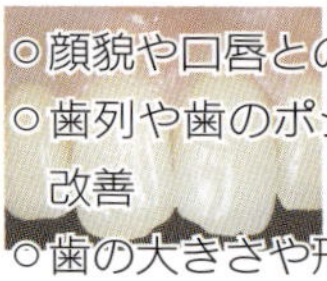

- 顔貌や口唇との調和
- 歯列や歯のポジションの回復・改善
- 歯の大きさや形態、色調の改善・回復
- 歯肉の形態や色調の改善・回復

これらの実現に必要な情報を「診査」で得る

臨床例

適切な診査・診断のもと、歯周治療、インプラント治療、補綴治療が行われ、審美性・機能性・力学性・生物学的恒常性、そして患者の快適性において、著しい改善が得られた。

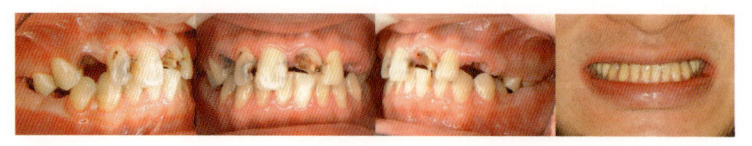

術前

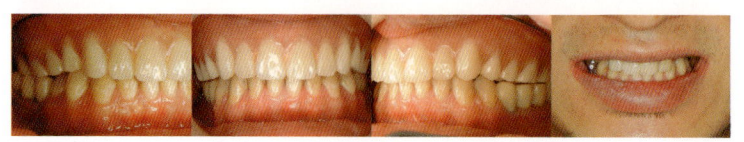

術後

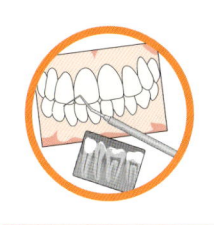

Chapter 5　診査

診査項目

歯科医師・歯科衛生士はそれぞれ何をするのか？
基本診査項目

患者の現状を知るためには、歯科医師・歯科衛生士の情報の共有が必要不可欠である。

歯科医師による診査

- 医科的・歯科的既往歴
- 口腔内・口腔外診査
- 残存歯の数
- 不良修復物
  （不適合・変色・腐食）
- う蝕歯
- 要根管治療歯
- 欠損歯
- 歯の位置異常
- 動揺歯
- 予後不良歯
- 咬合の状態
  （前方・左右側方・早期接触歯・顎関節の状態）
- デンタルエックス線写真診査

情報の共有

歯科衛生士による診査

- 医科的・歯科的既往歴
- 口腔内・口腔外診査
- 血圧測定
- 生活習慣の聴取
- プラークの付着状況
- 歯周基本検査
  - ポケットデプス
  - 歯肉退縮の量
  - 付着歯肉の幅
  - 根分岐部病変の状態
  - 動揺度
- 口腔内写真撮影

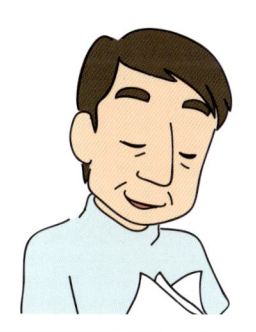

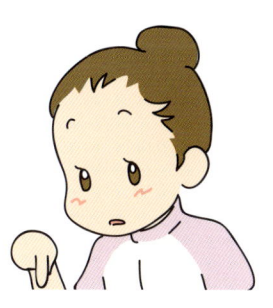

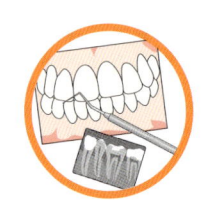

Chapter 5 診査
口腔外・口腔内診査

口腔・顔面・頸部に悪性・良性病変が生じた場合、その病変に気がつかず発見が遅れると、審美的な回復もしくは治療不可能といった状況に陥る場合がある。口腔組織は視診が比較的容易なので、口腔外・口腔内診査はきわめて重要である。

方法を覚えよう
口腔外診査

顔面と頸部の視診

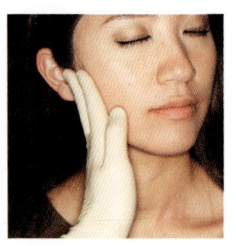

皮膚表面の病変・腫脹・非対称性を視診。

耳下腺の触診

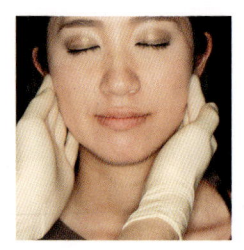

圧痛や腫脹がある場合、感染や腺の閉鎖、腫瘍などが存在する場合がある。

頸部リンパ節の触診

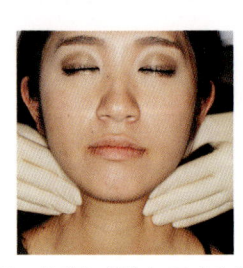

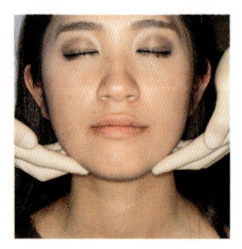

リンパ節には、体内に侵入してきた細菌を捕え、全身に感染が広がらないように細菌を食い止める「ろ過装置」のような役割がある。この部位の腫脹・圧痛は、リンパ節の中で炎症反応が起こった結果を意味する。

CLINICAL POINT

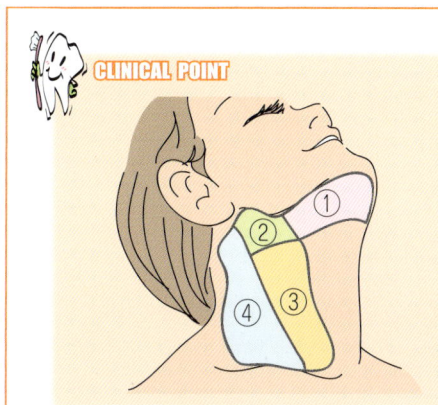

①顎下部およびオトガイ下部リンパ節
②上内深頸部リンパ節
③中・外内深頸部リンパ節
④鎖骨上、副神経リンパ節

顎関節の偏位の触診・聴診

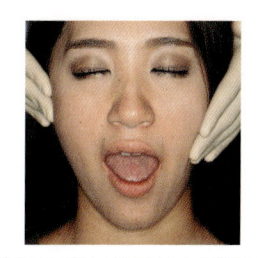

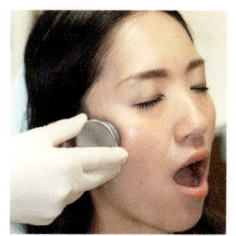

開口時の関節の偏位の触診および聴診器による雑音の聴診。クリッキング・クレピタスなどの症状がある場合、経過を記録することが重要。

CLINICAL POINT

クリッキング・クレピタスとは、顎の関節が発する雑音のこと。

クリッキング
「コリッ」「ポキッ」「カクッ」と、下顎頭が前方にずれた関節円板を超えたときに生じる音。

クレピタス
「ザラザラ」「ギシギシ」と骨と骨同士が擦れ合うときに生じる音。

いつも見ているようで見ていない場所かも
口腔内診査

口唇の視診と触診

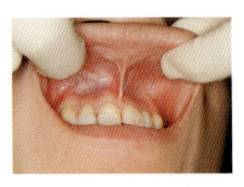

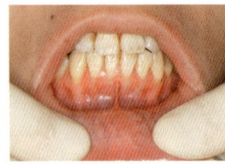

上唇・下唇を持ち上げ、粘膜境界線を視診。親指・人差し指などで、しこりがないか触診。

頬粘膜の視診と触診

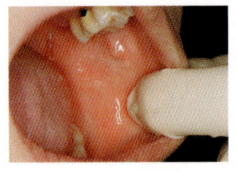

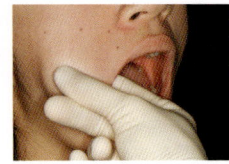

左右頬粘膜の視診および触診。

舌の視診と触診

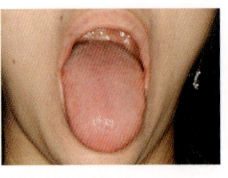

舌表面を視診。

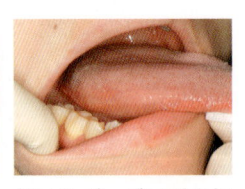

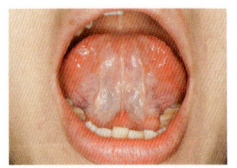

乾いたガーゼで舌を把持し、舌背を視診。

舌を持ち上げ、前方口腔庭を視診。

口蓋の視診と触診

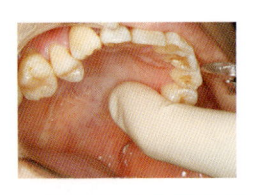

腫脹などがないか視診し、痛みや違和感の有無を触診する。

異常や変化が見られた場合にはすみやかに歯科医師に報告

異常・変化発見時の記載方法

○ 異常や変化が見られたら、口腔内写真で記録または図解などで記載する。
○ **すみやかに歯科医師に報告**し、専門医への受診を進める。

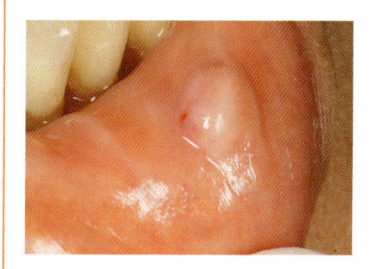

位置：口唇・舌・頬粘膜・歯肉・口蓋・口底など
大きさ：上下左右を mm で記載
数：確認できる数を正確に記載
形：平坦・隆起・陥凹など
輪郭：明瞭か不明瞭か
性状：角化・平滑・粗造・偽膜形成など
硬さ：硬い・軟らかいなど
色調：正常・暗赤色・白斑・紫斑など

口唇に見られた粘膜疾患の記載例

直観的に誰もが把握できるように記載されている。患者の訴え、客観的な診査情報に加え、患者への説明事項も記載するとよい。

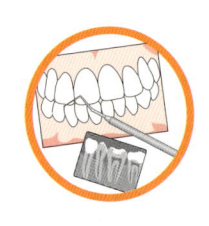

Chapter 5 診査
プロービング

歯周診査におけるプロービングは、もっとも重要な診査である。プロービング値は、治療計画の立案ならびに治療中・治療後の方針を大きく左右するので、炎症の有無、付着・骨破壊の程度と部位を正確に把握し記録する必要がある。

プロービングの目的を整理する
プロービングで何を見る？

○ プロービングの主たる目的は、歯周ポケットなどの診査である。
○ プロービング値は、エックス線写真では読影しにくい頬・舌側の骨量や、隣接部の骨欠損の形態の把握にも必要不可欠な情報である。

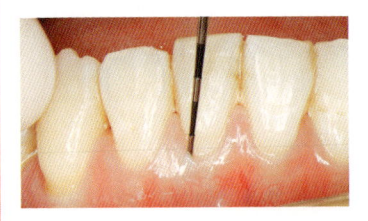

○ 歯周ポケットの部位の把握
○ 歯石の付着範囲の把握
○ 付着の喪失の程度の把握
○ 骨破壊の程度の把握

ポケット内部の状態を知る
プロービング時の出血は何を意味する？

○ 有無、量(点・帯状)、時期を確認・記録することが重要。
○ 薬剤によっては出血傾向にあるので、服用薬剤の確認が重要（アスピリンなど）。

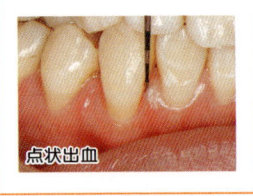

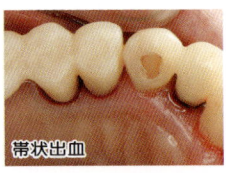

点状出血　帯状出血

○ ポケット内部の炎症の存在
○ 炎症の進行・再発の可能性

阻害因子を理解しよう
プロービングに影響する因子は？

- 縁上歯石が歯肉に覆いかぶさるように付着している場合は、歯石を除去した後に測定値を記録する。
- 術前・術後の診査を行う際、異なった術者が測定すると、診査エラーのリスクが高くなる。

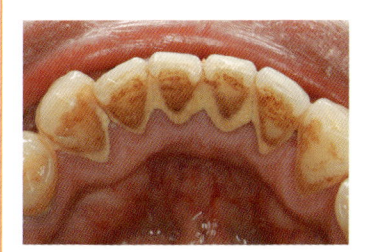

> **プロービングに影響する因子**
> 歯肉／歯肉の炎症／歯列／歯の位置異常／プローブの種類／プロービング圧／不適合補綴物／術者のスキル　　など

プロービングはさまざまな場面で使用する
いつプロービングする？

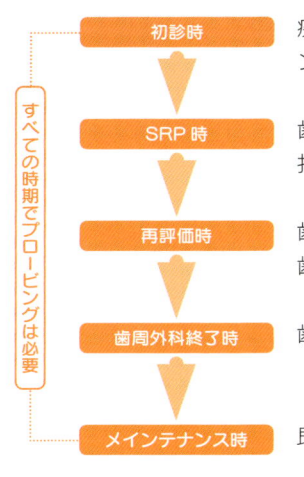

すべての時期でプロービングは必要

- **初診時**：疾患の進行程度の把握。患者のモチベーション、患者の痛みの感受性の把握。
- **SRP時**：歯石の量・位置・性状・歯根面の特徴などを把握。
- **再評価時**：歯周処置の成果の確認。歯周外科への診断資料。
- **歯周外科終了時**：歯周外科処置の成果の確認。
- **メインテナンス時**：良好な状態または新たな問題の有無の確認。

Chapter 5　診査　プロービング

Chapter 5 　診査　プロービング

基本操作方法の取得は必須
プローブの操作方法

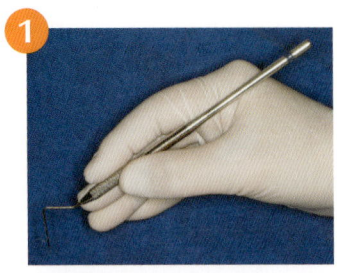

①執筆法変法で把持する。中指の腹が器具の頸部に接触していることを確かめる。

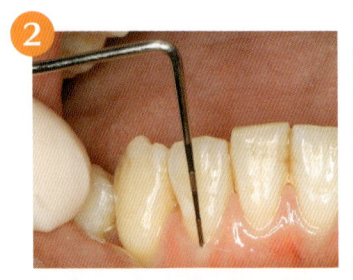

②プローブは可能な限り歯面とほぼ平行に保つ。

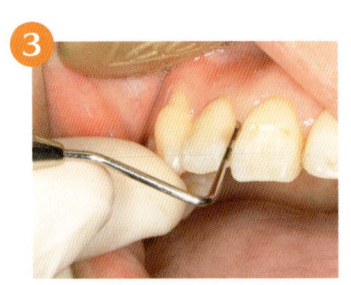

③フィンガーレスト（固定源）は、近接歯に求める。

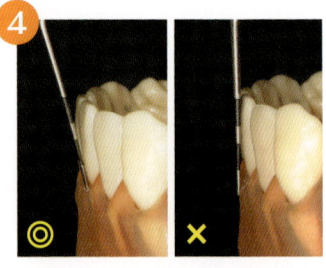

④プローブを斜めまたは歯から離すように傾けると、測定エラーが生じる。

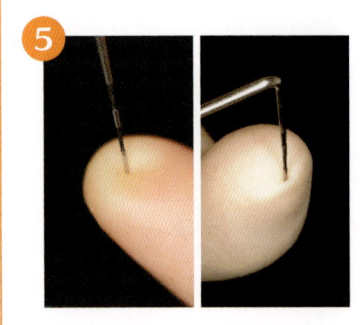

⑤プロービング圧の目安は約25gである。指に押した際に軽く貧血する、または爪のあいだに押し当てた際に痛みを感じない程度が、それに相当する。

炎症状態の場合では…

❻

A：傾けすぎており、中央部分を越えている。

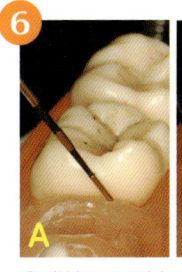

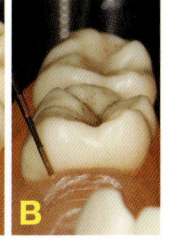

B：中央部までしっかり進んでいない。

⑥隣接面を測定する際には、プローブを傾けすぎないよう注意する。

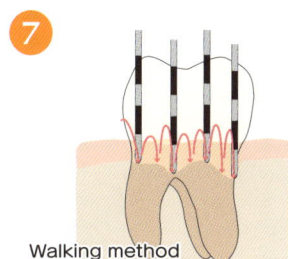

❼

Walking method

⑦隅角から頬側面に向かって、接合上皮に沿って静かに上下させながら移動し計測する。

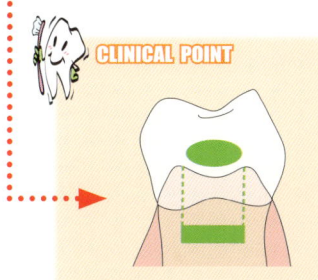

CLINICAL POINT

歯間部中央にはコル*が存在する。炎症の初発部位・クレーター状の骨欠損が起こりやすい部位なので、慎重な診査が重要となる。

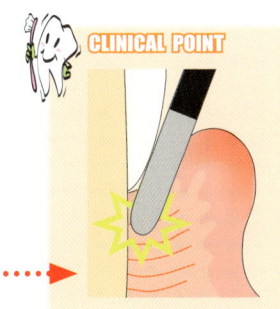

CLINICAL POINT

付着の喪失を伴う強い炎症状態の場合、ポケット底を越えて結合組織性付着内まで挿入される。

*コルについては☞90ページ参照。

Chapter 5 診査 プロービング

常に意識して万全の態勢で臨もう

診査エラーを防ぐための6つの習慣

エックス線写真を用意する

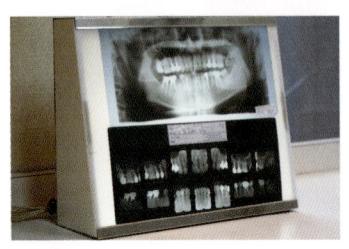

診査時には、エックス線写真やCTで、歯周組織の状態を事前に確認する。

記録を確認する

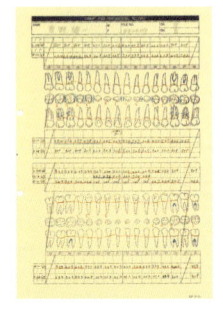

診査記録のあるものは、数値などを確認しておく。

使用器具を統一する

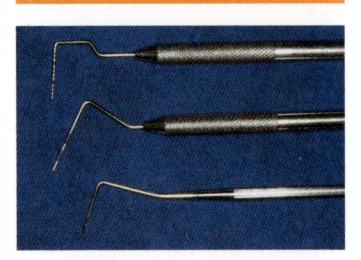

信用のおけるメーカーの器具を使用し、メーカーを統一することが好ましい。

器具を正しく扱う

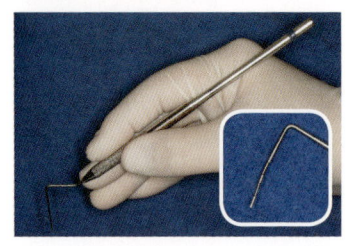

正しい把持・測定ポジション・圧・挿入方向は、数値に大きく左右する。また、器具はていねいに扱う。

歯の特徴を理解する

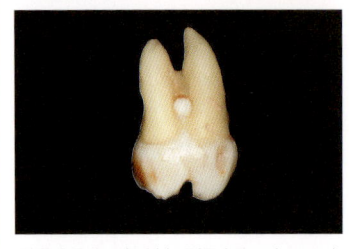

測定する歯の解剖を理解することで、より正確なデータ収集が行える。

日々トレーニングを行う

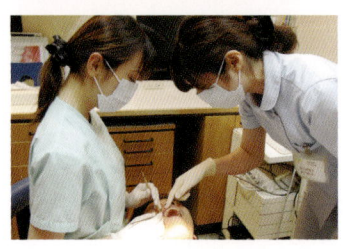

技術の向上・確実なデータ収集のためには、トレーニングを怠らない。

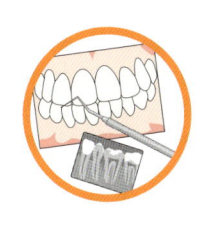

Chapter 5　診査

根分岐部の診査

根分岐部病変とは、歯周病や歯髄疾患により、多（複）根歯の根間中隔に炎症が波及した状態をいう。その破壊の程度により臨床的分類があることから、根分岐部の診査は治療方針立案に必要なものである。

診査時には総合力が求められる

根分岐部診査に影響する解剖学的特徴

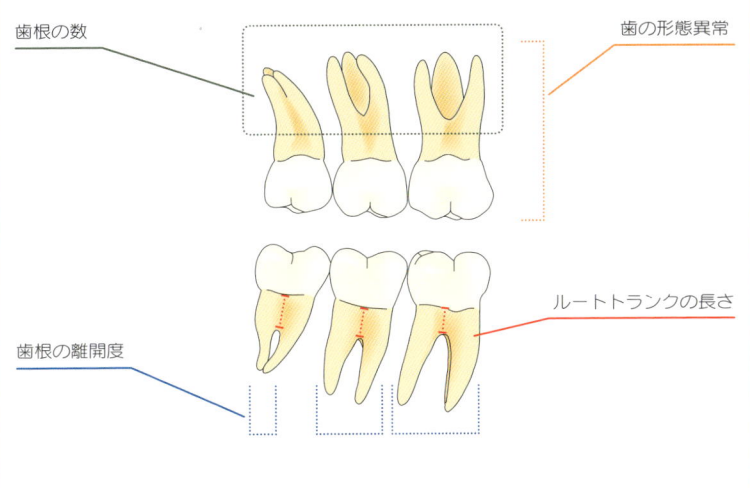

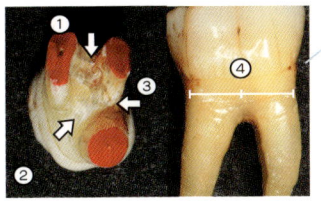

歯根の数

歯の形態異常

ルートトランクの長さ

歯根の離開度

根分岐部の位置[3]
① 頬側の根分岐部はほぼ中央
② 近心の根分岐部は口蓋側寄り
③ 遠心の根分岐部はほぼ中央
④ 頬側舌側ともに、ほぼ中央

○ 根の離開度は、6→7→8の順で狭く、ルートトランクは長くなり、その度合いも多岐にわたる。
○ 正確な診査を行うためには、解剖学的特徴の把握・エックス線写真の読影技術の取得が必要になる。

＊解剖学的形態についての詳細は☞ Chapter 4 参照

根分岐部のエックス線写真に見られる特徴的な透過像
ファーケーションアロー[4)]

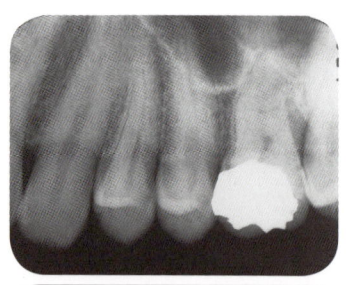

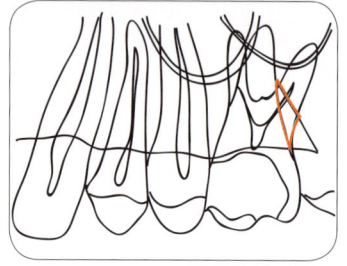

- 上顎大臼歯部の根分岐部のエックス線写真は、口蓋根が存在するために不明瞭な像となる。
- 上顎根分岐部に根分岐部病変が存在し、骨欠損が進行している場合、正確な位置で撮影されたデンタルエックス線写真を注意深く観察すると"三角形の透過像"として現れることがある。この透過像をファーケーションアロー[*1]という。
- 多（複）根歯の場合、癒合の程度はさまざまなため、エックス線写真だけでなく、プロービングデータなどの臨床的データと併せた診査が重要となる。

診査結果を分類する
根分岐部の水平・垂直的分類

水平的骨吸収の分類[*2]

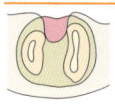

Class I
- 初期の根分岐部病変
- 水平的骨吸収は歯冠幅の1/3

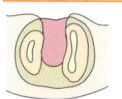

Class II
- 中等度の根分岐部病変
- 水平的骨吸収は歯冠幅の1/3以上

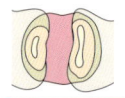

Class III
- 高度の根分岐部病変
- 反対側と交通している（スルー＆スルー）

垂直的骨吸収の分類[*3]

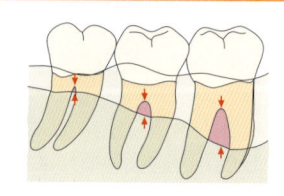

Grade A　1〜3mmの垂直性骨欠損

Grade B　4〜6mmの垂直性骨欠損

Grade C　7mm以上の垂直性骨欠損

*1　同義語＝エックス線透過性の三角形（radiolucent triangle）
*2　Hanp, Nyman, Lindhe の分類　　*3　Tarnow & Fletcher の分類

実際にはどうやって診査する？
根分岐部の診査方法

ファーケーションプローブ

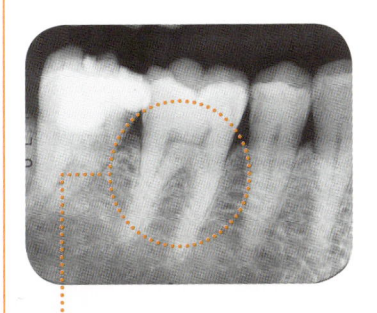

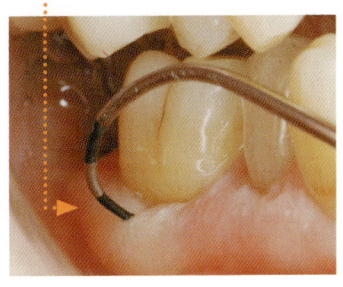

- 水平的骨吸収は、根分岐部専用のプローブであるファーケーションプローブを使用して診査する。
- ファーケーションプローブには、先端に目盛りがついているものもある。
- エックス写真上の見た目と、臨床の現実は違う場合が多いので、診査の際には必ずファーケーションプローブを用い、水平的診査を行う。

その他の診査方法

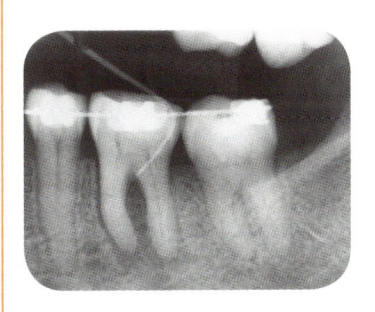

- 根分岐部にガッタパーチャポイントを挿入し、根分岐部の骨吸収状態を診査する。

…

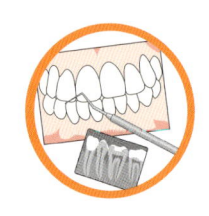

Chapter 5 診査

歯の動揺度診査

歯の動揺は、支持組織の減少・咬合由来のものとさまざまだが、歯周疾患を持つ患者で炎症と動揺の双方がある場合は歯周病の進行が速まるため、その度合いを把握し、動揺の原因を把握することが重要である。

動揺度診査の基本

水平的動揺度の分類（Millerの分類）

動揺度	名称	臨床的判断基準	唇舌方向へ動く範囲
0度	生理的動揺	ほとんど動きを感じない 下顎前歯はやや大きい	0.2mm以下
1度	軽度の動揺	唇舌方向にわずかに動く	約0.5mm (0.2～1.0mm)
2度	中等度の動揺	近遠心方向にわずかに動く 唇舌方向にも1.0～2.0mm動く	1.0～2.0mm
3度	高度の動揺	唇舌的に2.0mm以上動く 垂直方向にも動く	2.0mm以上

診査方法

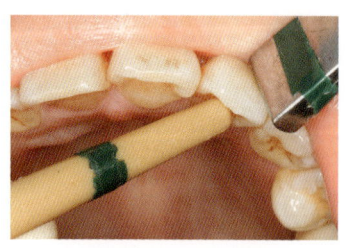

2本の器具で挟んで、頰舌的・垂直的に力を加え触知する。

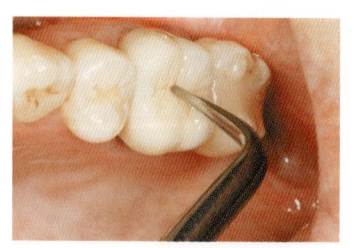

ピンセットを咬合面の裂溝部にあて、頰舌的・垂直的に触知する。

咬合させて触知する診査法
フレミタスの診査

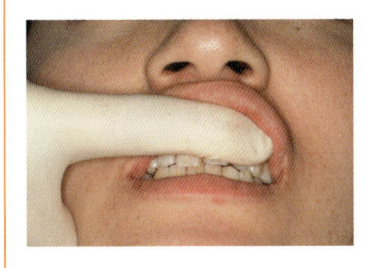

- フレミタスとは、動揺までは至らないが、わずかに振動があり、早期接触または咬合干渉が見られるものをいう。5)
- 手指を上顎歯列にあてながら咬合させることで、その有無をチェックする。
- 二次性咬合外傷の診断に用いられる。

側方運動させて触知する診査法
グラインディング診査

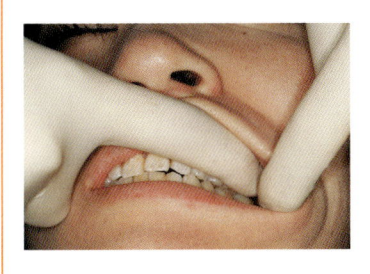

- 手指を歯列にあて、歯をすり合わせた際の振動を診査する方法。
- グラインディングとは、クレンチング・タッピング同様ブラキシズムの1つで、無意識に歯を強くこすりあわせながら前後左右に運動させる習慣のこと。5)
- 精神性・咬合性因子が発症の原因と考えられている。

CLINICAL POINT

垂直的骨吸収部位や深いポケットが存在している部位は要注意。咬合時に「痛みがある」「うまくかめない」といった自覚症状を訴えた場合は、すぐに歯科医師に伝えること。

Chapter 5　診査　歯の動揺度の診査

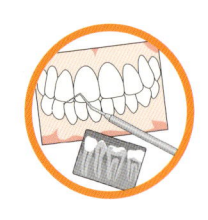

Chapter 5　診査

エックス線写真診査

デンタルエックス線写真・パノラマエックス線写真の双方の情報から、立体的イメージを構築する。しかしエックス線写真のみでの判断は困難なので、頬舌的な骨レベルはプロービングで確認するなど、他の診査法と併せて判断することが大切。

身近な1枚にはこんなにも多くの情報が詰まっている
デンタルエックス線写真

頬舌または唇舌的に撮影した、影絵のような二次元（平面的）情報である。

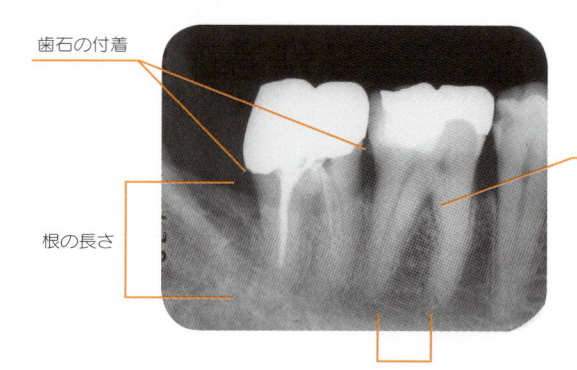

- 歯石の付着
- 根の長さ
- 根分岐部の位置
- 根の離開度

読み取れるもの

- エナメル質
- 象牙質
- 歯髄腔
- 歯槽頂
- 歯槽硬線
- 歯根膜腔
- う蝕病変
- 根尖病変
- 歯の傾斜や捻転
- 補綴物の適合状態
- 根の屈曲・湾曲状態
- 歯根の近接度
- 歯根の離開度および長さ
- 骨欠損のタイプ
  （垂直・水平）
- 歯石の沈着状態
- 歯槽硬線の有無
- 複根の有無
- 根分岐部の有無や程度

など

口腔内全体を1枚のエックス線写真でとらえる
パノラマエックス線写真

- 歯列弓の湾曲に沿って撮影された、曲面断層撮影の一種。
- 歯・顎を1枚の展開像で観察できるが、こちらもデンタルエックス線写真同様、二次元情報である。

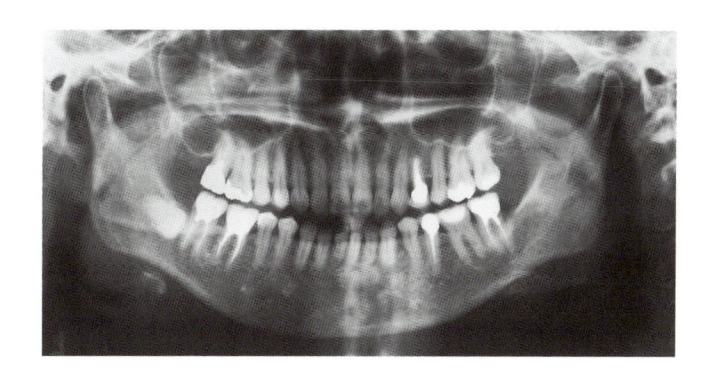

読み取れるもの

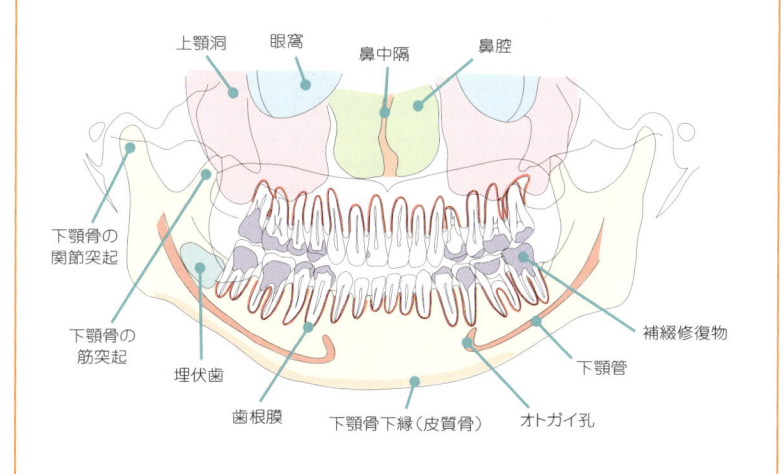

上顎洞／眼窩／鼻中隔／鼻腔／下顎骨の関節突起／下顎骨の筋突起／埋伏歯／歯根膜／下顎骨下縁（皮質骨）／オトガイ孔／下顎管／補綴修復物

Chapter 5　診査　エックス線写真診査

三次元的立体画像の構築
CT (computed tomography)

- デンタルエックス線写真、パノラマエックス線写真との大きな違いは、三次元の立体的な画像を取得することができること。
- 過剰根、埋伏歯、根尖病巣、骨欠損、歯根形態異常などの確認が容易にできる。

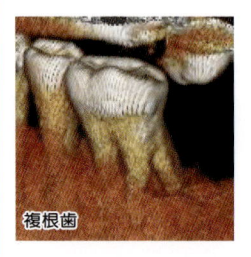

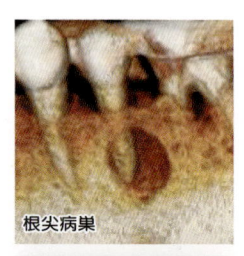

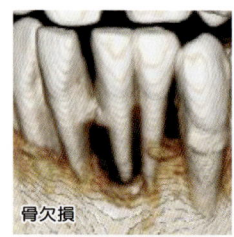

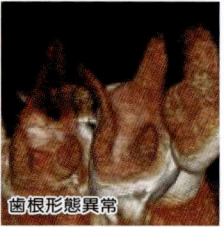

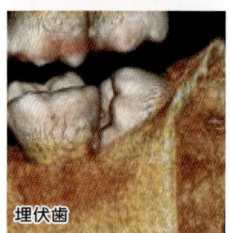

複根歯　根尖病巣　骨欠損

歯根形態異常　埋伏歯

臨床例①

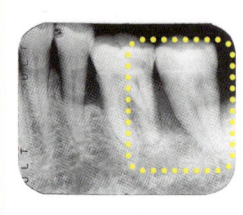

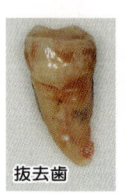

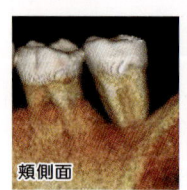

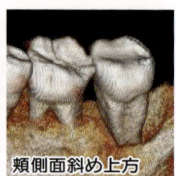

抜去歯　頬側面　頬側面斜め上方

舌側面斜め後方　舌側面

デンタルエックス線写真では、根の周囲に骨があり歯を支持しているように写っているが、実際は骨の支持がほとんどないような状態である。

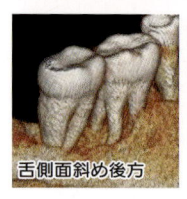

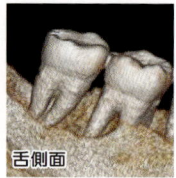

Chapter 5 診査 エックス線写真診査

臨床例②

骨の欠損状態、歯根の湾曲度、また根分岐部病変の進行度合いを知る手段として、CTの活用は多岐にわたる。掲載症例は樋状根*である。

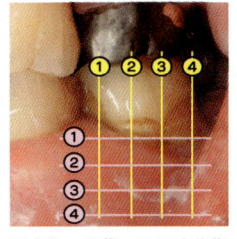

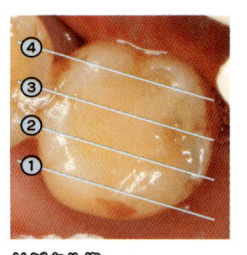

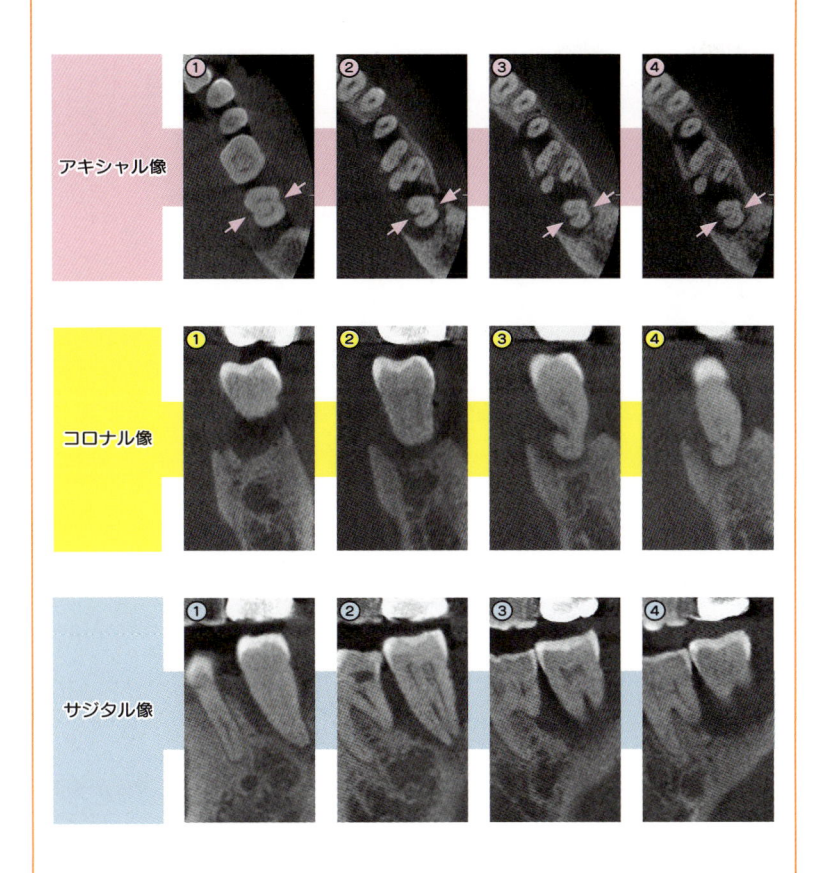

アキシャル像　コロナル像　サジタル像

アキシャル像

コロナル像

サジタル像

*樋状根については☞125ページ参照。

違いを理解する

医科用 CT と歯科用 CT の違い

○ 医科用は横たわるのに対し、歯科用は座った姿勢で撮影される。
○ 歯科用は撮影時間が短いため、被曝量が医科用 CT の 1/8 〜 1/50 に軽減される。
○ 歯科用 CT は、パノラマエックス線写真撮影と比較すると 10 倍以上の被曝をもたらす可能性があることが指摘されており、注意が必要。

医科用ファンビーム方式

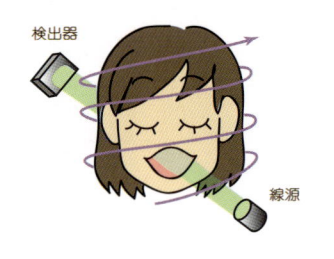

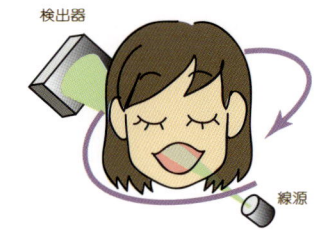

○ エックス線源をらせん状に移動させながら、扇（ファン）状ビームを照射して撮影。
○ 同じ部位に複数回ビームが照射される。

歯科用コーンビーム方式

○ 円錐（コーン）状のビームを照射し、二次元の検出器で広い範囲の情報を一度に取得するため、1 回転のみで撮影が終了。

歯科用 CT の長所・短所

長所	・医科用 CT と比較して被曝量が少ない。 ・医科用 CT と比較して金属のアーチファクトが少ない。 ・短時間で三次元画像を自由に確認できる。
短所	・軟組織の変化はあまり反映されない。 ・撮影する範囲が狭く、限られている。 ・金属の周囲には二次う蝕と類似した偽画像が現れることが多く、診断には注意が必要。

CT 読影の基礎知識

CTによる比較読影

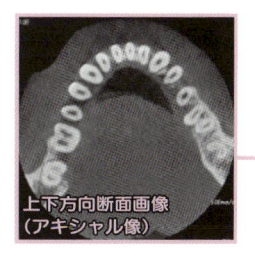

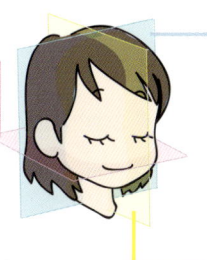

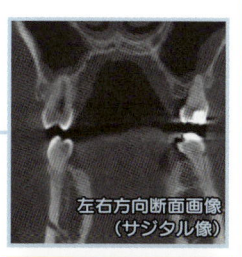

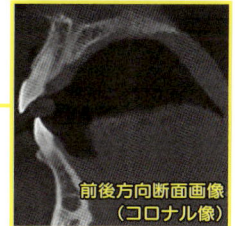

上下方向断面画像
（アキシャル像）

左右方向断面画像
（サジタル像）

前後方向断面画像
（コロナル像）

物体の形状をより正確にイメージするためには、一方向のみからではなく、上下・前後・左右からの読影が有効となる。

アーチファクトとは

○ アーチファクト（artifact）とは、画像にあらわれる人体情報以外の二次的障害陰影のこと。
○ 患者の体動や、装置のがたつきなどによって生じることが多く、画像の正確な読影の妨げとなる。

メタルアーチファクト

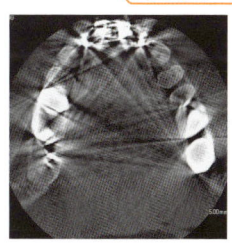

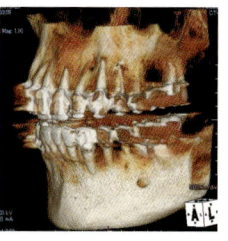

金属の部分からの放射状のノイズのことで、画像の乱れの原因となる。

モーションアーチファクト

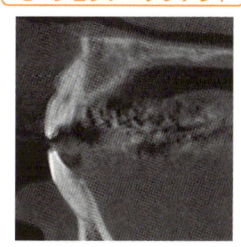

患者の動きによるノイズで、ブレた画像になる。

Chapter 5　診査　エックス線写真診査

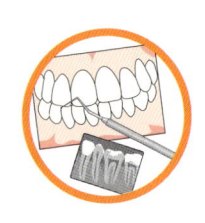

Chapter 5　診査

口腔内写真

目的とタイミングを整理する
口腔内写真の使いかた

撮影の目的
- 治療計画の立案
- 意思伝達のツール
- モチベーション
- 比較写真
- 歯肉の変化を予測

撮影のタイミング
- 初診時
- 再評価時
- 外科処置時（必要に応じて）
- 外科処置後
- プロビジョナルレストレーション時
- 補綴物装着時
- 治療終了時
- メインテナンス時

口腔内写真は情報の宝庫
口腔内写真から得られる情報

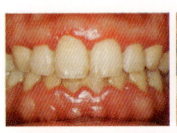

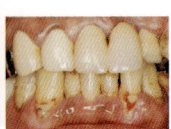

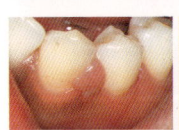

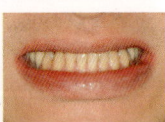

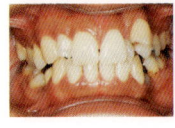

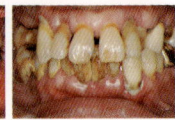

- 顔貌との調和
- 口唇との調和
- 歯列
- 歯のポジション
- 歯の大きさ・形態・色調
- 歯肉縁の形態
  (thick-flat / thin-scalloped)
- 歯肉の色（炎症の有無）
- 歯肉の質
- う蝕の有無
- 修復物の状態
- 軟組織疾患

実際の活用例を見てみよう

口腔内写真で検討する経時的変化

臨床例

初診時

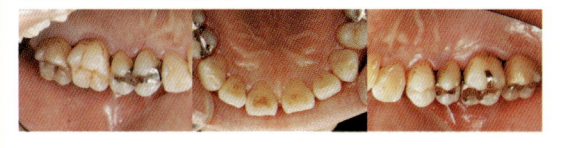

- 治療計画の立案
- 審美性の評価
- 現状の把握
- 治療前のモチベーション
- 歯肉の変化を予測

再評価時

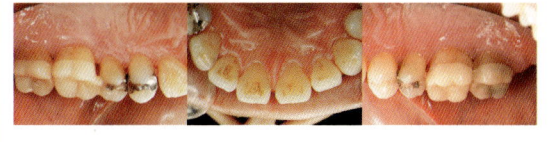

- 初診時との比較
- 治療効果の確認
- モチベーションの維持
- 歯周外科への評価

プロビジョナルレストレーション時

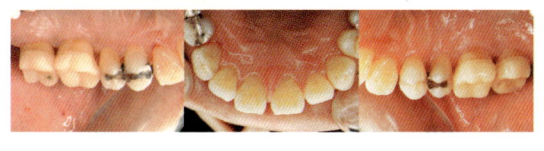

- モチベーションの維持
- プロビジョナルレストレーションと歯肉の調和の評価
- 審美性の評価

治療終了時

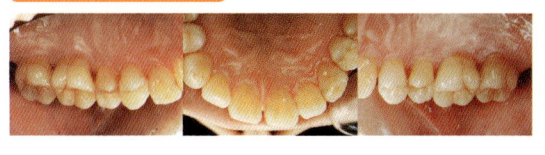

- モチベーションの維持
- 審美性の評価
- 生物学的恒常性の評価

メインテナンス時

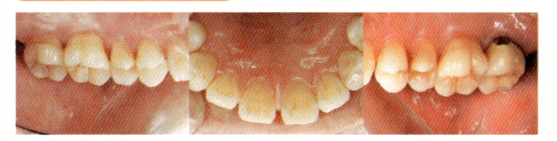

- モチベーションの維持
- 良好な状態の維持・管理
- 歯周組織の変化の有無を確認

Chapter 5　診査　口腔内写真

口腔内写真撮影の基本
撮影時のフォーカス位置と倍率

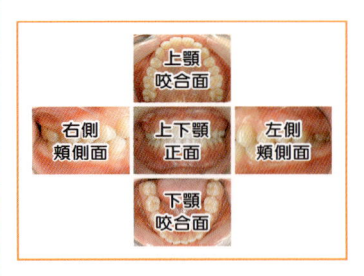

- 規画性のある口腔内写真を撮影するためには、フォーカス位置と撮影倍率を常に一定にする必要がある。
- 撮影倍率*は、撮影する部位によって異なるため、その都度確認する。

撮影部位	設定	撮影時のポイント
上顎咬合面	倍率：1/2～1/2.5 フォーカス位置： 6|6遠心付近	・可能なら舌を挙上してもらう。 ・ミラーの先端は下顎歯に当てるようなイメージで、上顎最後臼歯から距離をとる。 ・規格性を保つために上下顎の倍率は変えない。
右側頬側面（ミラー使用）	倍率：1/1.5 フォーカス位置： 5近心付近	・ミラーの端で歯肉をはさんだり傷つけないように注意する。 ・左側の口角鉤は牽引しすぎず、軽く添えてもらうだけにする。
上下顎正面	倍率：1/2 フォーカス位置： 1|1遠心付近	・患者の顔とカメラの光軸がまっすぐになるように位置づける。
左側頬側面（ミラー使用）	倍率：1/1.5 フォーカス位置： |5近心付近	・ミラーの端で歯肉をはさんだり傷つけないように注意する。 ・右側の口角鉤は牽引しすぎず、軽く添えてもらうだけにする。
下顎咬合面	倍率：1/2～1/2.5 フォーカス位置： 6|6近心付近	・可能なら舌を挙上してもらう。 ・ミラーの先端は上顎歯に当てるようなイメージで、下顎最後臼歯から距離をとる。 ・規格性を保つために上下顎の倍率は変えない。

*撮影倍率は、使用するレンズによって異なるため、各歯科医院での設定に準じて規格化された写真を撮るようにすることが大切。

撮影はすばやく確実に！
口腔内写真撮影のポイント

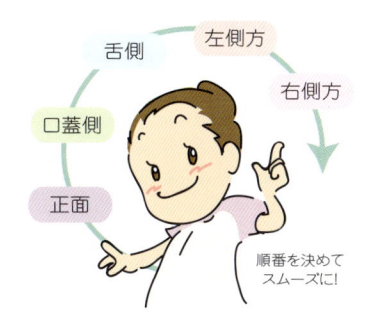

舌側　左側方　右側方　口蓋側　正面

順番を決めてスムーズに！

○ すばやく確実に！
- 撮影の順番を決める。
- 患者の表情を確認する。
- 1枚1枚を確実＆ていねいに。
- ミラーを把持する際はグローブを着用。
- レンズ光軸とミラーの角度は、可能な限り90度にする。
- ミラーは清拭し、くもり防止をする。

⚠ 撮影したものは、必ず患者さんに見せて、説明をする。

口角鉤の扱いかた

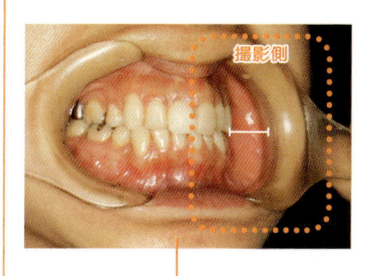

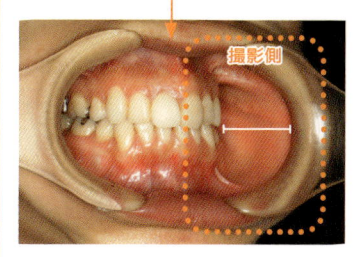

撮影側

撮影側

○ 口角鉤は寝かせ過ぎず、平行かつやや浮かせるように牽引してもらう（撮影時に口唇がかぶらない）。
○ 撮影する反対側の口角鉤は強く引かず、添えておくようにする（ミラー牽引による痛みが軽減する）。
○ 牽引するタイミングは撮影直前に行う。

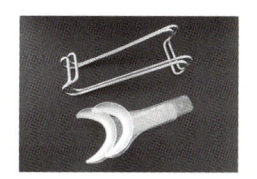

口角鉤の例（上：YDM、下：Hu-Friedy）

Chapter 5　診査　口腔内写真

意義のある写真を撮影しよう！
よくある撮影時のエラー

患者さんに対する配慮不足

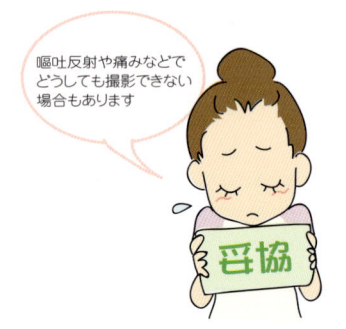

嘔吐反射や痛みなどでどうしても撮影できない場合もあります

妥協

- 頬粘膜や口唇をミラーで挟んでしまう。
- 口角鉤の牽引方向を誤り、疼痛を与えてしまう。
- 知覚過敏の歯に、エアーをかけてしまう。
- 「すこし引っ張りますね」「もうすこしのご辛抱ですよ」などの声かけなしに、強引に撮影してしまう。

⚠ **患者にとって、口腔内写真撮影は不快なものである。**

撮影時のテクニカルエラー

正確性がない

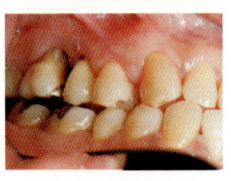

頬粘膜の力が強く、ミラーの引きが足りない。

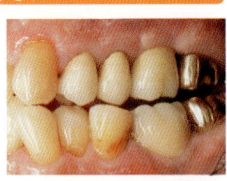

きちんと噛み合わされていない。

合目的でない

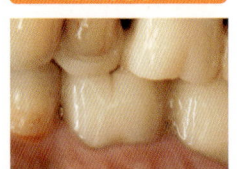

唾液の泡により、隣接部歯肉の状態が確認できない。

規格性がない

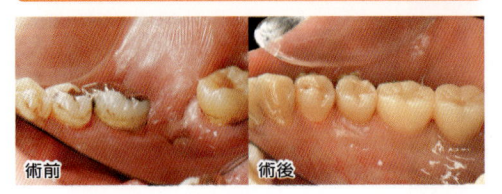

術前　術後

8の抜歯を考慮していなかったため、4の術前・術後の比較が困難。

シャープさがない

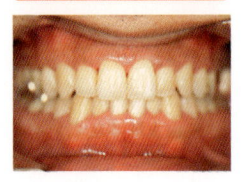

設定が間違っていたり、ピントが合っていないなどの写真は、資料としての価値に劣る。

カメラの光軸とミラーの角度は常に90度！
失敗しやすい部位の撮影法

上顎咬合面観

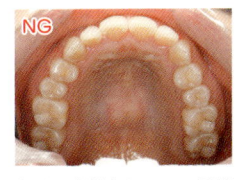

カメラ光軸とミラーの角度が適切でない。

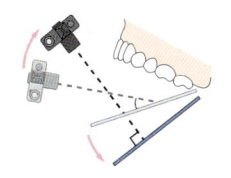

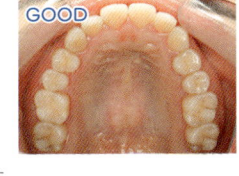

対策
①歯からミラーを離す。
②カメラ光軸とミラーの角度を90度に近づける。
③撮影直前に患者に大きく口を開けてもらう。

下顎咬合面観

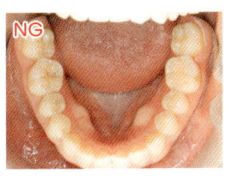

上顎同様にカメラ光軸とミラーの角度が適切でない。

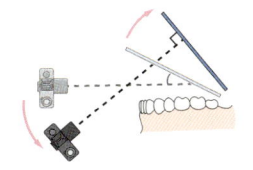

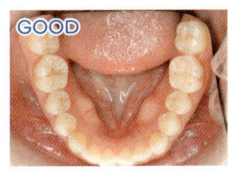

対策
①歯からミラーを離す。
②舌の挙上が可能な場合は挙上してもらう。
③撮影直前に患者に大きく口を開けてもらう。

頬側面観

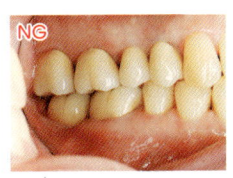

ミラーの圧排が不十分。また、カメラ光軸とミラーの角度が不適切。

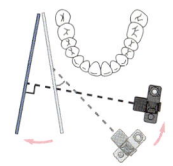

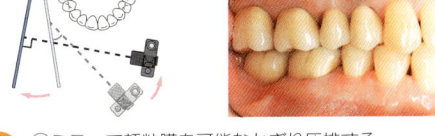

対策
①ミラーで頬粘膜を可能なかぎり圧排する。
②ミラーとカメラの距離を確保する。
③反対側で把持している口角鉤は、添えるだけにしてもらう。

図は清野尚．アドバンス臨床写真コース．東京：クインテッセンス出版，1994．より引用改変．

Chapter 5 の参考文献

1. 千田彰一, 岡田宏基. 対話に学ぶ医療面接プラクティス. 東京：日経メディカル開発, 2008.
2. チャールズ RK ハインド. いかに"深刻な診断"を伝えるか―誠実なインフォームド・コンセントのために. 東京：人間と歴史社, 2000.
3. Bower RC. Furcation morphology relative to periodontal treatment. Furcation root surface anatomy. J Periodontol 1979；50（7）：366 - 374.
4. 山本浩正. 歯科衛生士のための Dr. Hiro の超明解ペリオドントロジー. 東京：クインテッセンス出版, 2004.
5. 日本歯周病学会編. 歯周病専門用語集. 東京：医歯薬出版, 2007.
6. Pattison AM, Pattison GL（著）, 勝山 茂, 伊藤公一（監訳）. ペリオドンタル インスツルメンテーション. 東京：医歯薬出版, 1994.
7. 根津 浩, 小宮山彌太郎（監著）. 大塚 隆, 西村 眞, 倉林 亨, 大林尚人（著）. 初心者のためのＣＴ・３Ｄ画像の読影・診断 インプラント～矯正まで. 東京：クインテッセンス出版, 2008.

Chapter 6

全身疾患

糖尿病
高血圧
骨粗しょう症
不整脈

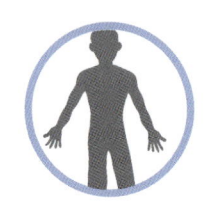

Chapter 6　全身疾患

糖尿病

Question　○×で答えてみよう
どれだけ知ってる？　糖尿病

1. 発症年齢が小児〜青年期に多いのは2型糖尿病である。

2. 発症年齢が中〜後年に多いのは1型糖尿病である。

3. やせ型が多いのは1型糖尿病である。

4. 2型糖尿病は急に発症する。

5. 糖尿病は易感染である。

6. 糖尿病でも、治癒状況は健常者と変わらない。

7. 糖尿病の3大合併症は、網膜症・腎障害・神経障害である。

8. HbA_{1c} 8.2は、血糖が良好にコントロールされている状態なので、通常の治療を行っても問題ない。

9. アポイントの時間に対する配慮は必要ない。

10. 低血糖がおきても死にいたることはない。

ANSWER：①×（P 176）　②×（P 176）　③○（P 176）　④×（P 176）　⑤○（P 181）　⑥×（P 181）　⑦○（P 174）　⑧×（P 180）　⑨×（P 178）　⑩×（P 177）

インスリンの絶対的または相対的不足が生じること

糖尿病とは

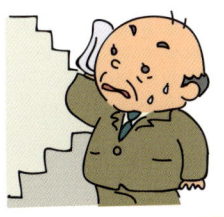

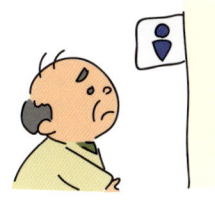

- 英語ではDM / diabetes mellitusという。
- 血糖中のブドウ糖の濃度が慢性的に高くなっている（高血糖）。
- インスリン作用の不足が原因である。
- 慢性的に続く高血糖や代謝異常は、特有の合併症を発症させ、進展させる。
- ひとたび罹患すると、完治しない。
- 急激かつ高度のインスリン作用不足は、血糖値の著しい上昇、ケトアシドーシス、高度脱水などを引き起こし、糖尿病昏睡を引き起こす場合がある。
- 典型的な症状は多飲・多尿・口渇・体重減少・動悸・易疲労など。
- しかし、大半は無症状である。

成人の6.3人に一人は糖尿病か予備軍

糖尿病の疫学[1]

- 予備軍も含めると、6.3人に1人が糖尿病。
- 大半が2型糖尿病。
- 小児においても2型糖尿病が増加傾向である。

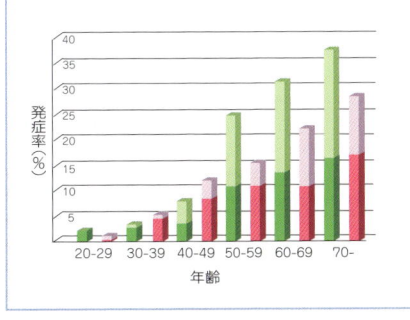

「糖尿病が強く疑われる人」および「糖尿病の可能性を否定できない人」の全体に対する割合
（男性2150人／女性3196人）

- 糖尿病の可能性が否定できない男性
- 糖尿病が強く疑われる男性
- 糖尿病の可能性が否定できない女性
- 糖尿病が強く疑われる女性

グラフは厚生労働省健康局．平成14年度糖尿病実態調査報告．より引用。

Chapter 6　全身疾患　糖尿病

Chapter 6 全身疾患 糖尿病

インスリンは血糖値を下げる唯一のホルモン

インスリンの働き

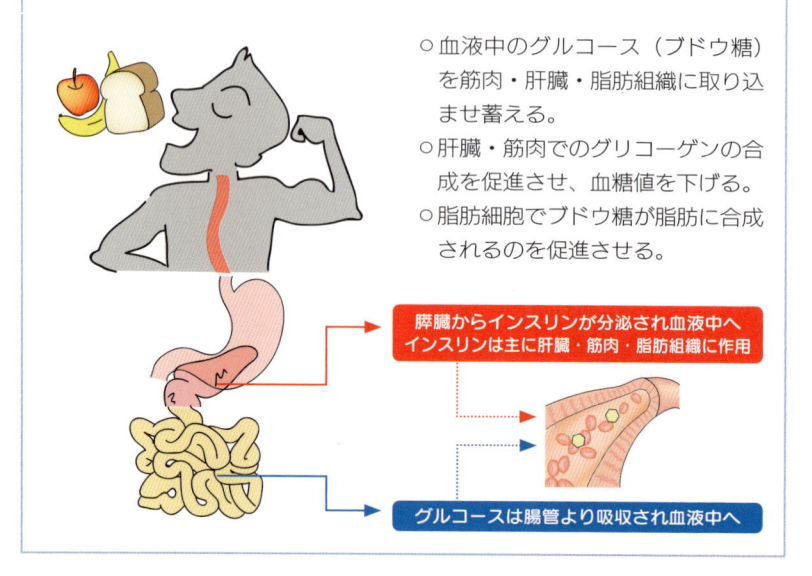

- 血液中のグルコース（ブドウ糖）を筋肉・肝臓・脂肪組織に取り込ませ蓄える。
- 肝臓・筋肉でのグリコーゲンの合成を促進させ、血糖値を下げる。
- 脂肪細胞でブドウ糖が脂肪に合成されるのを促進させる。

膵臓からインスリンが分泌され血液中へ
インスリンは主に肝臓・筋肉・脂肪組織に作用

グルコースは腸管より吸収され血液中へ

3大合併症＝網膜症・腎症・神経障害

糖尿病の合併症

3大合併症

網膜症
進行すると失明する。

腎症
腎不全になると人工透析が必要。

神経障害
しびれ・立ちくらみ・筋力低下など。

その他の合併症

急性合併症
糖尿病ケトアシドーシス（DKA）
・高血糖浸透圧昏睡・感染症

慢性合併症
細小血管障害・大血管障害

糖尿病と併発しやすいその他の疾患
高血圧症・高脂血症・肥満・骨粗しょう症・悪性腫瘍・脂肪肝・脂肪膵

4つの成因による分類を知る
糖尿病の分類[2]

1型糖尿病

膵臓のβ細胞の破壊、通常は絶対的インスリン欠乏に至る。
- 自己免疫性
- 特発性

2型糖尿病

インスリン分泌低下を主体とするものと、インスリン抵抗性が主体で、それにインスリンの相対的不足を伴うものなどがある。

その他の特定機序・疾病によるもの

遺伝因子として遺伝子異常が同定されたもの
　①膵β細胞機能にかかわる遺伝子異常
　②インスリン作用の伝達機構にかかわる遺伝子異常
他の疾患・条件に伴うもの
　①膵外分泌疾患
　②内分泌疾患
　③肝疾患
　④薬剤や化学物質によるもの
　⑤感染症
　⑥免疫機序によるまれな病態
　⑦その他の遺伝的症候群で糖尿病を伴うものも多い

妊娠性糖尿病

妊娠中に発症、あるいははじめて発見された耐糖機能異常。

身近な2つの糖尿病を知る
1型と2型糖尿病の違い

	1型糖尿病	2型糖尿病
発症年齢	子どもや若い人に多い	中高年に多い
体形	やせている人に多い	太った人に多い
発症のしかた	急激に発症し、症状の悪化も急激	緩やかに発症し、進行もゆっくり
発症の原因	膵臓のβ細胞の破壊	遺伝的資質に肥満、運動不足、ストレスなどの要因が加わったとき
治療方針	インスリン注射	食事、運動療法、症状によっては飲み薬、インスリン注射
ケトアシドーシス	起こしやすい	まれに起こす

ケトアシドーシスとは

アセトン　アセト酢酸
βヒドロキシ酪酸
↓
ケトン体（酸性物質）

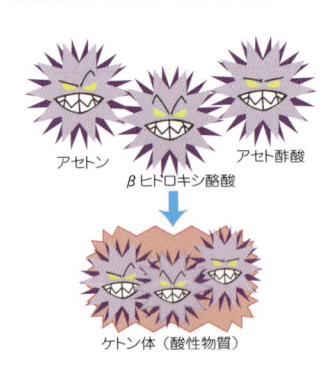

- ケトアシドーシスとは、ケトン体が血中に増え、血液が酸性化した状態のこと。
- 身体のさまざまな機能が低下し、重症になると昏睡に陥ってしまう症状をいう。
- ケトン体は、インスリンが不足し、ブドウ糖のかわりに脂肪がエネルギーとして使われたときにできる酸性物質のこと。

CLINICAL POINT
ケトン体の増加はケトアシドーシスの前兆!!

【前兆症状例】
・お腹が痛い　・食欲がない　・頭が痛い
・口が渇き水分を多く取る　・トイレが近い
・吐き気がする

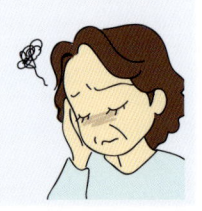

Chapter 6　全身疾患　糖尿病

糖尿病治療中に見られる緊急事態

低血糖

⚠️ 低血糖は、糖尿病治療中の患者にみられる頻度の多い緊急事態。

低血糖の症状

70mg/dL ↓	空腹感、あくび、悪心
50mg/dL ↓	無気力、倦怠感、計算力減退
40mg/dL ↓	発汗（冷汗）、動悸（頻脈）、ふるえ、顔面蒼白、紅潮
30mg/dL ↓	意識消失、異常行動
20mg/dL ↓	けいれん、昏睡
10mg/dL	

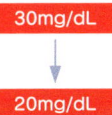

CLINICAL POINT
うがいの際に、患者さんの手元が震えていないか要観察！

⚠️ 患者さんが低血糖になったら、まずは主治医に連絡！

診療室での救急対応

○ 経口摂取が可能な場合は、ブドウ糖（5～10ｇ。砂糖の場合は少なくともブドウ糖の倍量）、またはブドウ糖を含む清涼飲料水（150～200ml）を摂取させる。

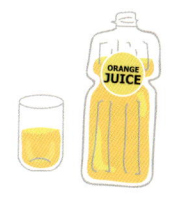

○ すぐに立ち上がらせず、30分ほどそのままで安静にする。15分たっても低血糖が継続しているようなら、再度同量を摂取させる。

○ 経口摂取が不可能な場合は、ブドウ糖または砂糖を口唇と歯肉のあいだに塗りつける。グルカゴンがあれば1バイアル（1mg）を注射し、医療機関へ搬送する。

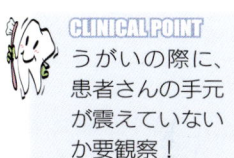

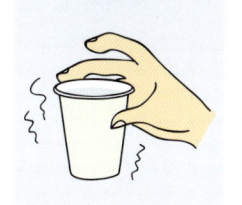

Chapter 6　全身疾患　糖尿病

アポイント時間にも配慮が必要

低血糖が起こりやすい状況

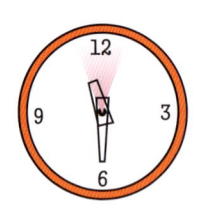

- 食事前
- 食事が不規則（血糖降下薬服用後、インスリン注射後、食事が遅れたときなど）
- 炭水化物の摂取不足・飲酒
- 激しい運動後や運動量が多いとき
- 下痢や嘔吐などの体調が悪いとき（シックディ）
- 内服薬およびインスリンの量が多いとき

⚠
- 歯科治療は、空腹時は避け、午前中・午後の早めの時間にアポイントを取る。
- 来院時は、薬・食事をきちんととったか確認をする。

腹痛、下痢、感冒などで死に至ることもある

シックディ

- 糖尿病の患者が、腹痛・下痢・感冒などの糖尿病以外の疾患を併発した状態（ケトン体が増えていることが多い）。
- 他の疾患が加わることにより、血糖がさらに上昇するため、死にいたる可能性もある。

⚠
- シックディの場合は、できれば診療を延期するほうが望ましい。
- インスリンン治療を行っている患者は、かぜなどの日常的な疾患であっても、急激にコントロール状態が悪化する場合がある。

すぐに主治医の受診を勧めるべき症状

①著しい高血糖
②高熱・発熱
③息苦しさが続く
④食事摂取が困難
⑤2〜3日、体調回復の兆しが見られない　など

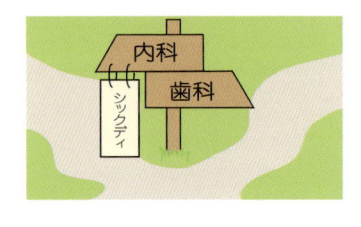

インスリン療法の絶対禁忌を理解する

糖尿病の薬物療法

経口薬療法

2型糖尿病では、経口薬療法→インスリン療法という経過をたどることが多いが、経口薬と併用される場合も多い。

インスリン分泌促進系	食後血糖改善薬	インスリン抵抗性改善系
・スルホニン尿素（SU）薬 　オイグルコン 　グリミクロン 　ダオニール 　アマリール　など ・速攻型インスリン分泌 　促進剤 　スターシス 　グルファスト　など	・α-グルコシターゼ阻害薬 　ベイスン 　グルコバイ 　セイブル　など ・速攻型インスリン分泌 　促進剤	・ビグアノイド（BG）薬 　メルビン 　ジベトスB　など ・チアゾリジン薬 　アクトス　など

CLINICAL POINT
基本1：必ず医師の指示どおりに服用する。
基本2：薬を飲み忘れないように徹底する。
基本3：食事が取れなかった場合は基本的に薬は飲まない（血糖値が下がりすぎてしまい、低血糖を起こすため）。

インスリン療法

1型糖尿病では、発症時より生涯にわたりインスリン注射が必要になる。

主なペン型インスリン製剤		
・超速効型 　ノボラピッド 　ヒューマログ　など ・速効型 　ペンフィルR 　ノボリンR　など	・中間型 　ペンフィルN　など ・混合型 　ペンフィル10R〜 　50R　など	・アナログ混合 　ノボラピット30ミックス　など ・時効型 　ランタス　など

日本糖尿病学会による診療ガイドライン
血糖コントロールの指標と評価[3]

指標	コントロールの評価またはその目標値				
	優	良	可		不可
			不十分	不良	
HbA$_{1c}$ (%)	6.2 未満	6.2～6.9 未満	6.9～7.4 未満	7.4～8.4 未満	8.4 以上
空腹時血糖値 (mg/dL)	80～110 未満	110～130 未満	130～160 未満		160 以上
食後2時間血糖値 (mg/dL)	80～140 未満	140～180 未満	180～220 未満		220 以上

2012-2013 日本糖尿病学会（HbA$_{1c}$ 国際基準化対応）値

注1：血糖コントロール「可」とは、治療の徹底により「良」ないしそれ以上に向けての改善の努力を行うべき領域のこと。「可」のなかでも 7.0 未満をよりコントロールがよい「不十分」とし、他を「不良」としている（境界の血糖値は定めない）。

注2：妊娠（妊娠前から分娩までのあいだ）に際しては、HbA$_{1c}$ 6.2％未満、空腹時血糖値 100mg/dL 未満、食後2時間血糖値 120mg/dL 未満で、低血糖のない状態を目標とする。

CLINICAL POINT

歯周外科や良好な SPT を行うためには、HbA$_{1c}$ は 6.9％未満であることが望ましいとされているが、血糖以外の要因（糖尿病のタイプ、発症年齢、罹患期間、コントロールの状態など）を併せて考慮することを忘れてはいけない。
（参考：日本歯周病学会編．糖尿病患者に対するガイドライン）

＊ HbA1c：過去1～2ヵ月の平均血糖値。

血糖のコントロールが重要

糖尿病患者の口腔内

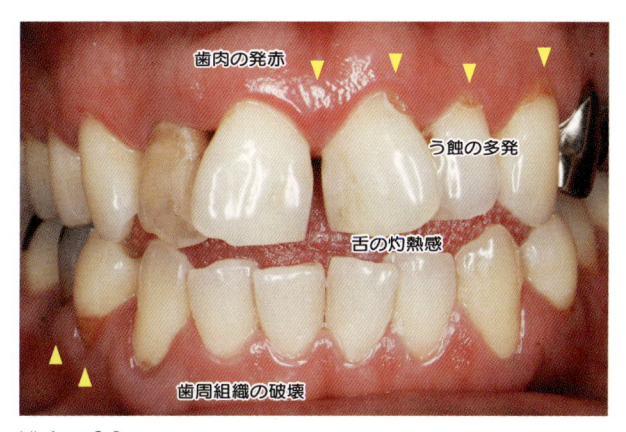

歯肉の発赤
う蝕の多発
舌の灼熱感
歯周組織の破壊

HbA$_{1c}$：8.3
空腹時血糖値（mg/dL）：150
食後2時間血糖値（mg/dL）：208

コントロールされていない糖尿病患者の口腔内

①歯周組織の修復の遅延と易感染
　【理由】白血球貪食能力の低下・末梢血流の減少・損傷組織への酸素供給量の低下
②歯肉の炎症所見と歯周病の重症化
②唾液の分泌量の減少による自浄作用の低下
③口腔粘膜や舌の灼熱感
④高いう蝕活動性

CLINICAL POINT

唾液分泌量の減少は、糖尿病由来の多尿による細胞外液の減少が原因だが、薬の種類によっても減少する場合がある。

KEY POINT

糖尿病手帳
・糖尿病の療養に役立つ情報を記録する手帳のこと。
・低血糖時の対象法や医療機関への連絡先などが記載されている。

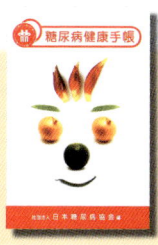

Chapter 6　全身疾患　糖尿病

歯周病と糖尿病

歯周病増悪のメカニズム

- 歯周病は第6の糖尿病合併症である。
- 歯周病によって歯周組織の炎症局所の免疫細胞からTNF-α*が持続的に産出され、インスリン作用を低下させる。

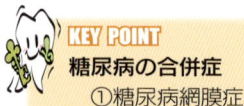

KEY POINT
糖尿病の合併症
① 糖尿病網膜症
② 糖尿病性腎症
③ 糖尿病性神経障害
④ 抹梢血管障害
⑤ 大血管障害
⑥ 歯周病

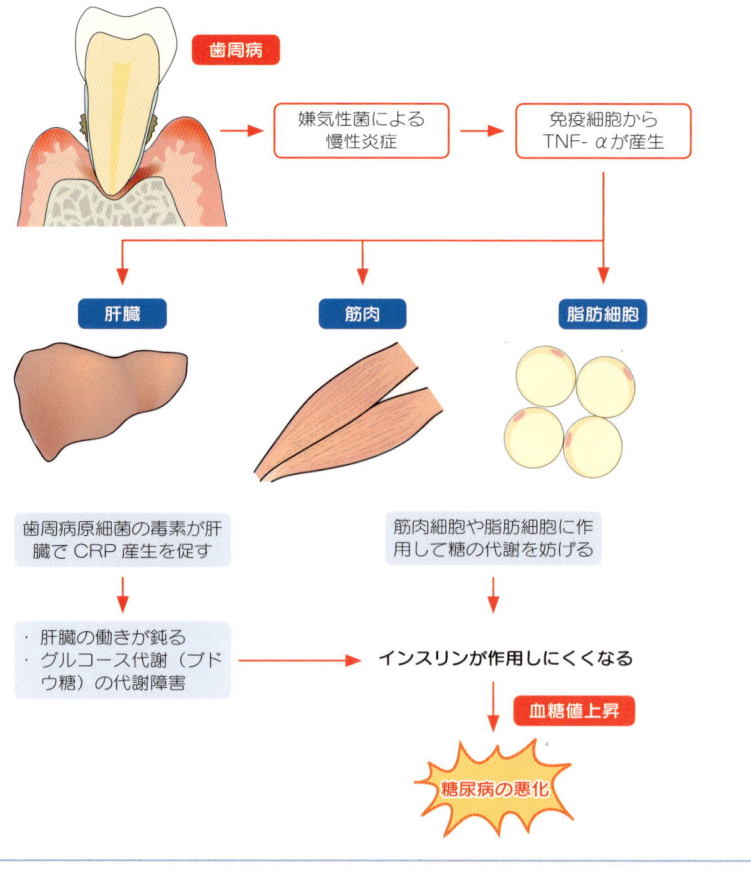

歯周病 → 嫌気性菌による慢性炎症 → 免疫細胞からTNF-αが産生

↓ 肝臓　筋肉　脂肪細胞

歯周病原細菌の毒素が肝臓でCRP産生を促す

筋肉細胞や脂肪細胞に作用して糖の代謝を妨げる

- 肝臓の働きが鈍る
- グルコース代謝（ブドウ糖）の代謝障害

→ インスリンが作用しにくくなる

↓ 血糖値上昇

糖尿病の悪化

*腫瘍壊死因子の1つ。脂肪細胞やマクロファージから分泌され、インスリンの作用を低下させ、破骨細胞の分化も促進する。

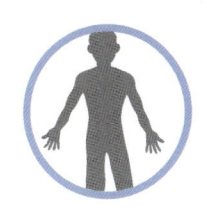

Chapter 6　全身疾患

高血圧

Question　〇×で答えてみよう
どれだけ知ってる？　高血圧

1. 原因が明確でないものを、"本態性高血圧"という。

2. 高血圧の90％が、"二次性高血圧"である。

3. 血圧144/96mmHgは正常値である。

4. 治療中の痛みは、血圧をあげる原因にはならない。

5. 最低血圧が100mmHg以上あっても歯科診療には差し支えない。

6. 精神的ストレスや緊張は血圧上昇の要因の1つである。

7. 白衣高血圧は、心血管リスクが正常血圧と比較して2〜3倍である。

8. 仮面高血圧とは診察室のみで高血圧を示し、家庭血圧は正常なものをいう。

ANSWER：①〇（P 185）　②×（P 185）　③×（P 186）　④×（P 187）　⑤×（P 186）　⑥〇（P 187）　⑦×（P 187）　⑧×（P 189）

高血圧とは

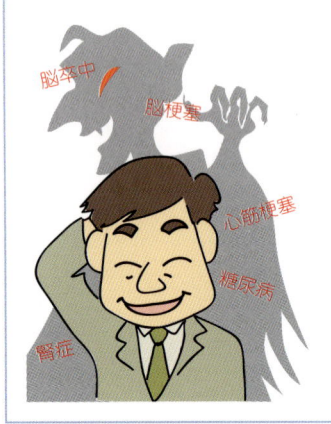

高血圧はサイレントキラー（静かなる殺人者）

- 英語では hypertension という。
- 血圧は、血管内を流れる血液が血管壁にあたえる圧力である。高血圧とは、この圧力が基準値以上の状態が続くこと。
- 高血圧は症状が少ないにも関わらず、さまざまな病気を引き起こし寿命を縮めることから、「サイレントキラー：静かな殺人者」と呼ばれている。
- 糖尿病の人の約6割が高血圧を合併している。
- 高血圧には、遺伝・肥満・塩分摂取・ストレス・運動不足など多くの因子などが大きくかかわっているとされている。

高血圧の患者数[4)]

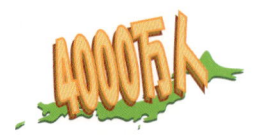

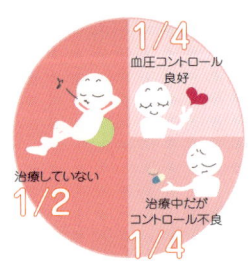

日本の高血圧者は4000万人

- 高血圧者総数は4000万人。
- 日本人では、30歳以上の男性47.5％、女性は43.8％が高血圧あるいは降圧薬服用中。
- 高血圧者の約半数が適切な治療を行っておらず、若者にいたっては8～9割が未治療。
- 高血圧患者のうち治療を受けている人は約半数、治療を受けている人のうちコントロールできている人はさらに約半数とされている（高血圧の2分の1の法則）。
- 高齢化に伴い、増加が予想される。

約90〜95％が本態性高血圧[5]
高血圧の分類

- 高血圧者の約90〜95％は、原因がわからない高血圧である（本態性高血圧）。
- 残りの10％は、原因となる病気があるもの（二次性高血圧）。
- 40歳以上の高血圧は、ほとんどが本態性高血圧である。
- 本態性高血圧は、遺伝性の関与（家族的発症）・肥満・塩分・アルコール・ストレスなどが関与する。
- 二次性高血圧は、基礎疾患の治療により治癒する。
- 二次性高血圧のうち、原因疾患でもっとも多いのは腎性高血圧であり、他に内分泌性・血管性・神経性高血圧などが含まれる。

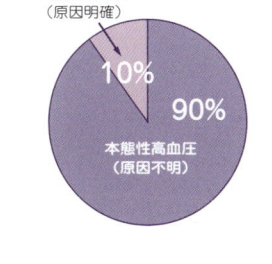

二次性高血圧（原因明確）10%
本態性高血圧（原因不明）90%

高血圧のリスクをおさえる
高血圧の合併症

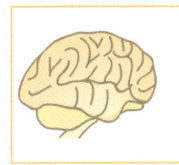

脳
脳梗塞、脳出血、無症候脳血管障害、一過性脳虚血発作

腎臓
タンパク症、慢性腎臓病、確立された腎疾患（糖尿病性腎症・腎不全など）

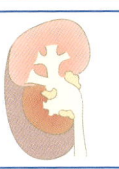

心臓
左心室肥大、狭心症、心筋梗塞、心不全、冠動脈再建

眼
眼底出血
網膜静脈閉鎖症

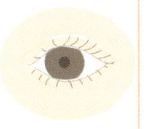

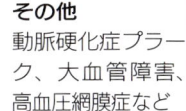

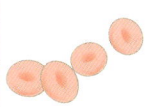

その他
動脈硬化症プラーク、大血管障害、高血圧網膜症など

高血圧の基準
成人における血圧値の分類 (mmHg)[5]

○収縮期血圧と拡張期血圧が異なる分類に属する場合は、高いほうの分類に組み入れる。
○降圧薬などによる治療が必要となるのは、病院の診察室で測定した血圧が 140/90mmHg 以上*の場合である。

分類	収縮期血圧		拡張期血圧
至適血圧	< 120	かつ	< 80
正常血圧	< 130	かつ	< 85
正常高値血圧	130 〜 139	または	85 〜 89
I度高血圧	140 〜 159	または	90 〜 99
II度高血圧	160 〜 179	または	100 〜 109
III度高血圧	≧ 180	または	≧ 110
（孤立性）収縮期高血圧	≧ 140	かつ	< 90

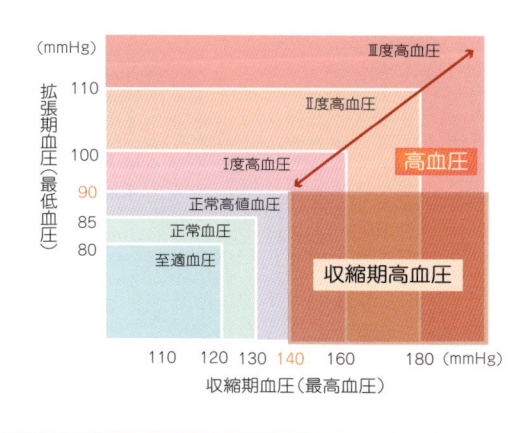

* WHO/ISH の血圧分類（1999 年）では、140 〜 149/90 〜 94mmHg を境界域高血圧と定義していたが、診断基準を統一し、140/90mmHg 以上を高血圧とした。

高血圧の基準値

診察室と家庭では違う

診療室
収縮期血圧 140mmHg 以上
拡張期血圧 90mmHg 以上

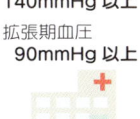

家庭
収縮期血圧 135mmHg 以上
拡張期血圧 85mmHg 以上

- 診察室では緊張などにより一時的に血圧が高くなる白衣高血圧の人がいるため、診察室と家庭での血圧の基準値は異なる。
- 家庭では診察室よりもリラックスしているため、基準値も低くなる。

白衣高血圧

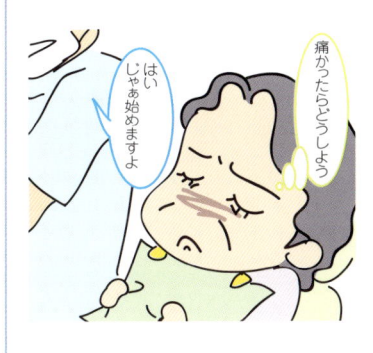

精神的緊張が血圧に影響

（はい、じゃあ始めますよ）
（痛かったらどうしよう）

- 診察室のみで高血圧を示し、家庭血圧は正常なもの。
- 白衣高血圧は、診察室血圧で140/90mmHg 以上で、高血圧と診断された患者の15〜30％に相当する。
- 基本的には、白衣高血圧は薬物療法は行わず、定期的な経過観察を行う。

CLINICAL POINT

- 処置中の痛み、不安、緊張は血圧を上昇させるので、処置中は器具の扱いや緊張緩和などに配慮するよう心がける。
- 血圧は、環境や動作、日によって変動するので、処置中のモニタリングが重要。
- 服用薬剤によっては、起立性低血圧を起こす場合があるので、チェアの移動には注意が必要。

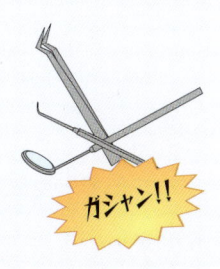

ガシャン!!

Chapter 6　全身疾患　高血圧

家庭血圧と診察室血圧による分類

家庭と診察室では基準値が違う

- 白衣高血圧・仮面高血圧の発見には、日常の家庭血圧の測定が有効。
- 家庭血圧とは家庭で測定した血圧のこと。病院などで測定する月に1～2回の測定よりも、毎日測定する家庭血圧のほうが、より多くの情報が得ることができ重要である。

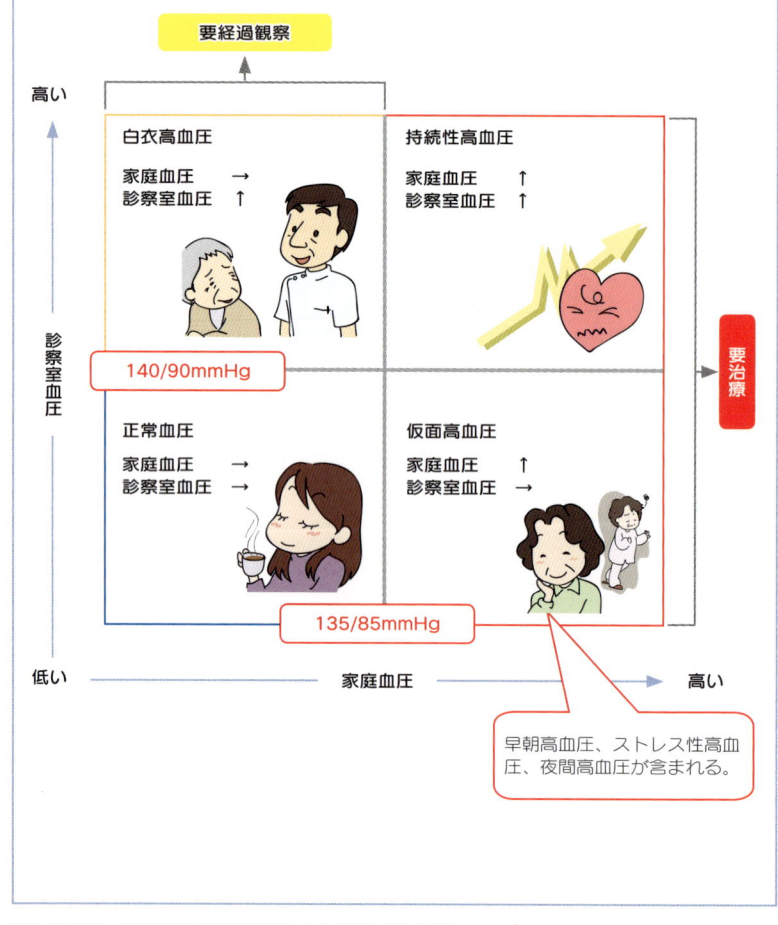

要経過観察

白衣高血圧
家庭血圧　→
診察室血圧　↑

持続性高血圧
家庭血圧　↑
診察室血圧　↑

140/90mmHg

正常血圧
家庭血圧　→
診察室血圧　→

仮面高血圧
家庭血圧　↑
診察室血圧　→

135/85mmHg

診察室血圧：高い／低い
家庭血圧：低い／高い

要治療

早朝高血圧、ストレス性高血圧、夜間高血圧が含まれる。

注）上記は、降圧薬治療を受けていない状態での分類。

心血管リスクは正常血圧と比較して2～3倍
仮面高血圧[5)]

- 仮面高血圧とは、外来での血圧（診察室血圧）は正常であるにもかかわらず、外来以外の血圧（家庭血圧）が高い血圧のこと。
- 仮面高血圧は、血圧がコントロールされていない場合が大半であり、心筋梗塞や脳血管障害の発症のリスクが、持続性高血圧と同等かそれ以上である。

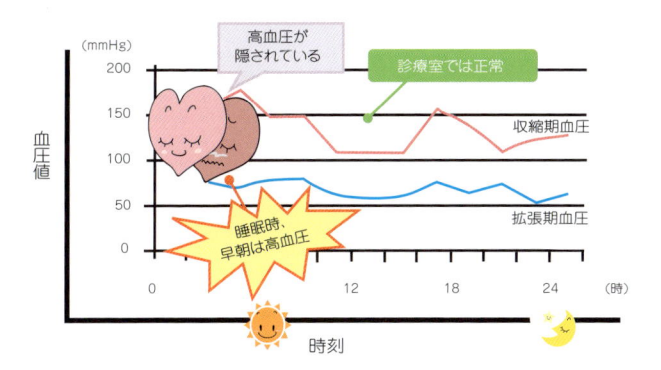

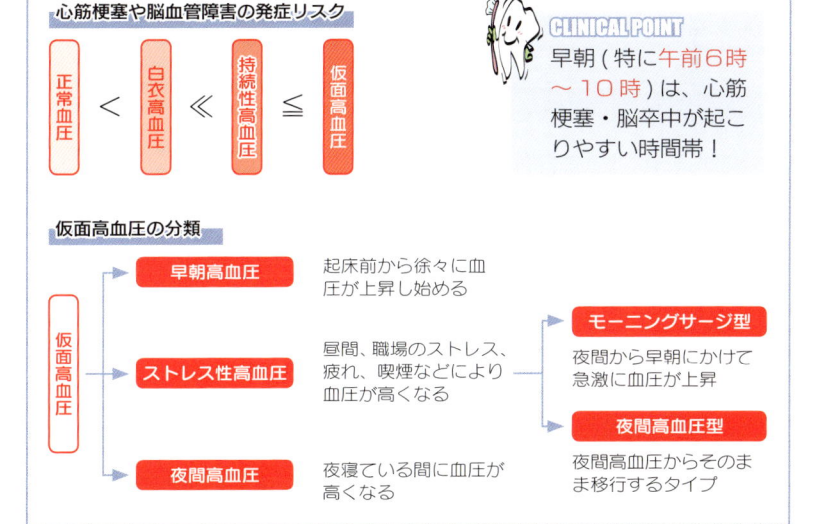

（グラフ：mmHg、血圧値、時刻）
- 高血圧が隠されている
- 診療室では正常
- 収縮期血圧
- 拡張期血圧
- 睡眠時、早朝は高血圧

心筋梗塞や脳血管障害の発症リスク

正常血圧 < 白衣高血圧 ≪ 持続性高血圧 ≦ 仮面高血圧

CLINICAL POINT
早朝（特に午前6時～10時）は、心筋梗塞・脳卒中が起こりやすい時間帯！

仮面高血圧の分類

仮面高血圧
- 早朝高血圧：起床前から徐々に血圧が上昇し始める
    - モーニングサージ型：夜間から早朝にかけて急激に血圧が上昇
- ストレス性高血圧：昼間、職場のストレス、疲れ、喫煙などにより血圧が高くなる
    - 夜間高血圧型：夜間高血圧からそのまま移行するタイプ
- 夜間高血圧：夜寝ている間に血圧が高くなる

Chapter 6　全身疾患　高血圧

降圧薬は6種類
本態性高血圧の薬物療法

生活習慣の改善では血圧が下がらないときや、基礎疾患などの合併症が懸念される場合は、降圧薬による薬物療法が行われる。

種類	作用	代表薬
Ca拮抗薬	血管を広げて血圧を下げる	・ニフェジピン ・アムロジピン ・ジルチアゼム　など
ARB	アンジオテンシンⅡ*の作用を抑えて血圧を下げる	・ロサルタン ・カンデサルタン ・バルサルタン　など
ACE阻害薬	アンジオテンシンⅡ*を作らないように血圧を下げる	・エナラプリル ・トランドラプリル ・イミダプリル　など
利尿薬	尿の排出により血管内の水分を減らすと同時に、ナトリウムを尿中に排出する	・ループ利尿薬 ・サイアザイド系利尿薬　など
β遮断薬	心臓の働きを抑えて血圧を下げる	・β遮断薬 ・αβ遮断薬（カルベジロール）　など
α遮断薬	血管の収縮を抑えて血圧を下げる	・α遮断薬　など

*アンジオテンシンⅡ：血圧を上げる物質。

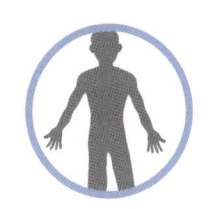

Chapter 6　全身疾患
骨粗しょう症

Question　〇×で答えてみよう
どれだけ知ってる？　骨粗しょう症

1. 原発性骨粗しょう症は、加齢・閉経・運動不足などが原因である。

2. 続発性骨粗しょう症が患者の約90％を占める。

3. 骨粗しょう症の薬剤を飲んでいても、歯科治療には特に問題ない。

4. ビスフォスフォネートを服用している患者に、スケーリング・ルートプレーニングを行う際は、内科医（主治医）との連携のもと、慎重に行う。

5. ビスフォスフォネートを服用している患者の、義歯などによる軽い傷は問題にならない。

6. 骨粗しょう症治療薬を服用している患者には、サプリメントなどをすすめるのは有効である。

7. 骨粗しょう症の患者には、一生懸命運動するようにすすめるべきである。

ANSWER：①〇（P 192）　②×（P 192）　③×（P 195～P 197）　④〇（P 195～P 197）　⑤×（P 195～P 197）　⑥×（P 194）　⑦×（P 194）

海綿骨の減少が原因
骨粗しょう症とは

○ 英語では osteoporosis という。
○ 骨粗しょう症は、海綿骨*内の骨梁が減少して骨がスカスカな状態になる疾患。そのため、骨折を起こしやすい。

健康な海綿骨

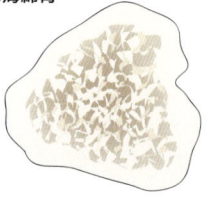

健康な状態の海綿骨。縦横密な骨梁が組み合い形成されている。

骨粗しょう症患者の海綿骨

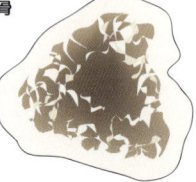

骨粗しょう症患者の海綿骨では、骨梁が減少し、連結が断たれ構造は荒くなる。

約 90％以上は原発性骨粗しょう症
原発性・続発性骨粗しょう症

原発性骨粗しょう症

○ 加齢や閉経によるもので、90％以上が原発性である。
・閉経後骨粗しょう症
・老人性骨粗しょう症
・突発性骨粗しょう症（妊娠後骨粗しょう症）

続発性（二次性）骨粗しょう症

○ 疾患や薬の影響からおきる骨粗しょう症のこと。
婦人科系の病気／糖尿病／甲状腺機能亢進症／慢性関節リウマチ／腎臓病／胃腸病など

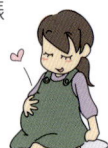

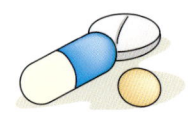

骨粗しょう症の要因となりうる薬

コルチコステロイド薬、抗けいれん剤　バルビツール剤　など

＊海綿骨は、立ったり体をひねった際に生じる力を分散し、骨を守る役割がある（☞ 81 ページ参照）。

骨吸収と骨形成のバランスが重要

骨粗しょう症における骨代謝回転

正常

骨吸収　骨形成

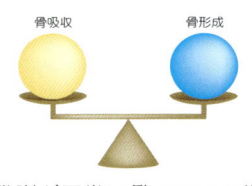

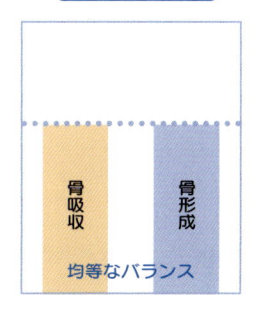

骨代謝が正常に働いている場合、骨吸収と骨形成のバランスは均等に働く。

骨吸収＝骨形成

骨吸収　骨形成

均等なバランス

異常　高代謝型骨粗しょう症
（エストロゲン欠乏など）

骨吸収　骨形成

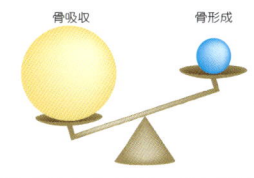

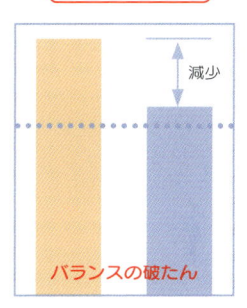

骨形成は十分だが、それ以上に骨吸収が優位。

骨吸収＞骨形成

減少

バランスの破たん

異常　低代謝型骨粗しょう症
（加齢）

骨吸収　骨形成

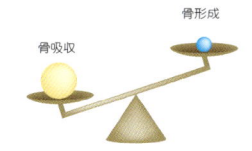

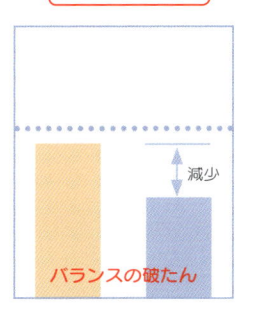

骨形成・骨吸収とも不十分かつ骨吸収が優位。

骨吸収＞骨形成

減少

バランスの破たん

Chapter 6　全身疾患　骨粗しょう症

骨粗しょう症患者へのアドバイス
治療の基本　食事・運動・薬物療法

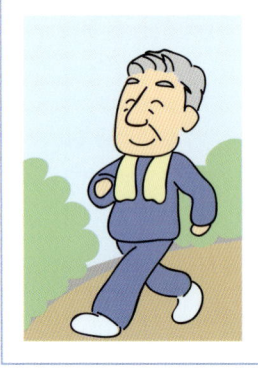

- 長時間の運動や激しい運動は、疲労骨折の原因となる。
- 骨粗しょう症治療薬によっては、カルシウムの吸収の増大もしくは吸収抑制作用があるので、サプリメントを服用すると高カルシウム血症[*1]や低カルシウム血症[*2]などを起こす可能性がある。

⚠ サプリメントの服用は、主治医・薬剤師の指示を受けるようアドバイスする。

役割の違いを知る
骨粗しょう症の治療薬

- 骨粗しょう症治療薬は、個人の症状に応じて処方が異なる。
- 近年、ビスフォスフォネート系薬剤の服用による顎骨壊死が問題視されている。

骨吸収を抑制する	腸からのCa吸収を促進し、体内のCa量を増やす	骨形成を促進する
・ビスフォスフォネート ・SERM ・カルシトニン ・カルシウム薬 ・活性型ビタミンD_3 ・ビタミンK_2 ・イプリフラボン	・活性型ビタミンD_3	・活性型ビタミンD_3 ・ビタミンK_2 ・カルシウム薬

[*1] 高カルシウム血症：多飲多尿・嘔吐・便秘・衰弱
[*2] 低カルシウム血症：手足のしびれ・痙攣・精神神経症状・低血圧・不整脈など

骨粗しょう症治療薬の1つ
ビスフォスフォネート系薬剤 (BP系薬剤)

- BP（bisphosphonate）系薬剤は、骨吸収を行う破骨細胞の機能を阻害し、破骨細胞の数を減少させることが主な作用である。
- BP系薬剤には注射用製剤と経口製剤があるが、現在国内では、主に経口製剤は骨粗しょう症に、注射用製剤はがんの骨転移や悪性腫瘍による高カルシウム血症に使用されている。
- 近年、BP系薬剤服用によりBP系薬剤関連顎骨壊死（BRONJ）＊が問題視されている。

経口製剤の投与前・投与中の予防処置

投与前の予防処置	投与中の予防処置
○自己管理強化のための患者教育（注①） ○保存不可能歯、予後不良歯の抜歯（注②） ○根管治療、歯周治療 ○義歯装着患者は、粘膜の外傷の有無を確認 ○歯および歯周組織の状態を把握するための顎のパノラマエックス線写真・デンタルエックス線写真・CT撮影	○良好な口腔衛生状態の維持 ○根管治療が必要な場合は非外科で、歯周外科などは可能な限り避ける ○義歯などによる軟組織損傷有無の確認 ○骨露出の有無の確認 ○軽度の動揺歯の固定 ○歯および歯周組織の状態を把握するための顎のパノラマエックス線写真・デンタルエックス線写真・CT撮影（注③）

注①：顎骨壊死は不衛生な口腔内に生じやすいとされている。しかし、歯ブラシなどによる傷も投与後は影響するので、適切なブラシ圧なども考慮し指導する。

注②：ビスフォスフォネート系薬剤の投与は、可能であれば抜歯窩が上皮化するまで（2〜3週間）、または骨性治癒がみられるまで延期するのがよい。

注③：顎骨壊死が生じた場合、一般的な骨髄炎で見られる像（骨融解像・骨硬化像・むし食い像）が、単一あるいは複合して認められ、腐骨が確認される場合もある。

＊顎の骨の組織や細胞が局所的に死滅し、骨が腐った状態になること。BRONJとは、Bisphosphonate Related Osteonexrosis of the Jaw の略。

患者・術者の症状を整理する
BP系薬剤関連顎骨壊死の症状⁶⁾

⚠️ BP系薬剤服用中の患者が以下の症状を訴えた場合は、速やかに歯科医師に報告する!!

患者の訴え

- 口の中の痛み
- 抜歯後の痛みが治まらない
- 顎が腫れてきた
- 歯がグラグラしてきて、自然に抜けた
- 下唇がしびれた感じがする
- 歯肉に白色あるいは灰色の硬いものが出てきた

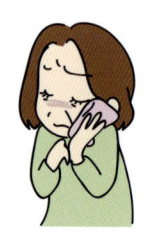

術者の所見

局所的所見
- 歯周組織の変化
- 原因が不明瞭な歯肉の感染
- 治癒傾向が認められない
- 口腔粘膜潰瘍・膿瘍・瘻孔形成
- 義歯性潰瘍
- 周囲組織の炎症を伴った骨露出
- 歯の動揺
- 歯肉の修復機能低下
- 顎骨の知覚異常　など

全身的所見
- 倦怠感
- 発熱　など

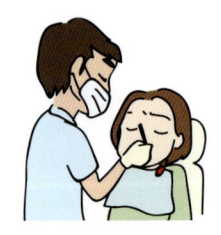

⚠️ 現時点では統一した診断基準はなく、米国口腔外科学会では以下の3項目すべて当てはまる場合としている。

① BP系薬剤による治療を現在行っているか、または過去に行っていた。
② 顎顔面領域に露出壊死骨が認められ、8週間以上持続している。
③ 顎骨の放射線治療の既往がない。

リスクをおさえる
BP系薬剤関連顎骨壊死のリスク因子

薬剤に関連する因子

- 長期間投与を受けている患者で発生率が高い。
- 経口BP系薬剤によるBRONJ発生リスクは非常に低いものの、経口BP系薬剤による治療期間が3年を超えると上昇するといわれている。
- 副腎皮質ステロイド薬を併用している場合は、3年未満でもBRONJの発症リスクは上昇するといわれている。

局所的因子

- 上顎と比較して下顎に多く、下顎隆起・顎舌骨筋線・上顎では口蓋隆起に発生しやすい。
- 歯科処置による観血処置に関連して生じる場合が多い（インプラント埋入手術・根尖外科手術・抜歯・骨への侵襲を伴う歯周外科処置）。
- 不良な口腔衛生状態・う蝕などによっても発症するといわれている。
- 局所（顎付近）への放射線治療によっても発症することがある。

全身的因子

- がんの化学療法・ホルモン療法・副腎皮質ステロイド薬の投与
- 糖尿病
- その他、飲酒・喫煙・高齢者(66歳以上)など

> ⚠ 顎骨壊死を起こした患者の約6割が糖尿病に罹患していたとの報告があり、高率であることが指摘されている。

来院患者が服用しているかも……

国内で販売されている BP 系薬剤一覧[6]

剤形	製品名（一般名）	適応症	製造・販売
注射用製剤	アレディア （パミドロン酸二ナトリウム）	悪性腫瘍による高カルシウム血症	ノバルティスファーマ
		乳がんの溶骨性骨転移（化学療法、内分泌療法、あるいは放射線療法と併用すること）	
	オンクラスト テイロック （アレンドロン酸ナトリウム水和物）	悪性腫瘍による高カルシウム血症	万有製薬 帝人ファーマ
	ビスフォナール （インカドロン酸二ナトリウム）	悪性腫瘍による高カルシウム血症	アステラス製薬
	ゾメタ （ゾレドロン酸水和物）	悪性腫瘍による高カルシウム血症	ノバルティスファーマ
		多発性骨髄腫による骨病変および固形がん骨転移による骨病変	
経口製剤	ダイドロネル （エチドロン酸二ナトリウム）	骨粗しょう症	大日本住友製薬
		下記状態における初期および進行期の異所性骨化の抑制 脊髄損傷後、股関節形成術後	
		骨ベーチェット病	
	フォサマック ボナロン （アレンドロン酸ナトリウム水和物）	骨粗しょう症	万有製薬 帝人ファーマ
	アクトネル ベネット （リセドロン酸ナトリウム水和物）	骨粗しょう症	味の素 （販売：エーザイ） 武田薬品工業 （提携：ワイス）

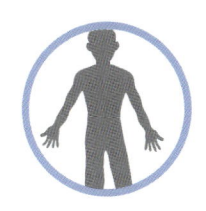

Chapter 6　全身疾患
不整脈

Question　○×で答えてみよう
どれだけ知ってる？　不整脈

1. 脈拍数の異常に多い場合や、逆に少ない場合を、不整脈という。

2. 心臓に異常があるから、不整脈が生じる。

3. ストレスは不整脈の誘因とはならない。

4. 心室細動は生命にかかわる危険な不整脈である。

5. 健常な成人でも、不整脈は一般的に起きる。

6. 不整脈から脳梗塞などを引き起こすことはない。

7. 脈の不整や激しい動悸を訴えた場合は、治療を中止し、医療機関の受診をすすめる。

8. ワルファリン服用患者は観血処置の際、薬剤の服用は中止すべきである。

9. 生活環境の改善は、不整脈の予防とは関係ない。

ANSWER：①○（P 200）　②×（P 200）　③×（P 200）　④○（P 202）　⑤○（P 200）　⑥×（P 203）　⑦○（P 201）　⑧×（P203、P 204）　⑨×（P200）

心臓の調律（拍動のリズム）異常
不整脈とは

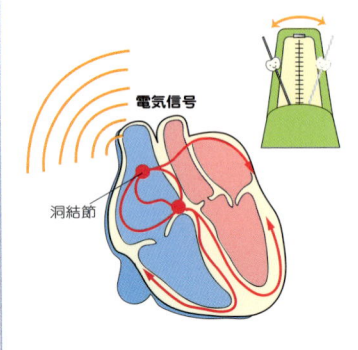

○ 不整脈とは、心臓の興奮が何らかの原因で速くなったり（頻脈）、遅くなったり（徐脈）、または正常に伝わらなくなった状態。
○ 不整脈は健常人にも一般的に起きており、すべての不整脈で治療が必要ということではない。
○ まれに突然死を引き起こす危険な不整脈もある。
○ 心不全・脳梗塞などの合併症の原因になるものは、治療が必要になる。

電気信号
洞結節

CLINICAL POINT
健康な成人の心拍数は安静時1分間に60〜100回。規則正しくうっていれば正常。

⚠ 不整脈がある患者は、抗不整脈薬のみ、または組み合わせて服用しているので、事前に服用薬剤を把握しておく必要がある。

原因を理解する
不整脈の誘発因子

原因となる疾病
器質性心疾患
　（狭心症・心筋梗塞・高血圧など）
甲状腺機能亢進症
電解質異常
　（低カリウム血症・低カルシウム血症など）

不整脈

疾病以外の原因
ストレス
疲労
睡眠不足
タバコ
コーヒー
アルコール
食べ過ぎ　など

動悸・めまい・だるさなど

不整脈の種類と症状

不整脈の種類

頻脈性不整脈
速い
- 心房粗動：300回/分程度
- 心房細動：500回/分程度
- 心房頻拍：200回/分程度
- 心室細動：400回/分程度

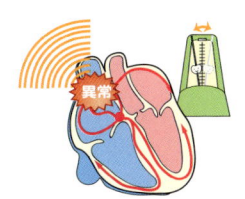

正常　拍動：60〜100回

徐脈性不整脈
遅い
- 洞不全症候群（40回/分以下）
- 房室ブロック

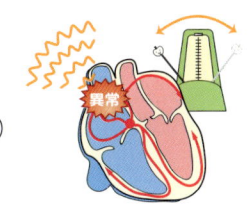

期外収縮
- 拍動が早いタイミングで起こって、一瞬リズムが乱れること。
- 期外収縮は健康な人にも起こっており、大半は心配ないとされているが、心疾患がある人は注意が必要。

不整脈の症状

頻脈性不整脈	徐脈性不整脈	期外収縮
・動悸 ・胸苦しさ ・胸痛 ・失神	・息切れ ・だるさ ・めまい ・失神	・脈が飛ぶ ・脈が抜ける ・脈が触れない ・瞬間的にドキッとする

⚠ 不整脈の症状・有無・程度には個人差がある。

命にかかわる不整脈

致死性不整脈

心室細動

- 異所性興奮が、心室内で早い周期で無秩序に起こる。
- 心臓が小刻みに震え痙攣した状態になる。
- 脳や体に血液を送り出すことができなくなるため、心停止と同じ状態となり、即座に治療しないと死亡する。心室細動を起こすと3～5秒で意識を失い、呼吸が停止する。
- 心拍数は1分間に300回以上になる。
- 心室細動は、狭心症・心筋梗塞、心筋症といった心臓にある他の病気で引き起こされるケースが大半。
- 心臓の痙攣をとめるためには、「除細動（電気ショック）」が必要（☞216ページ参照）。

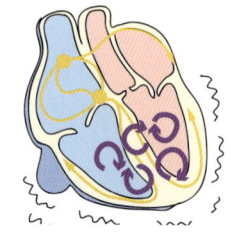

心室が痙攣している状態。

心室頻拍

- 心室内に異常な電気の通り道ができ、興奮がぐるぐる旋回する。
- 多くの場合、1分間に120回以上の頻脈を起こすケースを指し、急激な血圧降下に伴い、動悸・失神・ショック状態に陥る場合がある。
- 心室頻拍から心室細動に移行すれば、突然死に至る場合がある。
- 狭心症・心筋梗塞、心臓弁膜症、心筋症、重度の高血圧があると引き起こしやすくなる。
- ストレス・過労・睡眠不足・過剰な運動なども要因となる。

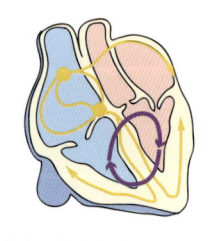

心室の筋肉が速いリズムで収縮する。

血栓ができやすくなる

心房細動

- 心房が正常に収縮せず、心房の各部分で無秩序に収縮する状態。
- 心房内の血流が悪くなり、血栓が形成されて脳に流れると、「心原性脳塞栓症」を招くこともある。
- 1週間以内で収まるものから、持続するものに分けられる。
- ストレス・運動不足・過労・飲酒・睡眠不足などは進行を早める要因となる。
- 他の疾患が原因となる場合もある（高血圧・糖尿病・心不全・心臓弁膜症・甲状腺機能亢進症など）。
- 心房細動は睡眠中に発生しやすい。
- 50〜70％の人は自覚症状がない。
- 加齢も原因の1つである。

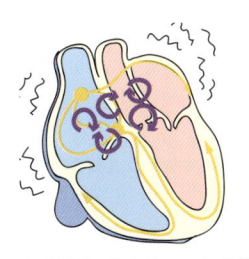

心房がけいれんしている状態。

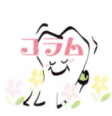

心原性脳塞栓症の予防薬
抗血栓薬服用患者が来院したら

Q．どんな人が飲んでいる？
A．心房細動などの不整脈がある人や、人工弁（機械弁）を入れている人、肺血栓塞栓症の人など。

Q．ワルファリン服用患者が来院した際の注意事項は？
A．抗菌薬や鎮痛薬の中には薬効作用を増強または抑制させるものがあるので、主治医や薬剤師の指示を仰ぐ必要がある。
「抗出血性因子」と呼ばれるビタミンKは、抗凝固薬であるワルファリンと相互作用することから、お互いの作用を弱くするため要注意。

⚠️ 一般的に、観血処置を行う場合も、抗血栓薬は中止すべきでないとされている。

抗血栓薬には、抗凝固薬（ワルファリンカリウム）、抗血小板薬（アスピリン）、血栓溶解剤があり、目的に応じ選択される。

Chapter 6　全身疾患　不整脈

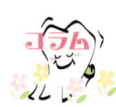

観血処置前には要チェック！
ワルファリン服用患者に観血処置がなされる際は、PT-INR値によって治療の可不可が決まる

　ワーファリン服用患者に観血処置を行う際は、PT-INR値によって処置が可能かどうか判断されます[7]。PT-INRが大きくなると、出血のリスクが高くなることを理解しておきましょう。

- PT-INR＝血液凝固能
- PT-INR＝患者血漿のPT（秒）／正常血漿のPT（秒）
- PT-INRが大きくなる＝出血のリスクが高くなる。

	～1.5	1.5～2.0未満	2.0～2.5未満	2.5～3.0未満	3.0～3.5未満	3.5～4.0
検査／エックス線撮影／印象採得						
簡単な修復処置						
複雑な修復処置／SRP／歯内療法					IR*	
普通抜歯／歯周ポケット掻爬術／歯肉形成術						
多数抜歯／単純な埋伏抜歯						
歯肉切除／歯根端切除術／インプラント（1本）／歯肉剝離掻爬術		IR*	IR*			
全顎抜歯	IR*					
広範囲な歯肉剝離掻爬術／多数の埋伏歯抜歯／多数のインプラント	IR*					
観血的整復固定術 顎矯正術						

- 🟦 通常の方法で処置可能（歯周炎や歯肉炎がある場合はリスクあり）。
- 🟨 処置可能だが、縫合や局所止血剤を併用するなど局所止血措置を確実に行うこと。
- 🟧 危険。医師に対診する必要あり。一般歯科医院では処置は行うべきではない。

＊ IR＝insufficient research to draw a conclusion（現在検証中）
上記表はHerman WNら（1997）による。

Chapter 6 の参考文献

1. 厚生労働省健康局. 平成 14 年度糖尿病実態調査報告. http://www.nhlw.go.jp/shingi/2004/03/s0318-15.html
2. 糖尿病診断基準検討委員会. 糖尿病の分類と診断基準に関する委員会報告. 糖尿病 1999; 42(5): 385-404.
3. 日本糖尿病学会（編）. 科学的根拠に基づく糖尿病診療ガイドライン. 東京：南江堂, 2004.
4. 厚生労働省健康局. 第 5 次循環器疾患基礎調査結果の概要. http://www.nhlw.go.jp/toukei/saikin/hw/kenkou/junkan00/gaiyo.html
5. 日本高血圧学会高血圧治療ガイドライン作成委員会（編）. 高血圧治療ガイドライン 2009. 東京：ライフサイエンス出版, 2009.
6. 日本口腔外科学会（監修）. ビスホスホネート系薬剤と顎骨壊死. 理解を深めていただくために. http://www.jsoms.or.jp/pdf2/bone_bisphos.pdf
7. 高橋 哲. インプラント治療の骨造成法. 基礎知識と臨床テクニック. 東京：医学情報社, 2010.
8. 医療情報科学研究所（編集）. 病気が見える. vol.3. 代謝・内分泌疾患. 東京：メディックメディア, 2004.
9. 医療情報科学研究所（編集）. 病気がみえる. vol.2. 循環器. 東京：メディックメディア, 2008.
10. 栗田康生. 心電図 Nursing Note. カンタン!! 理解の看護手帳. 大阪：メディカ出版, 2006.
11. 山田祐也. 糖尿病 Nursing Note. カンタン!! 糖尿病看護手帳. 大阪：メディカ出版, 2006.

Chapter 7
救急処置

バイタルサイン
救急法

Chapter 7 救急処置
バイタルサイン

生きているサイン
バイタルサイン

- バイタルサインとは、生きているしるしであり、生体が発する情報・所見である。
- 基本的には、脈拍・呼吸・血圧・体温の4つである。
- 医学的観点から、動脈血酸素飽和度（SpO_2）、意識レベルなども含めることがある。

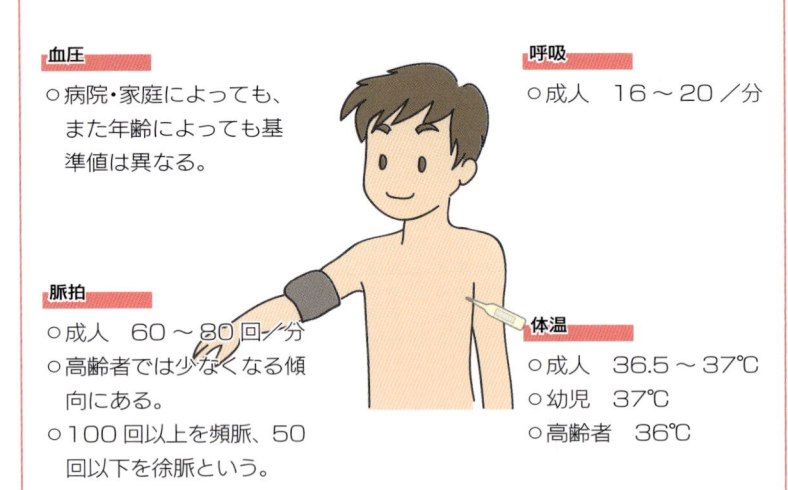

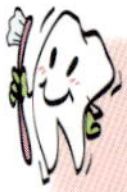

血圧
- 病院・家庭によっても、また年齢によっても基準値は異なる。

呼吸
- 成人　16～20／分

脈拍
- 成人　60～80回／分
- 高齢者では少なくなる傾向にある。
- 100回以上を頻脈、50回以下を徐脈という。

体温
- 成人　36.5～37℃
- 幼児　37℃
- 高齢者　36℃

CLINICAL POINT

歯科医院で血圧を測定する理由は、治療中の痛みやストレス、不安などでの急激な血圧上昇を把握し安全な治療を行うという目的のほか、患者自身も高血圧[*]に気がついていないことがあるため。

白衣高血圧
家庭血圧は正常なのに、診療室では緊張・不安のために高血圧を示す状態。

持続性高血圧
診療室・家庭でも常に血圧の高い状態。

仮面高血圧
診療室・家庭で測ると正常でも、高血圧を示す状態。

[*] 高血圧については☞183～190ページ参照。

末梢血管における拍動する回数
脈拍数

- 脈拍は、心臓の拍動によって生じる動脈壁の振動が末梢血管に伝播されたもの。
- 心臓の拍動とほぼ一致し、体表付近を通る動脈に触れることで、脈拍の遅速・硬軟・整不整など心臓の状態が把握できる。
- 脈拍数が50以下、または90以上で、脈の触れかたが弱く、リズムが乱れるような場合は、体調不良のきざしがある。

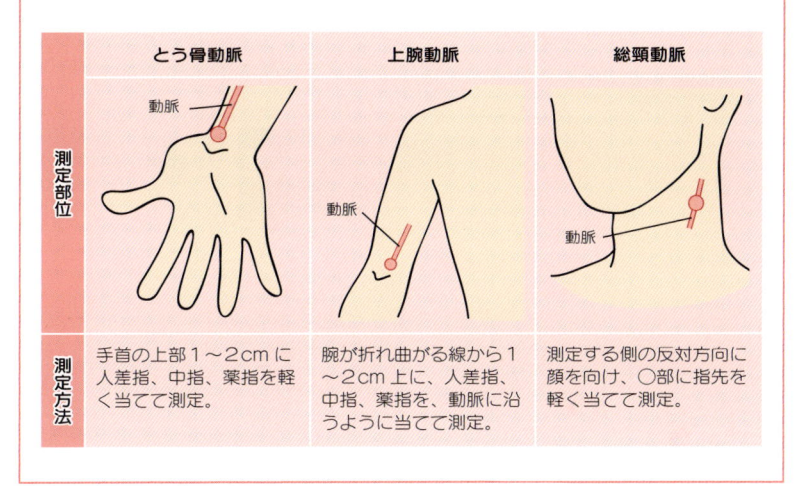

測定部位	とう骨動脈	上腕動脈	総頸動脈
測定方法	手首の上部1〜2cmに人差指、中指、薬指を軽く当てて測定。	腕が折れ曲がる線から1〜2cm上に、人差指、中指、薬指を、動脈に沿うように当てて測定。	測定する側の反対方向に顔を向け、〇部に指先を軽く当てて測定。

一定時間内に心臓が拍動する回数
心拍数 (bpm)

- 一定の時間内に心臓が波動する回数。通常は1分間の波動数をいう。
- 安静時心拍数は、男性60〜70、女性65〜75回程度。
- 正常な人では、脈拍数と心拍数は一致する。
- 不整脈をうっている人は、心拍数と脈拍数は一致しない（期外収縮など、心臓が収縮した直後に心臓が拍動した場合、脈拍には出現しない）。

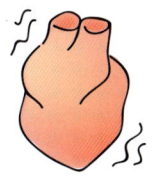

Chapter 7　救急処置　バイタルサイン

心臓疾患の診断に有効

心電図

心臓の筋肉が全身に血液を循環させるために、拡張と収縮を繰り返す時に発生する心筋の微弱な活動電流の増減を、波形として記録したもの。

心電図でわかるもの

①不整脈と伝導障害
②心筋の虚血・障害・壊死
③心房・心室の肥大や拡大
④心膜疾患（心膜炎など）
⑤電解質異常（K・Mg・Ca）
　　　　　　　　　　　　など

基本的な電極の貼りつけ位置

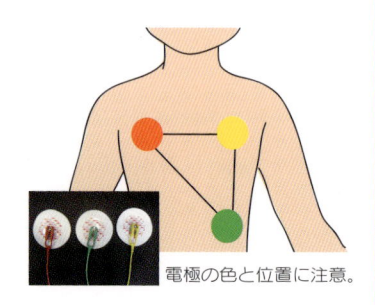

電極の色と位置に注意。

測定時の注意点

○電極をつける前に皮膚をアルコール綿で拭く。
○腕時計・ネックレス・ブレスレットなどの金属類は外す。
○靴下・ストッキングは脱いでもらう。
○室温調整をする。
　・暑すぎると発汗してしまう。
　・低すぎると、震えて筋電図が入る。
○波形の確認をする。

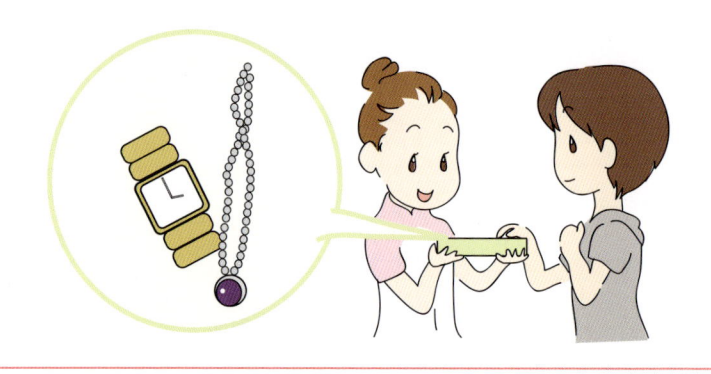

代表的な心電図の波形

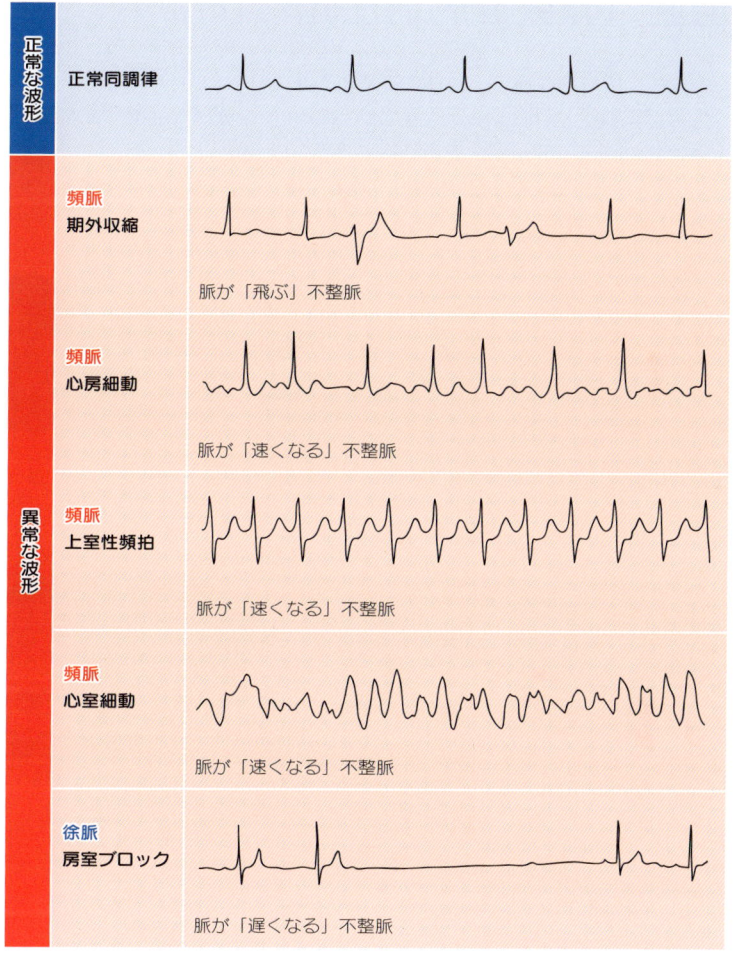

正常な波形	正常同調律	
異常な波形	**頻脈** 期外収縮	脈が「飛ぶ」不整脈
	頻脈 心房細動	脈が「速くなる」不整脈
	頻脈 上室性頻拍	脈が「速くなる」不整脈
	頻脈 心室細動	脈が「速くなる」不整脈
	徐脈 房室ブロック	脈が「遅くなる」不整脈

CLINICAL POINT

頻脈：心拍数が1分間に100回以上。多いときで400回以上。
　　　動悸・胸苦しさ・失神などの症状が出る場合がある。
徐脈：心拍数が1分間に30〜40回。めまい・失神・ふらつき・
　　　記憶力の低下などの症状が出る場合がある。

オシロメトリック法でしっかり測定

血圧（非観血的血圧）

○血管内に流れる血液が、血管壁に与える圧力のこと。
○血管には動脈・静脈・毛細血管などがあるが、一般的には動脈の血圧を指す。

基本的な血圧の測定方法

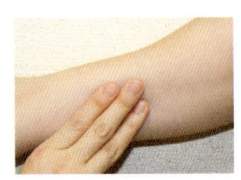

①上腕動脈の拍動がもっともよく触れる位置を指で確認する。

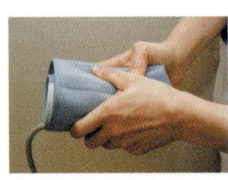

②カフを巻く前に、カフ内の空気を完全に抜いておく。

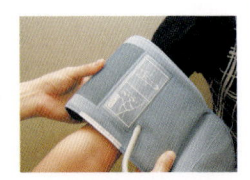

③上腕動脈の拍動がもっともよく触れる位置に指示マークが来るようにカフを巻く。

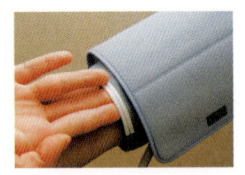

④カフの締めつけは、指が1〜2本入る程度が適当。

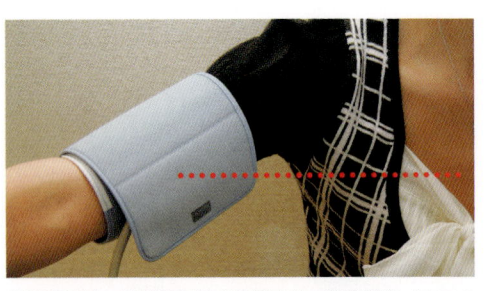

⑤測定時は、肘関節を軽く伸展させ、測定部位（カフの中心）が心臓と同じ高さになるようにする。

測定時の注意点

○静かで適当な室温の環境で測定する。
○測定前の喫煙・飲酒・カフェインの摂取はやめてもらう。
○厚手のシャツ・上着の上からカフを巻いてはいけない。
○厚手のシャツをたくしあげての測定は避ける。
○カフの幅は、腕の太さの1.2〜1.5倍が適切。
○測定中に話しかけない（会話はNG）。

CLINICAL POINT

- **測定頻度が高いと誤差が生じる**
  再測定の際、時間をおかずに測定すると誤差が生じやすい。一度圧迫した血管の状態が回復するには、約2～3分必要。

- **脈拍数が少なすぎると誤差が生じる**
  脈拍数が少なすぎると、一拍一拍のあいだのカフ圧差が大きくなり、誤差が大きくなる。

測定誤差を防ぐ方法

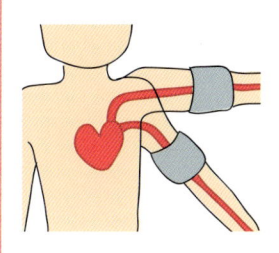

腕の位置に注意
- 心臓より腕の位置が高いと、収縮期・拡張期血圧とも低くなる。
- 心臓より腕の位置が低いと、収縮期・拡張期血圧とも高くなる。

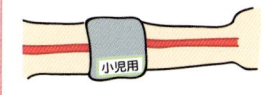

カフ幅の選択は重要！
- カフ幅は年齢ではなく、腕の太さで決める。
- カフ幅が狭ければ、収縮期・拡張期血圧とも高くなる。
- カフ幅が広ければ、収縮期・拡張期血圧とも低くなる。

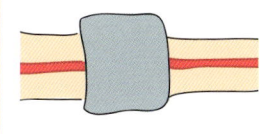

カフの巻きかたに注意！
- ゆるすぎると、収縮期・拡張期血圧とも高くなる。
- きつすぎると、収縮期血圧にはあまり影響がないが、拡張期血圧は低くなる。

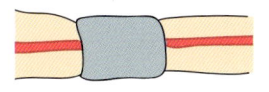

⚠ ストレス・尿意・食べ物・運動などは、血圧を上げる要因になる。

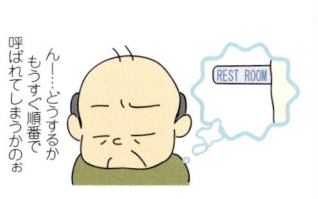

んー…どうするかもうすぐ順番で呼ばれてしまうかのぉ

REST ROOM

Chapter 7　救急処置　バイタルサイン

低酸素症の発症を知るうえで重要

SpO_2 （経皮的動脈血酸素飽和度）

- S は「Saturation（飽和状態）」、P は「Pulse（脈拍）」、O_2 は「Oxygen（酸素）」の略。
- 組織に光をあて、動脈血中の酸素と結合しているヘモグロビンの割合を測定する。
- 低酸素症の発症をモニターすることが目的。

数値が示す状態

93%以上	正常値
90%以下	検査を勧める必要あり
70%以下	チアノーゼ*を呈する
50%以下	組織の損傷
30%以下	細胞死

数値は、呼吸のしかた、姿勢、動作などで変化する。

基本的な SpO_2 の測定方法

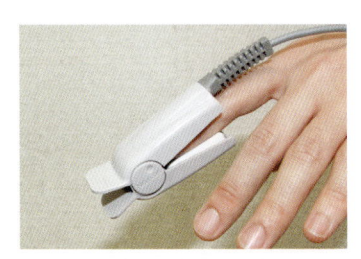

クリップ式プローブを指に装着する。マニキュアは除去する。

測定時の注意点

- カフを巻いた腕での測定は誤差が生じやすい。
- プローブの周囲が明るすぎると正しく測定できない。
- 濃いマニキュアが塗布されている場合、除去するか、緊急の場合は指を縦にして測定する。
- 指の大きさにあったものを使用する。
- 高度な貧血があると誤差が生じやすい。

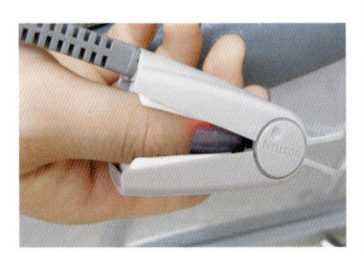

濃いマニキュアが塗布されている場合の緊急測定法である、指を縦にしてクリップ式プローブを装着している例。ただし基本はマニキュアの除去であり、この方法は緊急時の測定方法である。

*チアノーゼは、血中酸素が減少し、二酸化炭素が増加したため、皮膚、粘膜、口唇、爪が青紫色を帯びること。

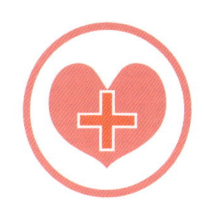

Chapter 7　救急処置

救急法

一次救命処置が重要

救急蘇生[1]

○ 救急蘇生とは、意識消失・心臓停止・呼吸停止などを伴う傷病者が発生した場合に行われる救命処置で、一次救命処置と二次救命処置がある。
○ 一次救命処置[*1]は、その場に居合わせた人が行う救命処置のことであり、救命連鎖のはじめの3つの要素を包括する概念である。
○ 二次救命処置は、病院など設備の整った環境で、有資格者により行われる救命処置のこと。

救命の連鎖（Chain of Survival）

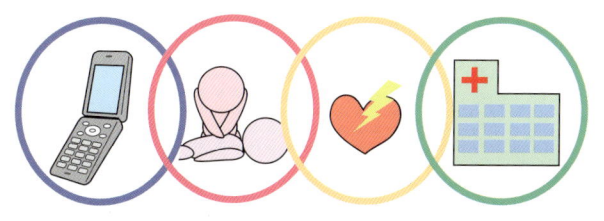

迅速な通報（119番）　迅速な心肺蘇生　迅速な除細動　二次救命処置

カーラーの救命曲線[*2]

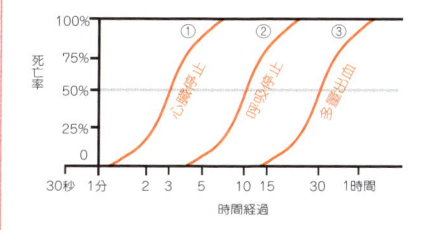

① 心臓停止後、約3分で50%死亡
② 呼吸停止後、約10分で50%死亡
③ 多量出血後、約30分で50%死亡

○ 臨床的な心停止後、脳は約3〜4分で血流停止による重大な損傷を受けるので、すみやかに蘇生法を開始する必要がある。
○ 119番通報から救急車が到着するまで全国平均6分18秒かかっているので、現場に居合わせた人による心肺蘇生法を実施することが、きわめて重要となる。

*1　一次救命処置は、BLS（Basic Life Support）と呼ばれる。
*2　フランスの救急専門医 Cara M が1981年に報告したもの。応急手当の理論的根拠。

心臓を再び動かすための応急手当
胸骨圧迫のしかた

止まってしまった心臓の代わりに、全身に血液を送り込むための応急手当。

圧迫する位置

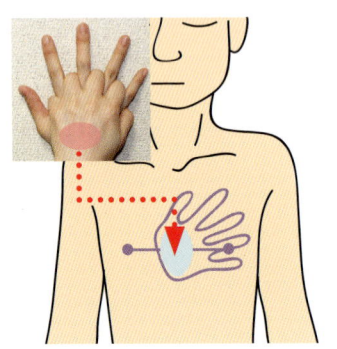

乳首と乳首を結ぶ線の中央を、手の根元で強く押す。

胸骨圧迫のしかた

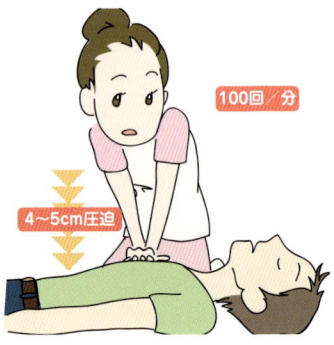

真上から1分間に100回の速さで力強く押す。4～5cmの深さで圧迫する。

自動対外式除細動器
AED：Automated External Defibrillator

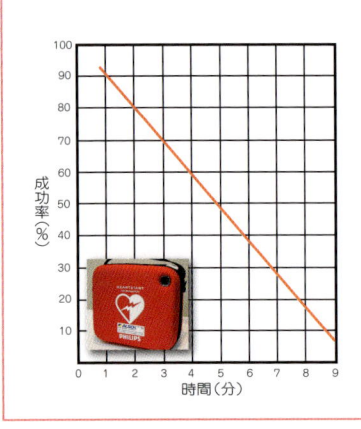

- 痙攣し血流のポンプ機能を失った心臓に対し、除細動（電気ショック）を与え、正常なリズムに戻すための医療機器*。
- 救命率は、除細動が1分遅れるごとに7～10％も減少する。
- より効果的に除細動を行うには、心停止後5分以内が有効とされている。

＊2004年7月より医療従事者ではない一般市民も使用できるようになった。
引用）AHA 心肺蘇生と救急心疾患治療のための国際ガイドライン2000.より

胸部圧迫＋AED

一次救命処置のアルゴリズム[1]

① 意識と呼吸があるか**大声で叫び**、確認をする。

⚠️ **身体は動かさず耳元で呼びかける。**

○○さんは119番に連絡を！
△△さんはAEDを持ってきてください！
はいっ

② 人を集める。
119番に連絡し、AEDを手配する。

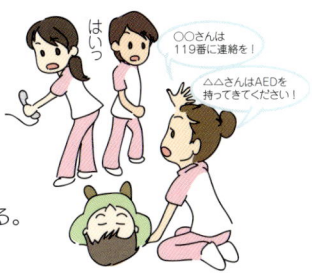

③ 気道を確保する（頭部後屈顎先挙上法）。
片手で患者の額を押さえながら、もう一方の手で患者さんの顎先を挙上する。顎先を挙上する指が、顎から頸部にかけて軟組織に食い込まないように、**指先は骨のある硬い部分に当てる**ようにする。

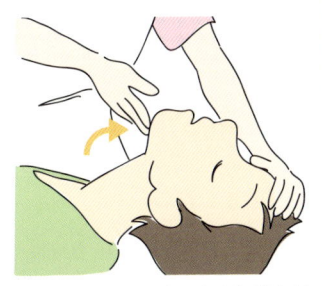

頭部後屈顎先挙上法による気道確保のイメージ。

④ 呼吸を確認する（頭部後屈顎先挙上法のままで行う）。

脈拍あり・呼吸なし
➡人工呼吸　約10回／分

呼吸なし・脈拍なし（または不確実）
➡胸が上がる人工呼吸を2回
　（1秒かけて胸が上がるのが確認できる程度）

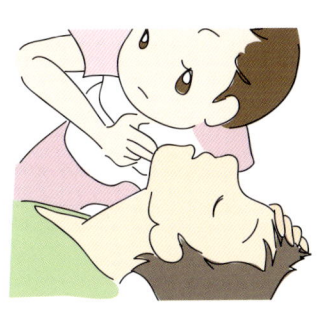

呼吸の確認は、頭部後屈顎先挙上法にて気道確保したまま行う。

☞次ページに続く

⑤ 胸骨圧迫30回＋人工呼吸2回を繰り返す。

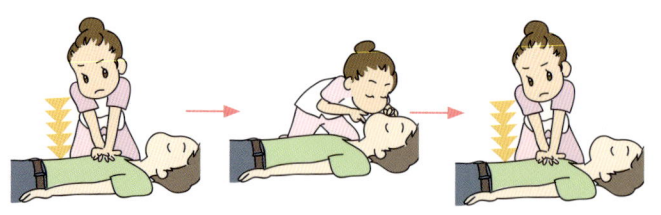

1分間に100回のリズムで30回の胸骨圧迫と人工呼吸2回、再度胸骨圧迫のように繰り返す。

⑥ AEDが到着したら、AEDの指示に従い、電極パットを直接皮膚に貼る。その際、空気が入らないようにぴったりと貼ること。

右上上部の鎖骨の下あたり

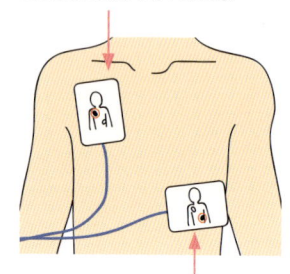

> ⚠ パッドを貼る際は、汗（水分）を拭き取り、貴金属（ネックレス・時計）・湿布などは取り除く。

> ⚠ ペースメーカーが埋め込まれている場合、胸の一部がこぶのように出っ張っている。電極はそこから少なくとも2〜3cm離して貼りつける。

左胸部の脇の下5〜6cm下あたり

⑦ 除細動の必要がある場合、患者さんに誰も触れていないことを確認する。

⑧ 安全確認後、ショックボタンを押す。

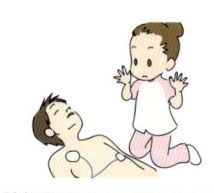

除細動時には、患者さんに誰も触れてはいけない。

⑨ 除細動後、AEDの電極を貼ったまま、胸骨圧迫を再開。

⑩ 2分後、自動的にAEDより、再度除細動の必要の有無の指示がある。

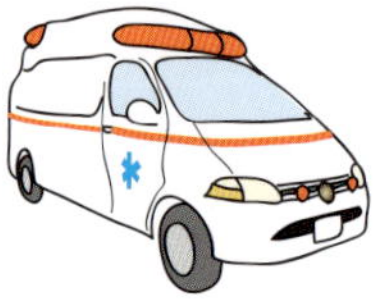

⑪ 意識が戻ったら、横の姿勢で楽にして救急車の到着を待つ。

> ⚠ AEDのパッドは貼ったまま。

Chapter 7 救急処置

Chapter 7 の参考文献

1. 日本救急医療財団心肺蘇生法委員会（監修），日本版救急蘇生ガイドライン策定小委員会（編著）．救急蘇生法の指針．2005改訂3版．医療従事者用．東京：へるす出版, 2007.
2. 栗田康生．心電図 Nursing Note．カンタン!! 理解の看護手帳．大阪：メディカ出版, 2006.
3. 医療情報科学研究所（編集）．病気がみえる．vol.2．循環器．東京：メディックメディア, 2008.

Chapter 8
補綴修復治療

総論
プロビジョナルレストレーション
生物学的幅径
フルーティング
トランジショナル・ラインアングル
コーピング
エマージェンスプロファイル

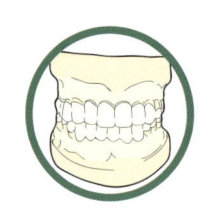

Chapter 8 補綴修復治療
総論

補綴修復治療の目的
長期安定に必要な5条件

- 生物学的恒常性の回復と組織の保存
- 機能の回復・改善
- 力学的回復・改善
- 審美性の回復・改善
- 患者の快適性の回復・改善

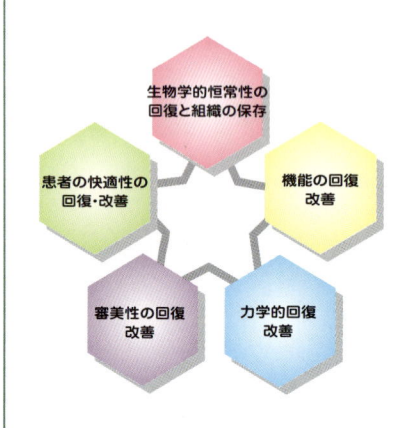

○補綴治療の目的は、以下の5つの要素に集約される。
○どれも長期的安定を目指す上で必要不可欠な要素である。

①生物学的恒常性の回復と組織の保存
②機能の回復・改善
③力学的回復・改善
④審美性の回復・改善
⑤患者の快適性の回復・改善

長期安定を目指す上で危惧すること
全体を把握することが重要

(画像ラベル:咬合力、パラファンクション、細菌、ストレス、咬合、口腔衛生、唾液)

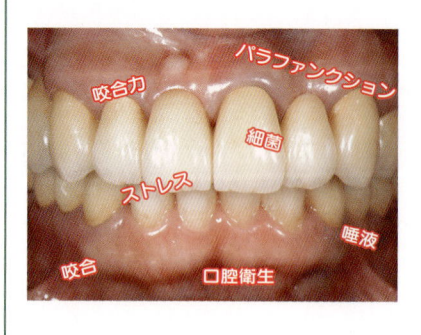

○個々の口腔内の環境(細菌、温度、唾液の質と量、残存歯数、歯列)
○口腔衛生状態
○モチベーションの低下
○全身的既往の変化
○社会的環境の変化
○薬の服用等による、唾液量の変化
○心理的要因(ストレス等)による過度の咬合力やパラファンクション

Chapter 8 補綴修復治療 総論

歯周治療・メインテナンスだけが歯科衛生士の仕事ではない！
補綴修復治療における歯科衛生士の関わり

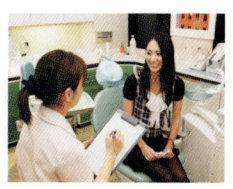

患者との関係
- 患者の治療における希望の把握。
- 不安・不満の緩和。
- 精神的なサポート。

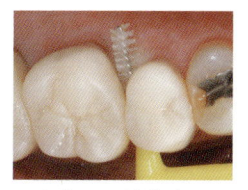

術者として
- 患者の口腔衛生スキルの把握。
- 自浄性・清掃性・適合性・形態などに関する情報の把握。
- 製作された補綴修復物に対する清掃器具の選択。

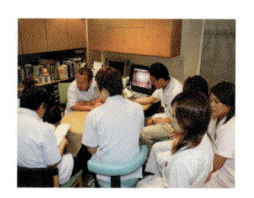

チームの一員として
- 通院しやすい環境の提供。
- 自浄性・清掃性・適合性・形態などに関する情報提供。
- コデンタルスタッフ間での連携。

いくつ知ってる？
チームアプローチに必要な基礎用語

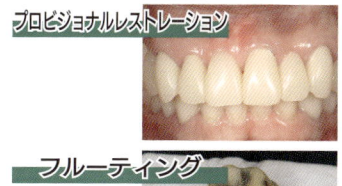

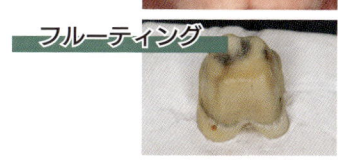

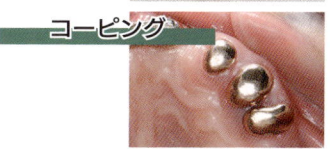

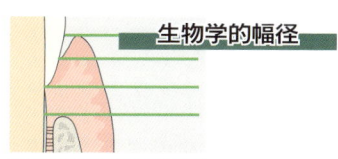

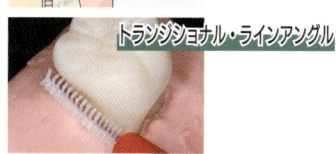

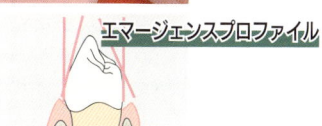

- プロビジョナルレストレーション
- フルーティング
- コーピング
- 生物学的幅径
- トランジショナル・ラインアングル
- エマージェンスプロファイル

補綴修復治療の流れ

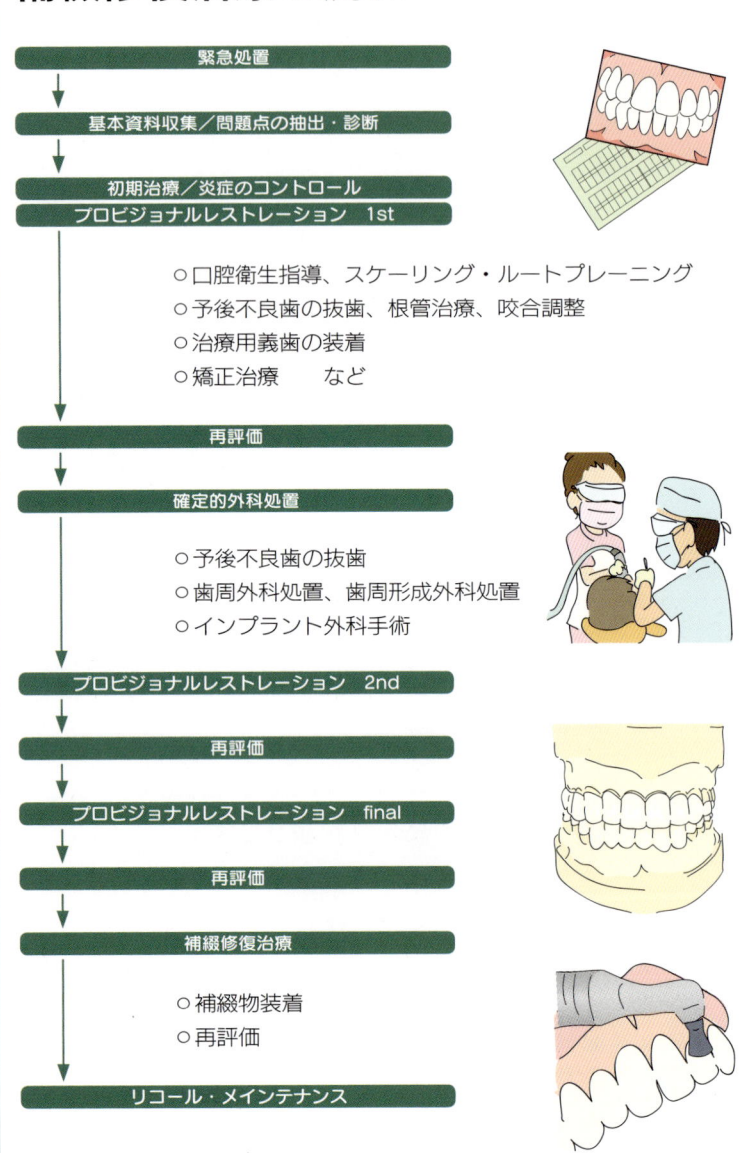

患者は今どのステージにいるのか？

```
緊急処置
   ↓
基本資料収集／問題点の抽出・診断
   ↓
初期治療／炎症のコントロール
プロビジョナルレストレーション　1st
```

- 口腔衛生指導、スケーリング・ルートプレーニング
- 予後不良歯の抜歯、根管治療、咬合調整
- 治療用義歯の装着
- 矯正治療　　　など

```
   ↓
再評価
   ↓
確定的外科処置
```

- 予後不良歯の抜歯
- 歯周外科処置、歯周形成外科処置
- インプラント外科手術

```
   ↓
プロビジョナルレストレーション　2nd
   ↓
再評価
   ↓
プロビジョナルレストレーション　final
   ↓
再評価
   ↓
補綴修復治療
```

- 補綴物装着
- 再評価

```
   ↓
リコール・メインテナンス
```

Chapter 8　補綴修復治療　総論

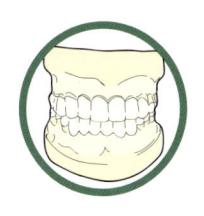

Chapter 8 補綴修復治療
プロビジョナルレストレーション

さまざまな治療段階で活用される
プロビジョナルレストレーションとは

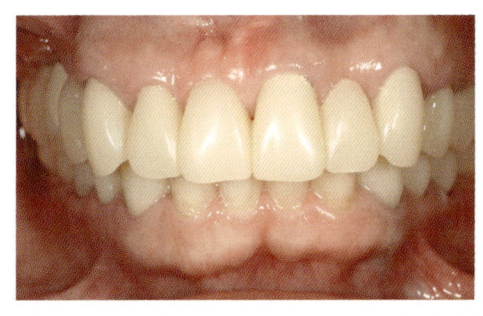

- Pro（前）– Vision（観察）– Restoration（修復物）の意味。
- 補綴物が的確に機能するか試行し、前もって判断するための暫間的修復物のこと。
- プロビジョナルレストレーション装着時は、歯科医師・歯科技工士・歯科衛生士が連携をとり、共通のコンセプトのもと、歯肉（歯周組織）の反応、清掃性・自浄性の評価、咬合診査、審美性の評価を行う。

臨床例

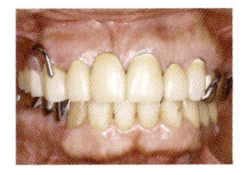

初診時
患者は咬合の不具合、審美的不満を訴えて来院。

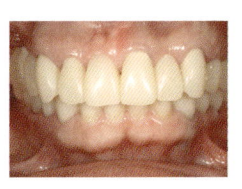

プロビジョナルレストレーション時
咬合の安定・再構築、審美的改善が可能かどうか、プロビジョナルレストレーションにて確認・判断する。

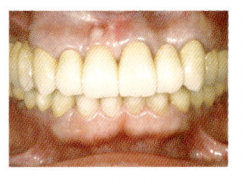

治療終了時
歯科医師・歯科技工士・歯科衛生士の連携のもと補綴修復治療を行い、必要な条件を満たす結果が得られた。

歯科衛生士臨床とプロビジョナルレストレーション

プロビジョナルレストレーション装着時にすべきこと

治療初期での活用

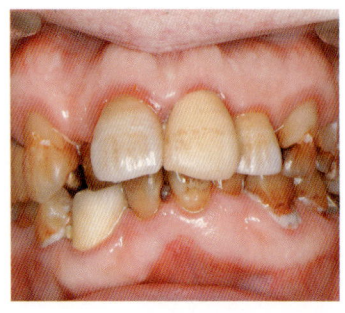

プラークコントロールの改善は、治療内容を左右する重要な要素。

① 患者の口腔衛生スキルの把握
- 写真は初診時の状態。上顎前歯マージン部に腫脹が見られる。この口腔衛生状態では、腫脹が補綴物によるものなのか、プラークもしくはその他の理由のためなのかがはっきりしない。
- そのため、第一に口腔衛生状態の改善を図り、腫脹の原因を見極める。

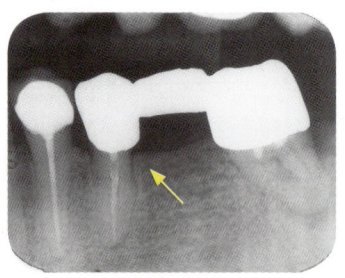

オーバーハングが強い。無理にインスツルメントなどを挿入すると、歯肉を傷つける原因となりやすい。

② 歯周組織の炎症抑制
- 不適合修復物が存在する場合、ブラシやインスツルメントのアクセスが困難な場合がある。
- そのような場合は、早い段階でプロビジョナルレストレーションに置き換えることで、清掃性の環境改善や、器具の到達性を向上させることにつながる。

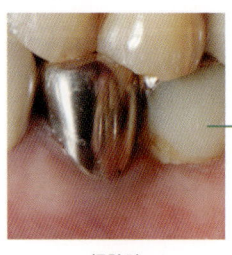

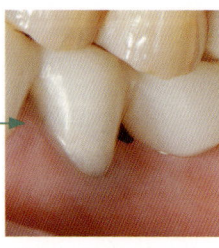

初診時 → プロビジョナルレストレーション時

オーバーハングを改善するだけで歯周組織の炎症は減少し、より正確なインスツルメンテーションが可能となる。

最終修復処置時での活用

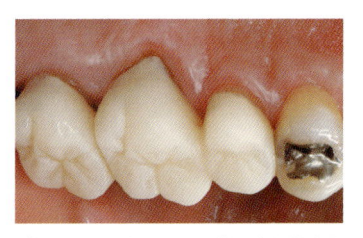

プラークコントロールの難易度に関する情報提供は、長期的安定を目指すうえで必要かつ重要な要素。

① **最終補綴修復物の形態の試行と決定**
○ 装着されたプロビジョナルレストレーションについて、
　①歯周組織との調和度
　②プラークコントロールの難易度
　③発音・審美性の観察
　④装着感の確認
　の情報交換を、歯科医師・歯科技工士と行う。

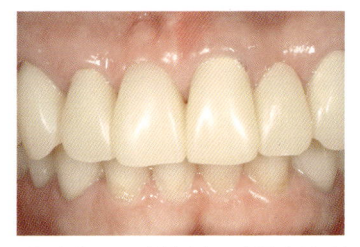

デンタルフロスが適応か、歯間ブラシが最適か、考慮が必要。

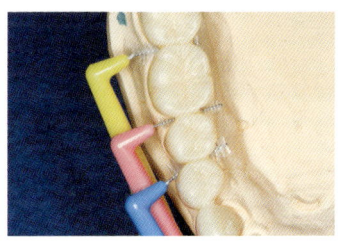

② **清掃器具の考慮**
○ 固定範囲・補綴方法により、デンタルフロスを使用するか・歯間ブラシを使用するかなど指導方法に変更が生じる場合があるため、プロビジョナルレストレーション時の事前確認は必須。
○ 修復物の長期的安定には、患者のモチベーション維持が重要。そのため、患者の行うホームケアはできるだけシンプルなものになるように、歯科医師・歯科技工士に情報提供する。

この写真のように、歯間ブラシを複数本使用しなければならない状況は避けるべきである。

KEY PHRASE
清掃性・自浄性の確保が重要！

CLINICAL POINT
・使用する清掃器具は最小限に！
・模型上でもサイズの確認を！

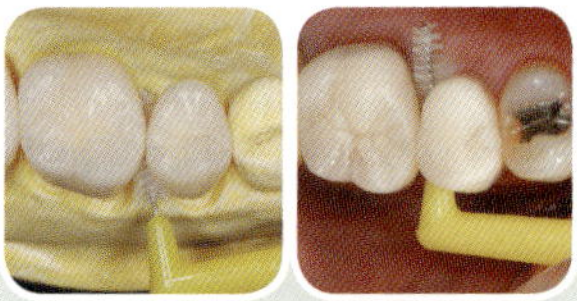

模型上も口腔内も、同サイズ・同メーカーのもので検討する。

Chapter 8　補綴修復治療　プロビジョナルレストレーション

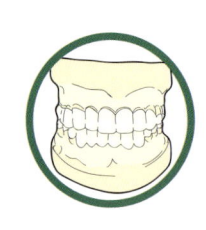

Chapter 8　補綴修復治療

生物学的幅径

歯槽骨頂から歯肉溝底部までの歯肉の付着幅

生物学的幅径*とは

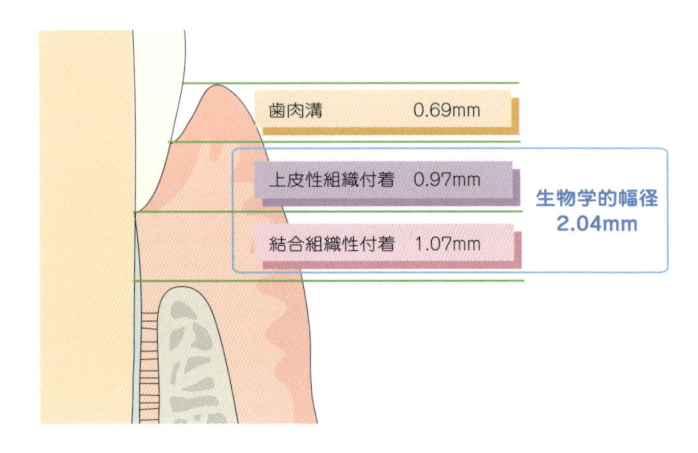

歯肉溝　0.69mm
上皮性組織付着　0.97mm
結合組織性付着　1.07mm
生物学的幅径　2.04mm

①歯槽骨頂～歯肉溝底部までの歯肉の付着幅のこと。
②正常歯肉は、結合組織性付着1.07mm、上皮性組織付着0.97mm、あわせて2.04mmの付着幅が必要。
③Navinsらは、歯肉の健康を考えるときには歯肉溝の深さも無視できないとの考えから、歯肉溝の深さも合わせた合計約3mmを生物学幅径と定義している*。

臨床例

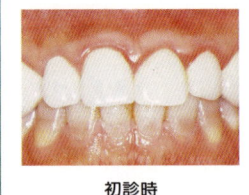

初診時
歯肉に慢性的な炎症が生じている。

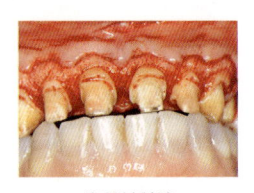

歯周外科時
生物学的幅径の回復のため歯冠長延長術が行われた。

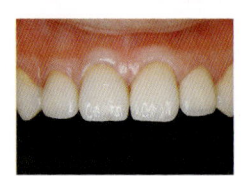

メインテナンス時（9年後）
歯肉の炎症は消失し、良好な状態を維持している。

* Navinsらの定義については☞58ページ参照。

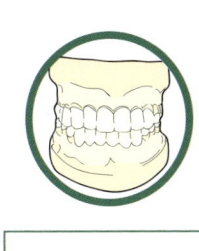

Chapter 8 補綴修復治療
フルーティング

I度の根分岐部病変に対応
フルーティングとは[1]

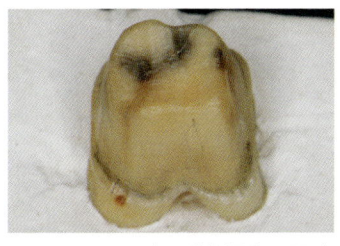

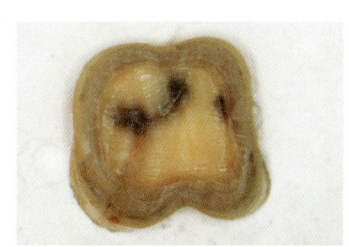

○ クラウンマージンが歯根上に設定されるような場合、特に根分岐部に対する部分は補綴物が過豊隆とならないように十分な削除を行い、軸面を広く凹面に形成することが必要となる。このような特別な支台形成をフルーティングという。

○ 根分岐部病変による炎症が存在する場合、歯科医師・歯科技工士・歯科衛生士の3者間で情報交換を行い、フルーティングにより根分岐部の清掃性の向上、炎症の消退が可能か否か検討するとよい。

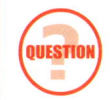

Question どちらが清掃しやすい？
同じ支台歯から、2タイプのプロビジョナルレストレーションが製作されました。（ANSWER は次ページ）

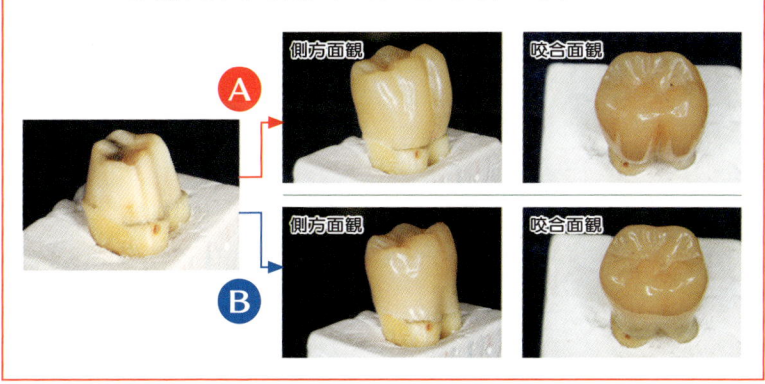

A 側方面観 / 咬合面観
B 側方面観 / 咬合面観

臨床例

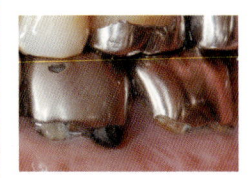

術前
不適合補綴物が装着されており、頰側にⅠ度の根分岐部病変が存在する。

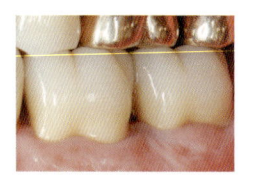

術後（側方）
プロビジョナルレストレーションを経て、清掃性などを考慮し製作された最終補綴物。

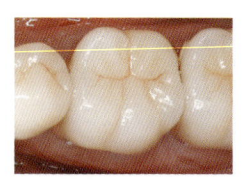

術後（上方）
根分岐部からストレートに立ち上がり、無理なく歯冠のふくらみを表現しているので、咬合面観の形態に影響はない。

CLINICAL POINT

- 清掃のしにくい形態（オーバーカントゥアや強すぎる根分岐部への凹凸）は、清掃性の悪化やう蝕リスクを高める。
- 歯科医師・歯科技工士・歯科衛生士が連携し、自浄性、清掃性のある形態を模索することはとても大切である。

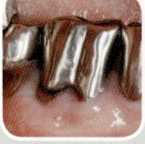

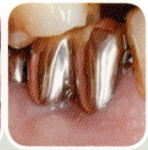

強い根分岐部への凹凸の例。

Answer　Bのほうが清掃性は良好です！

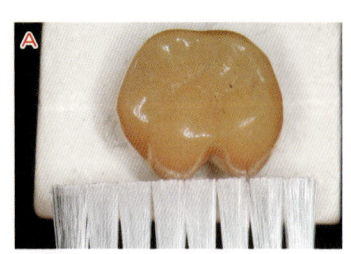

A
Aの形態は、近遠心面からの立ち上がりの豊隆にじゃまされ、ブラシの到達性はよくありません。

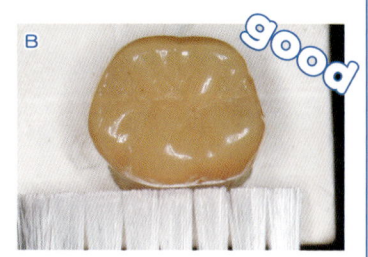

B　good
Bの形態は、ブラシの先端が容易に根分岐部相当部に到達できることから、清掃性は良好です！

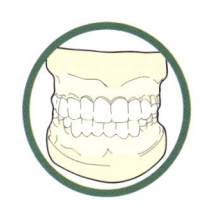

Chapter 8 補綴修復治療
トランジショナル・ラインアングル

歯冠部隣接面のハイジニックエリアに影響する
トランジショナル・ラインアングルとは

- トラジショナル・ラインアングルとは、豊隆のある頬舌面〜凹みのある隣接面に移行する部位のこと。
- この部位は、清掃性・自浄性の面で重要な部位になる。
- 隣接面の凹面は、フロッシングだけでは清掃困難な部位である。ここをいかに清掃するか、清掃しやすい形態になるように情報提供するかが、補綴修復治療での歯科衛生士が担う必須事項である。

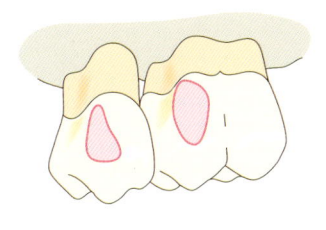

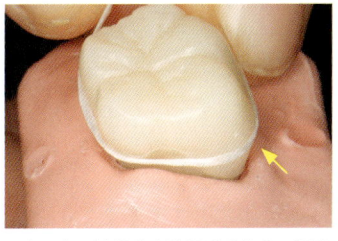

いかにして清掃性を確保するか？　隅角部の豊隆が強いため、凹みが強くなってしまっている。

CLINICAL POINT

- 天然歯の歯頸部断面図を見てみると、頬側は凸面、隣接面は凹面形態になっている。
- しかし補綴修復の現場では、隅角が鋭角な出っ張りとなる補綴物を製作しがちであり、清掃面から見ると良好とは言えない（☞232 ページ参照）。

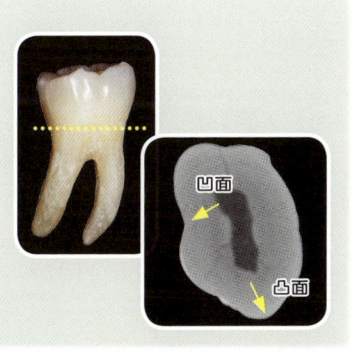

凹面
凸面

歯科衛生士ならではの視点をプラス

清掃性向上に向けての情報提供

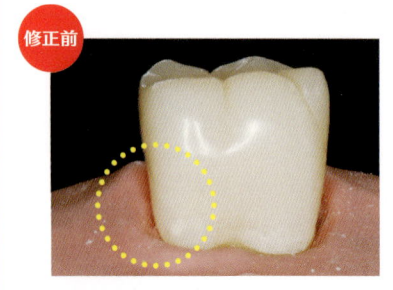

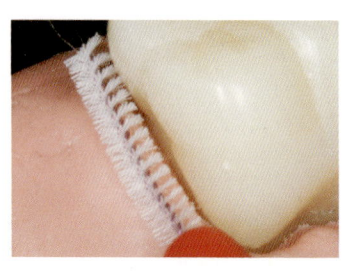

修正前

修正前の外形では、トラジショナル・ラインアングルにおける豊隆がありすぎるため、歯間ブラシなどの清掃においても、凹面へのアクセスが良好な状態とは言えない。

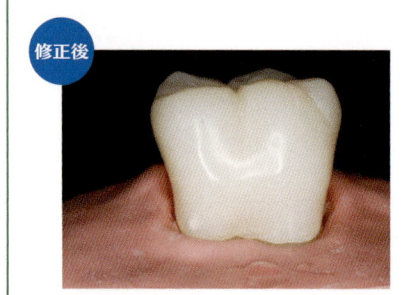

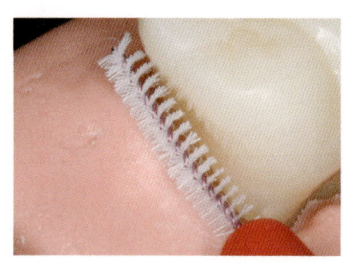

修正後

そこで、歯頸部側 1/3 〜 1/2 のトラジショナル・ラインアングルにおけるカントゥアを控えめにして、マージンからの立ち上がりをややアンダーに形成することにより、歯間ブラシなどによる凹面への到達性が向上した。

臨床例

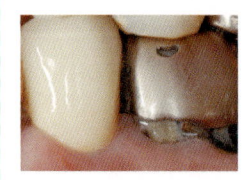

不適合補綴物が装着されている。

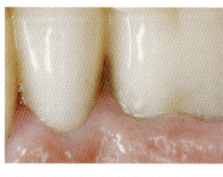

プロビジョナルレストレーションの状態。隅角部の豊隆が強いため、隣接部へのアクセスが困難。

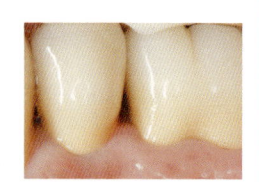

最終補綴物を装着した状態。情報提供の結果、形態が修正され、隣接部の清掃性が向上した。

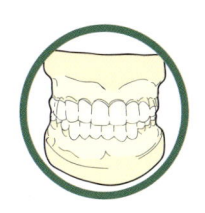

Chapter 8 補綴修復治療
コーピング

機能を理解しよう

コーピングの目的と機能

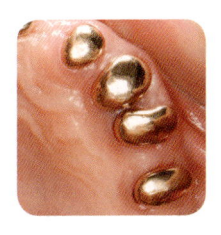

コーピングは、
　①顎骨の保存
　②義歯の維持装置
　③粘膜の保護
　④歯根膜受容器の活用[2]
を目的に装着される補綴物のこと。

①顎骨の保存
力学的負担が関係している場合、歯冠歯根比を改善して歯槽骨に加わる負担を軽減することで、歯の保存および歯槽骨の維持が可能になる。

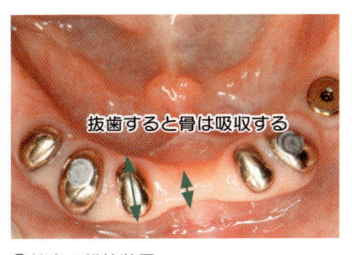

抜歯すると骨は吸収する

②義歯の維持装置
コーピング上部に義歯をのせることで、支持力・安定性が向上する。

③粘膜の保護
歯冠歯根比の改善ならびに力のコントロールによって、粘膜に対する無理な力が緩和される。

④歯根膜受容器の活用
咬み心地、歯ざわりといった微妙な咀嚼感覚を得ることができる。

CLINICAL POINT

①通常の歯冠歯根比　②歯冠歯根比の悪化　③歯冠歯根比を改善

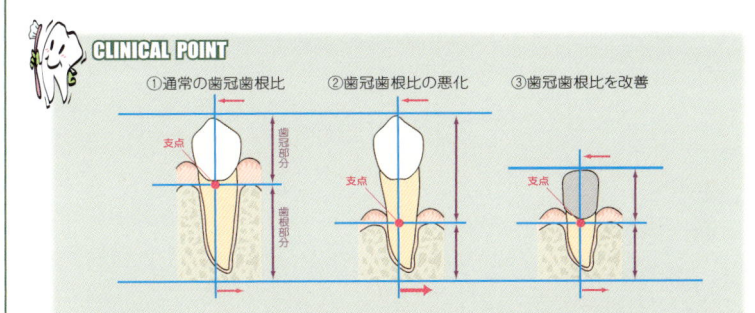

歯冠歯根比が悪化すると歯槽骨の負担が大きくなる。また、正常な咬合力でさえも外傷的に作用し、咬合性外傷を引き起こす場合がある。その比率を改善することにより、歯槽骨に加わる力をコントロールし、顎骨の保存が行われる。

CLINICAL POINT の図は、牧宏佳ほか．オーバーデンチャーのメインテナンス．デンタルハイジーン　2008；28（9）：887 より引用改変（①、②は古谷野潔，矢谷博文（編）．歯科技工別冊．目で見る咬合の基礎知識．2002.より）

Chapter 8 補綴修復治療 コーピング

ケア時に見落としてはいけない
コーピング装着患者ならではのリスク

①清掃性

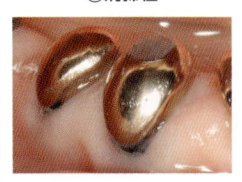

歯冠の長さが短い場合、ブラシの毛先が歯頸部に当たらず流れてしまう傾向にあり、歯頸部う蝕のリスクとなる。

②唾液作用の阻害

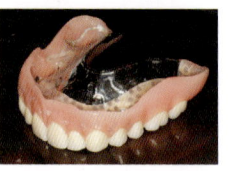

コーピングを義歯の支台として使用している場合、唾液の自浄作用・殺菌作用が阻害される。

③義歯内面の汚れ

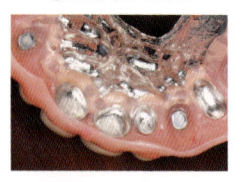

義歯内面に食物残渣やプラークの停滞があると、支台歯周囲が不潔になり、う蝕リスクとなる。

④過度な側方圧・咬合圧

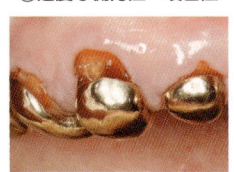

もともと骨の支持が少ない歯に、過度な側方圧・咬合圧が加わると、予後不良に陥りやすい。写真はパラファンクションが原因と考えられるアブフラクションの例。

CLINICAL POINT
唾液の作用

- 抗菌作用
- 再石灰化作用
- 消化作用
- 粘膜保護作用
- pH緩衝作用
- 自浄作用

CLINICAL POINT
アブフラクション

不適切な咬合力が原因となって、エナメル質とセメント質の境目に生じる硬組織の欠損のこと。

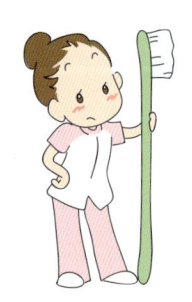

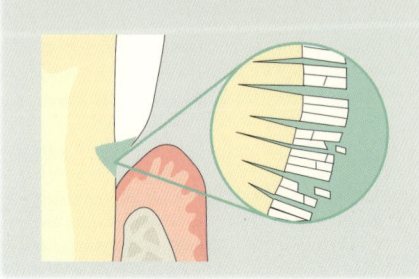

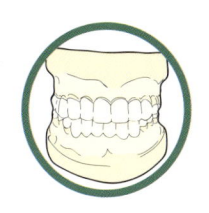

Chapter 8 補綴修復治療
エマージェンスプロファイル

歯肉から歯冠部への移行部分
エマージェンスプロファイルとは

- エマージェンスプロファイルとは、歯肉縁下および歯頸部側1/3のカントゥアのこと。
- この立ち上がりの部分および歯肉縁下の形態が、口腔衛生状態にきわめて重要であり、補綴物の予後に大きく影響する。
- 原則的には、歯根面より移行的に形成される。

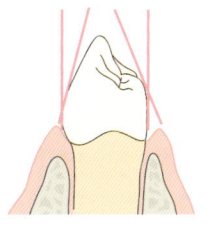

この部位がオーバーカントゥアとなれば、プラークが堆積しやすく、かつ除去しにくくなり、歯周組織に対して大きな問題が生じやすくなる。

オーバーカントゥアはリスク部位
カントゥアの3つのタイプ

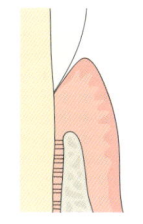

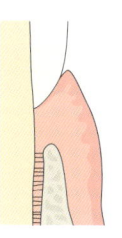

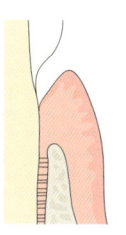

ノーマルカントゥア　オーバーカントゥア　レスカントゥア

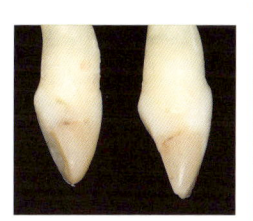

天然歯ではカントゥアの形態は移行的だが、豊隆の度合いはさまざまである。

CLINICAL POINT
オーバーカントゥアは、食片や歯肉の停滞などの不潔域の増大により、歯肉辺縁の炎症の悪化やう蝕リスクを高くする可能性が高いので、要注意！

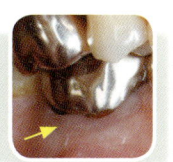

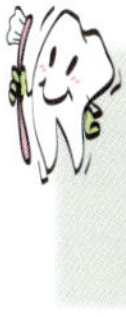

Chapter 8 の参考文献

1. 寺西邦彦, 山口周行, 山口芳正（編）. 歯科技工別冊. 目で見るクラウン・ブリッジ. 東京: 医歯薬出版, 2001.
2. 寺西邦彦. 無歯顎補綴に強くなる本. 上巻. 東京: クインテッセンス出版, 2009.
3. 牧宏佳, 鈴木尚, 大野綾子. 症例で見る！補綴物の入った口腔内のメインテナンス ③オーバーデンチャーのメインテナンス. In: 古谷野潔, 矢谷博文（編）. 歯科技工別冊. 目で見る咬合の基礎知識. 東京: 医歯薬出版, 2008.

Chapter 9
インプラント

総論
インプラントの構造
プラットフォーム部の形態
維持様式の違い
支台歯数の違いによる分類
骨造成
骨補填材の分類
天然歯とインプラントの違い
メインテナンス時の診査事項
インプラント周囲炎
インプラントのメインテンス

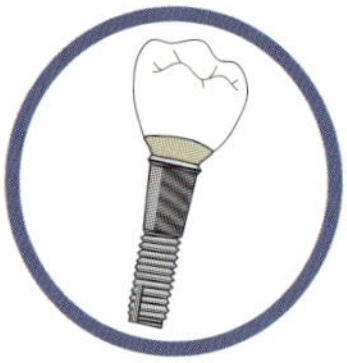

Chapter 9　インプラント
総論

主な治療目的は6項目
インプラント治療の目的

○インプラントとは、失った歯根のかわりにチタン製の支柱を埋め込み、上部構造を構築していくという治療方法で、患者・術者双方が満足する機能的および審美的な上部構造を良好に支持するものと定義される。

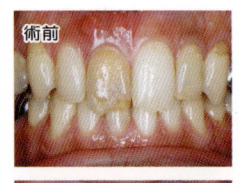

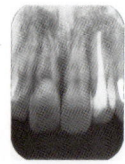

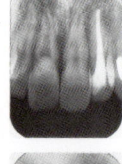

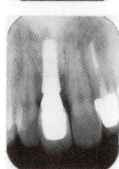

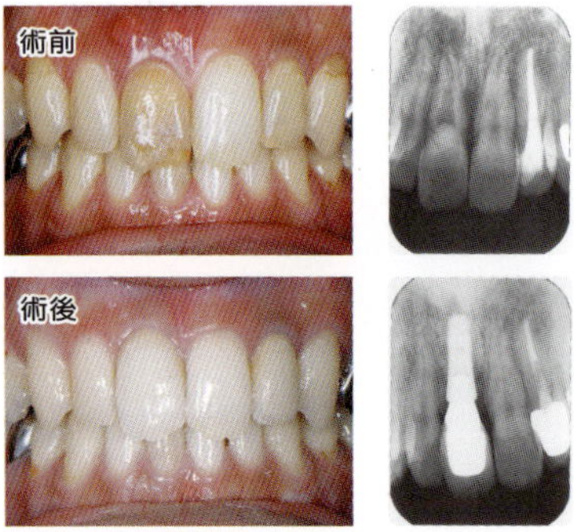

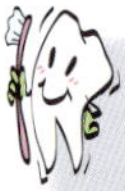

①う蝕や歯周病、外傷などで失った部位の機能改善
②咬合の安定
③義歯の安定性の向上
④周囲組織の保存
⑤咀嚼・発音・審美障害の回復
⑥患者のQOLの向上

CLINICAL POINT
長期間にわたって維持されることが重要。

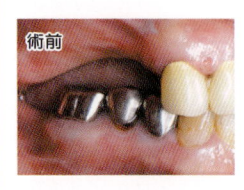

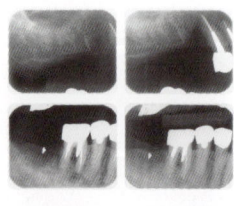

歯根破折（外傷）による審美障害を主訴に来院。予後不良歯の抜歯後、インプラントが埋入された。患者の主訴は解決し、治療目的は達成された。

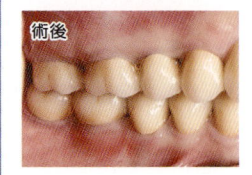

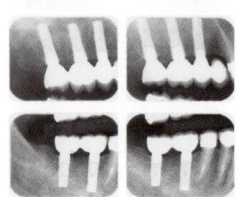

来院時、上顎にはパーシャルデンチャーが装着されており、咬合の不具合を訴えて来院された。予後不良歯を抜歯し、インプラントが埋入され必要な補綴処置が行われた。患者の主訴は解決し、治療目的は達成された。

Chapter 9 インプラント 総論

いくつ知ってる？
インプラント治療に携わる上で知っておきたい基礎知識

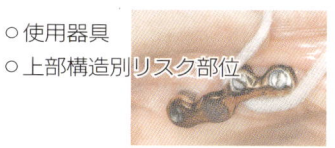

インプラントの構造
- インプラント体
- アバットメント
- 上部構造

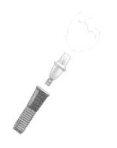

プラットフォーム部の形態
- インターナル
- エクスターナル

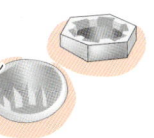

維持様式の違い
- セメント固定
- スクリュー固定

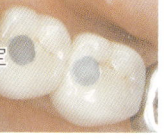

上部構造のタイプによる分類
- オーバーデンチャータイプ
- クラウン・ブリッジタイプ
- ハイブリッドタイプ

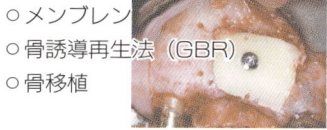

骨造成法
- メンブレン
- 骨誘導再生法（GBR）
- 骨移植

骨補填材の分類
- 自家骨
- 他家（同種）骨
- 異種骨
- 人工骨

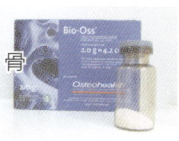

天然歯とインプラントの違い
- 歯根膜の有無
- コラーゲン線維の走行方向
- 血液供給の方向
- 感染に対する修復能力

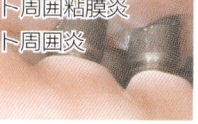

メインテナンス時の診査事項
- インプラント周囲粘膜の診査法
- プロービング時の注意点

インプラント周囲炎
- インプラント周囲粘膜炎
- インプラント周囲炎
- CIST

インプラントのメインテナンス
- 使用器具
- 上部構造別リスク部位

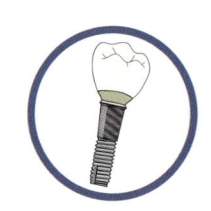

Chapter 9　インプラント
インプラントの構造

3つの要素から構成されるインプラント
インプラント体・アバットメント・上部構造

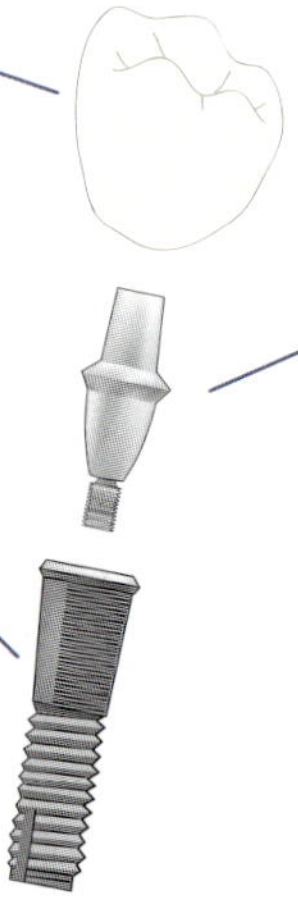

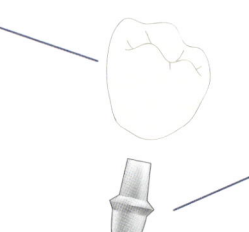

上部構造

天然歯の歯冠に相当し、外から「歯」として見える部分。

アバットメント

インプラント体に装着し、上部構造を支える支台装置。角度つきなど、さまざまなタイプがある。

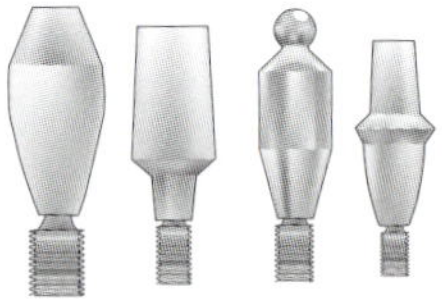

インプラント体

歯根に相当するもので、骨と結合し、歯を支える部分。フィクスチャーとも呼ばれる。アバットメントの接合部を**プラットフォーム**という。

主要メーカー別・各種フィクスチャー形態

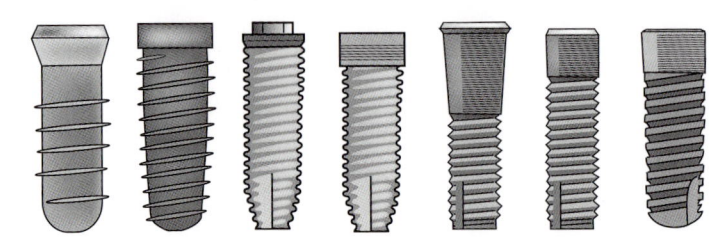

ストローマン社　3i 社　ノーベルバイオケア社　アストラテック社　アンキロス社

Chapter 9 インプラント
プラットフォーム部の形態

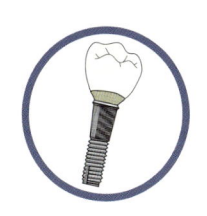

2種類のプラットフォームの違いを認識する
インターナル型とエクスターナル型

インターナル型

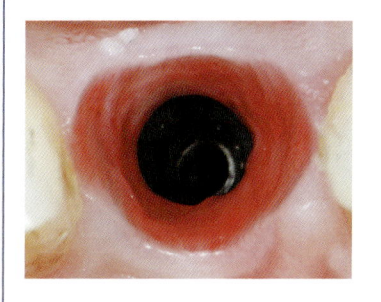

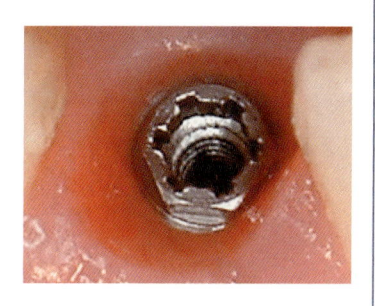

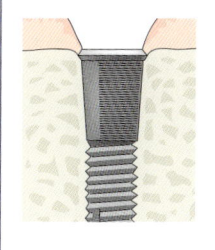

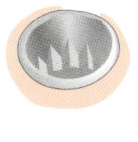

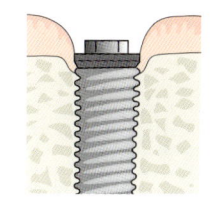

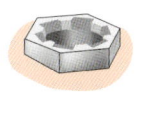

エクスターナル型

- プラットホーム部に対して凹面形態。
- 軟組織のコントロールが良好でないと、アバットメントの接続が困難な場合がある。
- 構造的に側方圧に強く、インプラント体とアバットメント間のギャップがないため細菌の侵入が少なく、インプラント周囲の骨吸収が抑制される。

- プラットホーム部に対して凸面形態。
- エックス線写真でのアバットメントの適合の確認が容易。
- 構造的に側方圧に弱く、インプラント体とアバットメント間に隙間が生じやすく、インターナルと比較すると、細菌が繁殖しやすい。

Chapter 9 インプラント プラットフォーム形態

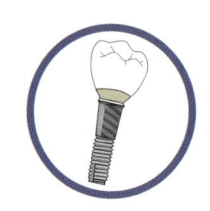

Chapter 9 インプラント
維持様式の違い

固定式の維持様式
セメント固定とスクリュー固定

セメント固定

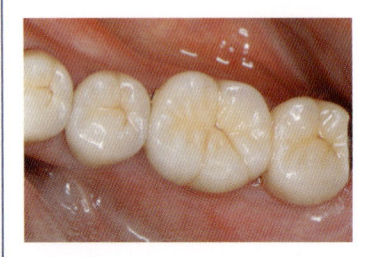

スクリュー固定

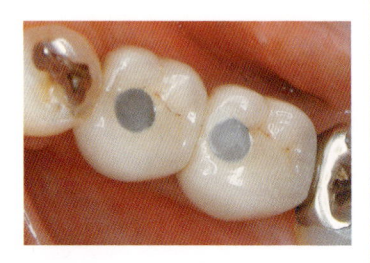

利点
- アクセスホールがないので、審美性に優れる。

欠点
- セメントの歯肉溝内の残留。
- アバットメントの緩みの対応が困難。
- 上部構造の易脱離。

利点
- 上部構造の着脱が可能。
- アバットメントの高径が低い場合でも維持力に優れる。
- 不意の脱落がない。

欠点
- スクリューの緩みの発生。
- アクセスホールの存在による審美性障害。
- 厳密な技巧作業が要求される。

CLINICAL POINT
スクリュー固定において、咬合面の審美性が懸念される場合は、舌側面にアクセスホールを設置する場合がある。

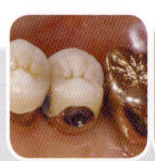

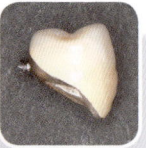

口腔内舌側面観と、上部構造の側方面観。

可撤式の維持様式

各種オーバーデンチャー

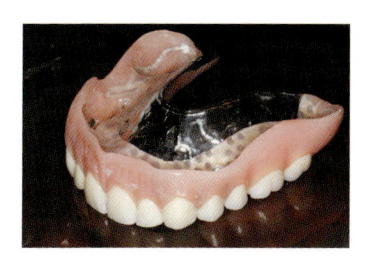

オーバーデンチャー

利点
- 適切なアーチ形態の形成。
- 良好な清掃性（メインテナンスが容易）。
- リップサポートの点から、ブリッジの適応が困難な場合でも可能。

欠点
- 義歯および維持装置の破損。
- ブリッジより咬合力が小さい。
- 可撤式補綴物を受け入れてもらえない患者には適応困難。

可撤式補綴装置のバリエーション

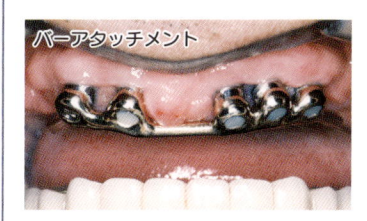

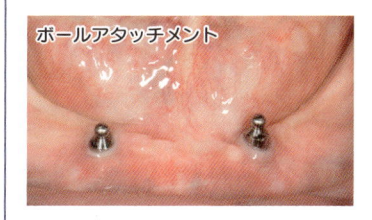

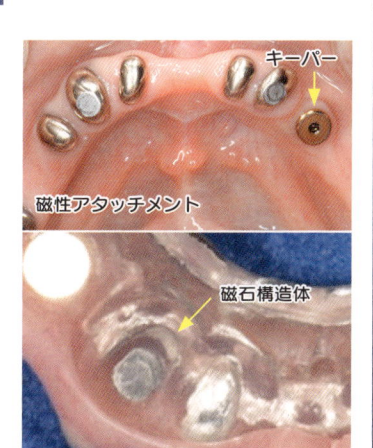

バーアタッチメント

ボールアタッチメント

キーパー

磁性アタッチメント

磁石構造体

Chapter 9　インプラント　維持様式の違い

Chapter 9　インプラント

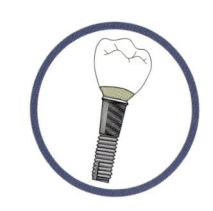

上部構造のタイプによる分類

単独歯欠損に有用

単独冠（クラウン）タイプ

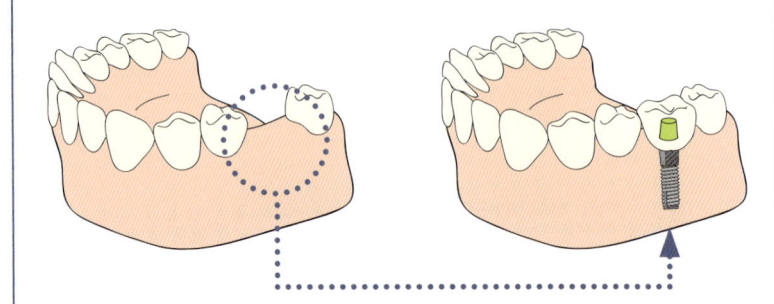

- 上部構造を作製しやすい。
- 力学的なリスクを分散できないため、埋入には細心の注意が必要となる。

CLINICAL POINT

力学的リスクとは？
スクリューの緩み、スクュー・アバットメントの緩みや破折、上部構造の破折、インプラントの破折、インプラント周囲の骨吸収などのトラブルのことを指す。

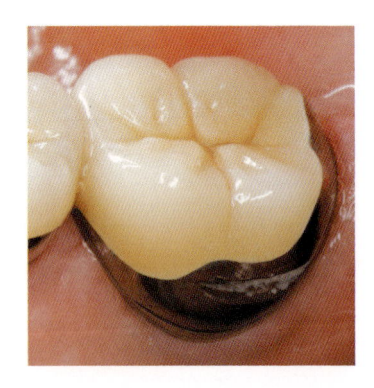

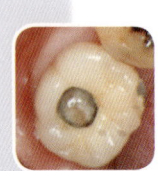

上部構造の破折例。

複数歯欠損に対応
インプラント連結冠・ブリッジタイプ

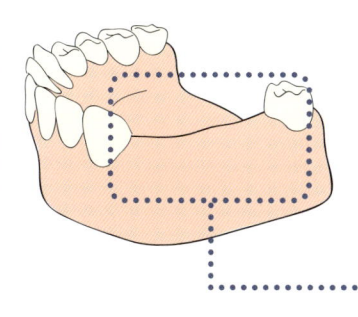

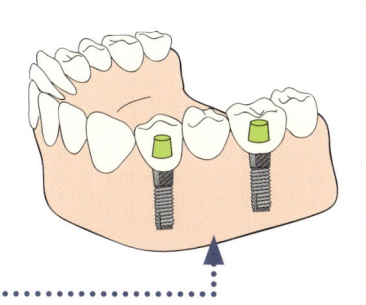

- オーバーロード（過度の咬合力）のリスクが軽減できる。
- 顎骨が高度に吸収している場合、長い歯冠となり、審美性・発音の回復・メインテナンスが困難な場合がある。

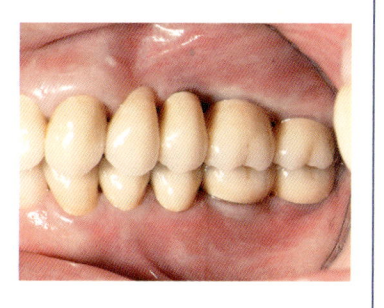

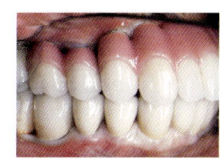

歯肉付き補綴物の例 *。

⚠️ 骨欠損が大きく審美的要求が大きい場合、歯肉付きの上部構造を作製することもある。

CLINICAL POINT
オーバーロードがリスクな理由
理由①：インプラント周囲の骨が吸収してしまう。
理由②：スクリュー固定の場合、上部構造を連結しているスクリューが破損してしまう。
理由③：インプラント本体が破折してしまう。

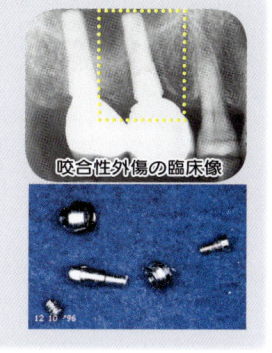

咬合性外傷の臨床像

Chapter 9 インプラント 上部構造のタイプによる分類

＊歯肉付き補綴物の症例は、飯沼 学先生のご厚意による。

人工歯と人工歯肉で構成
ハイブリッドタイプ（swedish type）

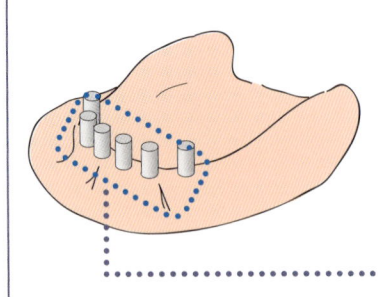

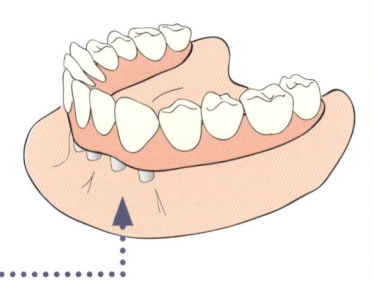

- 金属のフレームワークがあり、人工歯と歯肉がついている。
- 床縁形態不要のため、義歯よりも違和感は減少する。
- 清掃が煩雑（清掃性が悪い）。
- 歯肉部形態の回復が困難。
- 主に下顎に適応（上顎は空気が漏れやすく、発音しにくい）。

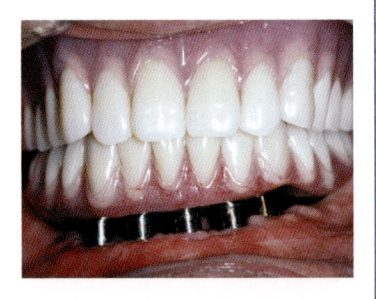

⚠️ セルフケアでのプラークコントロールが難しい。

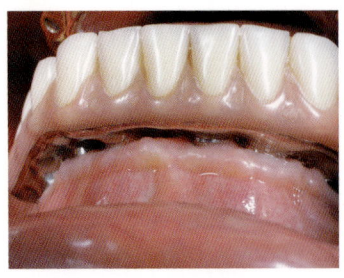

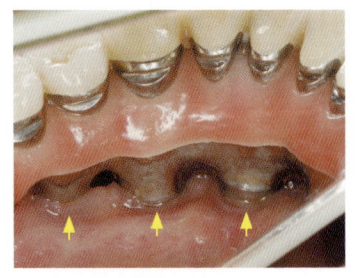

床縁底部はプラークが停滞しやすく、清掃も煩雑になりがちである。

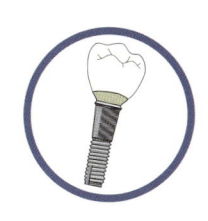

Chapter 9 インプラント
骨造成

それぞれの特徴を理解する
骨造成の種類

○ インプラントを埋入するためには、その土台となる歯槽骨に十分な骨量が必要となる。
○ 十分な骨量・骨幅がない場合に骨を増やすことを骨造成という。
○ 現在の骨造成では、自家骨に加え、人工の骨代替材料（骨補填材）が併用されるようになってきている。

骨移植
　①ブロック骨移植
　　（ベニア骨移植・オンレー骨移植・サドル骨移植）
　②チタンメッシュを利用した細片骨移植
　③スプリットクレスト
　④上顎洞底挙上術（サイナスリフト・ソケットリフト）
骨誘導再生療法（Guided Bone Regeneration：GBR）
仮骨延長術

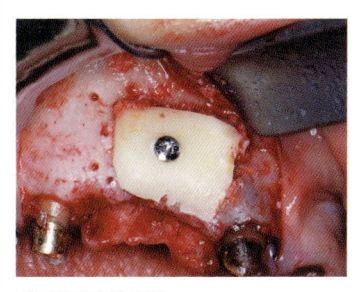

ベニア骨移植の例。

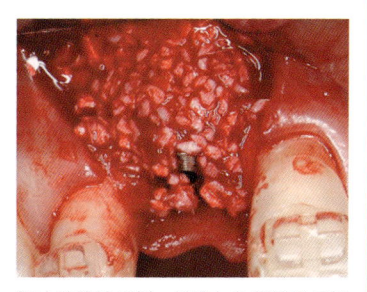

細片骨移植の例。粉砕した移植骨に加え、骨補填材（☞ 254、255 ページ参照）を填入している。

247

Chapter 9 インプラント 骨造成

骨造成時に使用する重要な膜

人工膜（メンブレン）

○ 骨造成を行う際には、骨の再生するスペースを確保すると同時に、骨の再生を阻害する組織の侵入を遮断する人工膜（メンブレン）を、多くの場合で使用する。
○ メンブレンには、吸収性と非吸収性の2種類ある。

人工膜（メンブレン）設置の目的

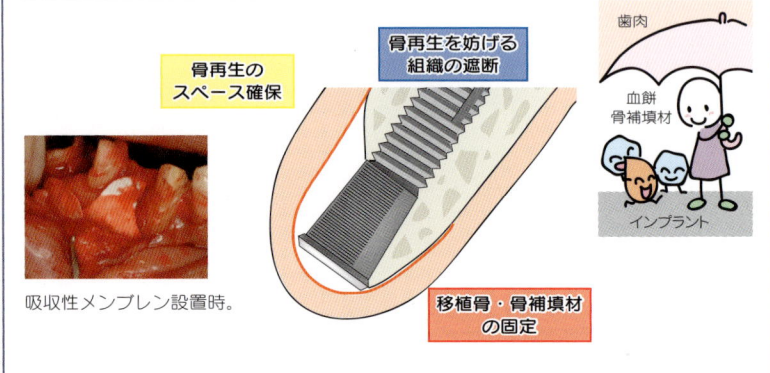

- 骨再生のスペース確保
- 骨再生を妨げる組織の遮断
- 移植骨・骨補填材の固定
- 歯肉／血餅／骨補填材／インプラント

吸収性メンブレン設置時。

人工膜（メンブレン）の種類

	非吸収性	吸収性
スペースメイキング	長期間にわたるバリアー効果が期待できる	スペースメイキング能が少ない
骨再生の確認のしやすさ	人工膜除去時に直視にて確認できる	新生組織量の確認はできない
人工膜の除去のしやすさ	必要に応じ容易に除去できる	除去は困難である
二次手術の必要性	必要（人工膜の除去）	必要なし
人工膜の露出の可能性	比較的生じやすい	比較的少ない
種類	ゴアテックス・メンブレン IMTEC メンブレン チタンメッシュ・メンブレン　など	バイオガイド GC メンブレン OSSIX メンブレン　など

もっともポピュラーな骨造成の術式
骨誘導再生法 GBR：Guided Bone Regeneration

○ インプラントを支えるだけの十分な骨の厚みや高さが不足している場合に、骨造成を目的として行われる処置。
○ インプラントを埋入後、人工膜（メンブレン）を設置する。

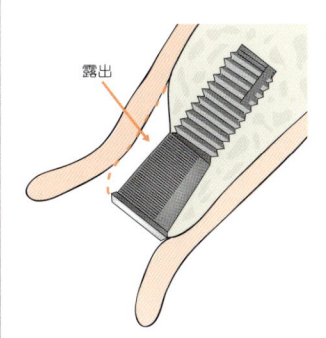

露出

①骨の厚みや幅の不足のため、埋入したインプラントが露出してしまう。

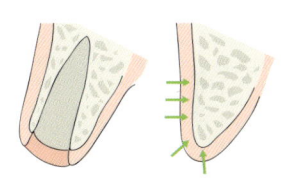

歯を失うと、歯槽骨は水平的・垂直的に吸収する。

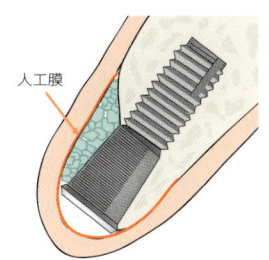

人工膜

②粉砕した移植骨や骨補填材を填入し、人工膜をのせ、骨造成のスペースを作る。

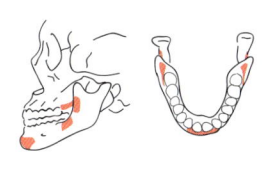

口腔内の骨採取ドナーサイト。

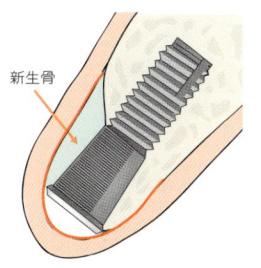

新生骨

③骨造成後、人工膜を除去する（約3〜6ヵ月後）。
吸収性膜の使用時は除去不要。

臨床例は次ページ参照

Chapter 9　インプラント　骨造成

Chapter 9 インプラント 骨造成

臨床例

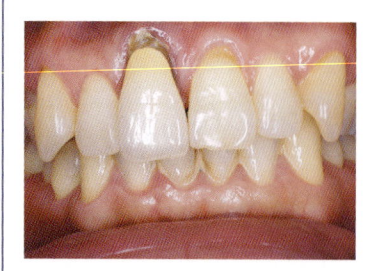

来院時の状態
1|の破折に伴い、歯槽骨の著しい吸収が認められる。

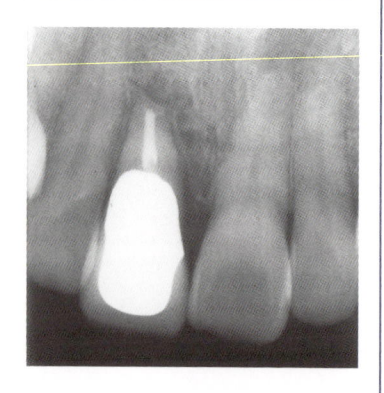

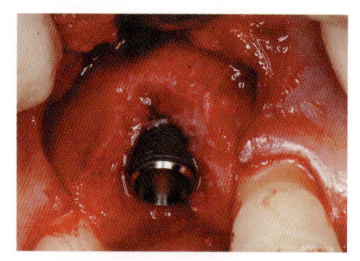

インプラント埋入時の状態
破折歯を抜歯しインプラントを埋入。インプラント体の表面が露出している。

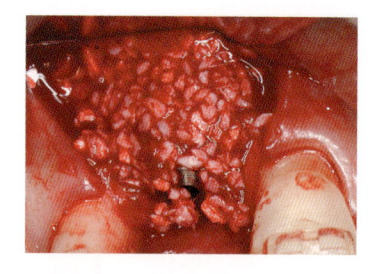

骨移植時
欠損部周囲に粉砕した移植骨、骨補填材を填入した。

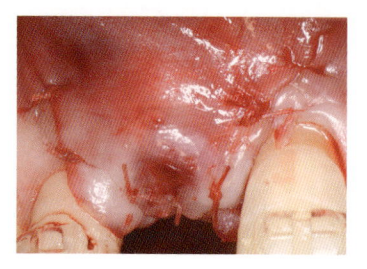

縫合時
人工膜を設置し縫合。骨の造成を待つ。

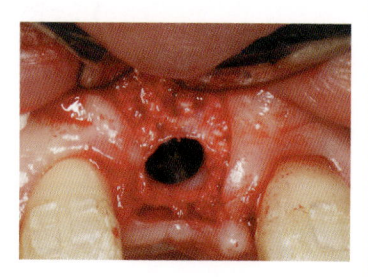

GBR 後
術後4ヵ月。骨の造成が確認できる。

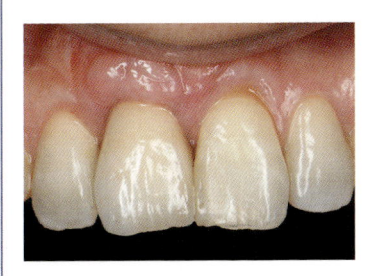

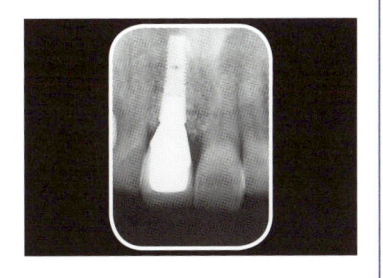

治療終了時の状態
最終補綴物装着時の口腔内写真とエックス線写真。十分な骨造成とジンジバルラインが確保されている。

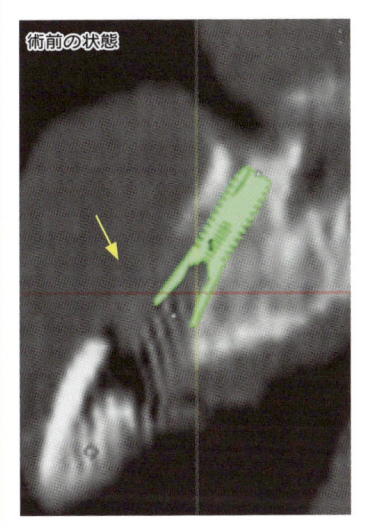

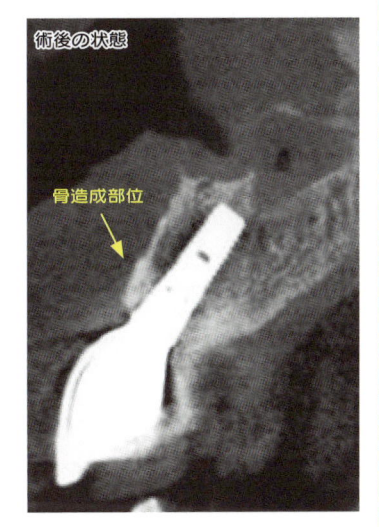

術前・術後の比較
GBR 前後の CT 画像を比較すると、唇側面において十分な骨の造成が確認できる。

Chapter 9 インプラント 骨造成

251

Chapter 9 インプラント 骨造成

ブロック骨でより確実な骨造成を
骨移植 Bone Graft

GBRでは十分な骨量が得られない場合、骨をブロックで採取し、必要な骨量を獲得するための処置。

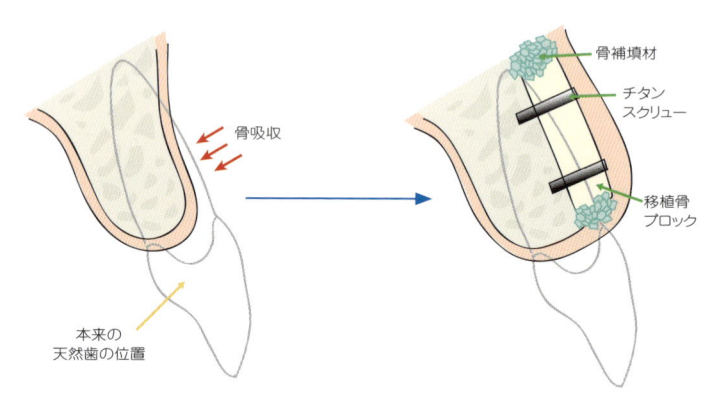

- 骨吸収
- 本来の天然歯の位置
- 骨補填材
- チタンスクリュー
- 移植骨ブロック

① 歯を喪失した場合、上図のような骨吸収を起こす傾向にある。

② 下顎枝や前鼻棘、下顎前歯根尖下方部、上顎結節、骨隆起などから骨をブロックで採取し、チタンスクリューで固定、人工膜にて保護し、骨造成を行う。

臨床例

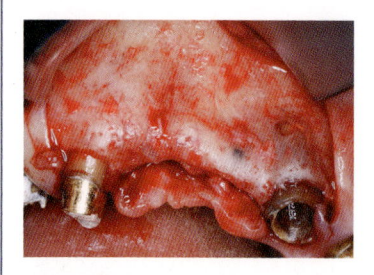

術部の状態
2頬側部。骨の厚みが不足しているため、インプラント埋入が困難である。

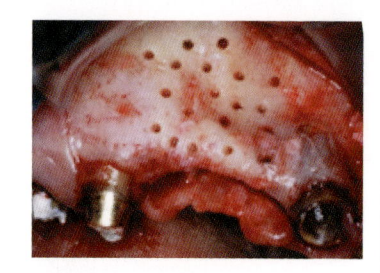

デコルチケーション
皮質骨を穿孔し骨表面に出血をさせ、血液供給を促す。

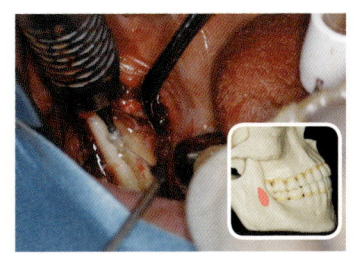

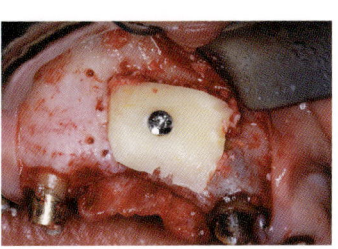

ブロック骨採取時
フィッシャーバーを使用し、下顎枝（下顎臼歯部後方）より骨を採取。

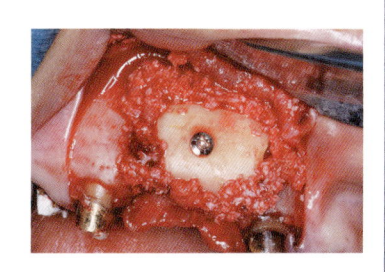

ブロック骨の移植時
採取したブロック骨を骨の厚みが不足している部位へチタンスクリューで固定。ブロック骨周囲に骨が不足している場合は、粉砕した移植骨もしくは骨補填材、両者を混和したものを填入する。

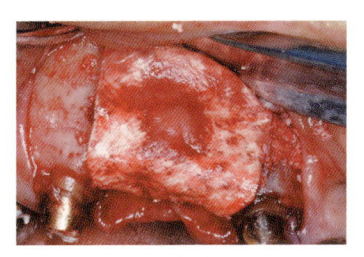

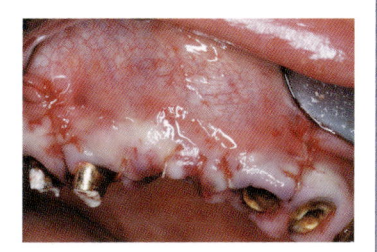

人工膜の設置および縫合時
骨移植を行った部位に人工膜を設置し、フラップを縫合。

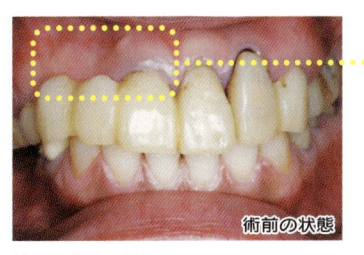

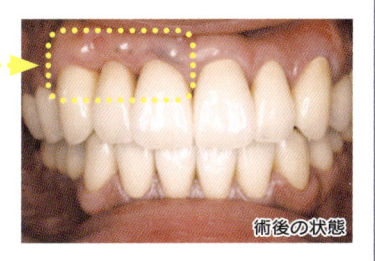

術前・術後の比較
抜歯により不足していた骨の厚みが、ブロック骨の移植により改善された。

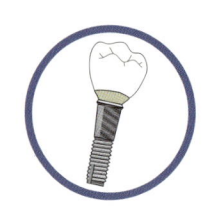

Chapter 9 インプラント

骨補填材の分類

大きく分けて3種類
骨補填材の種類

○骨補填材は、骨欠損のスペースを埋め、その後に生じる骨造成をうながすことを目的に使用される。
○骨補填材は、同種由来のもの、異種由来のもの、人工のものに分類される。

名称	患者自身の骨	患者以外からの骨（骨補填材）		
	自家骨	他家（同種）骨	異種骨	人工骨（化学合成）
特徴	・患者自身の骨	・他の人間の骨（人間の死体から採取した骨） ・入手は非常に困難。	・他の動物の骨	・人工的に合成したり、サンゴなどから合成して作ったもの
由来	・口腔内 ・口腔外	・DFDBA（ヒト脱灰凍結乾燥骨） ・FDBA（ヒト非脱灰凍結乾燥骨）	・ウシ由来ミネラル	・ハイドロキシアパタイト ・リン酸三カルシウム ・炭酸カルシウム ・バイオガラス
主な製品名	—	・Oragraft（アメリカ）	・Bio-Oss（スイス） ・Nuoss（アメリカ）	・BioResorb（ドイツ） ・Osferion（日本）

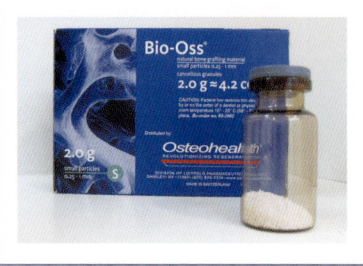

異種骨の一種、Bio-Oss（スイス製／日本では未認可）。

自家骨はもっとも優秀

骨補填材に期待される３つの能力

○ 骨補填材には、骨伝導能・骨誘導能・骨増殖（形成）能の３つの作用があるといわれている。
○ すべてを兼ね備えているものは、自家骨のみである。

骨伝導能

骨形成のための足場を提供する能力。

骨誘導能

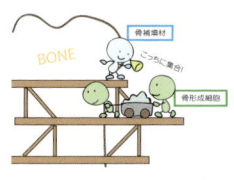

骨を形成する細胞*を呼び集めて、骨を新生させる能力。

骨増殖（形成）能

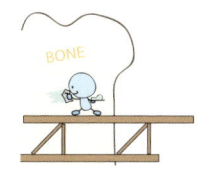

移植した骨移植材中の（生き残った）細胞が、骨再生に携わる能力。

	骨伝導能	骨誘導能	骨増殖（形成）能
自家骨	＋	＋	＋
他家骨	＋	±	−
異種骨	＋	−	−
人工骨	＋	−（±）	−

CLINICAL POINT

細胞が残っているものは、自家骨のみである。

*骨を形成する細胞＝前骨芽細胞・未分化間葉細胞

Chapter 9 インプラント 骨補填材の分類

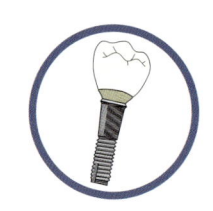

Chapter 9　インプラント
天然歯とインプラントの違い

4つの要素で大きく異なる
周囲組織の違い

aJE
（結合上皮の根尖側端）

PM
（インプラント周囲軟組織）

CEJ
（セメント・エナメル境）

GM
（歯肉縁）

① ② ③ ④

BC
（歯槽骨頂）

AFJ
（アバットメント・フィクスチャー結合部）

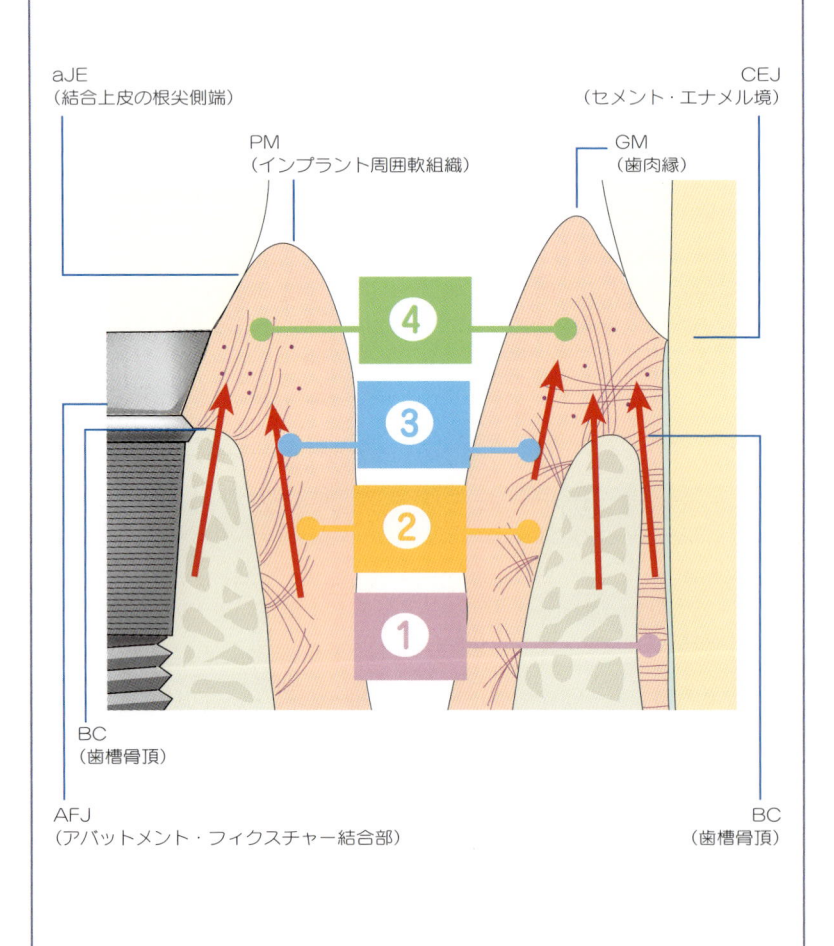

BC
（歯槽骨頂）

Chapter 9 インプラント 天然歯とインプラントの違い

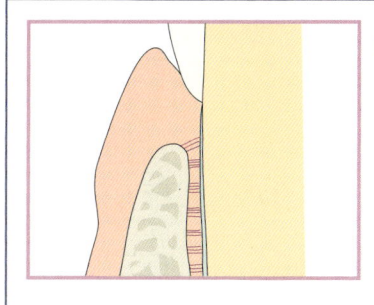

❶ 歯根膜の有無

- 天然歯には歯根膜があるが、インプラントは骨と直接接触している。
- 歯根膜には、知覚神経が存在しているので、無理な力が加わった時には回避する能力があるが、インプラントにはない。

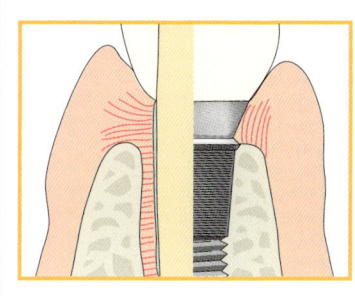

❷ コラーゲン線維の走行方向

- 天然歯は放射状に走行。
- インプラントは歯根面に対して水平に走行。

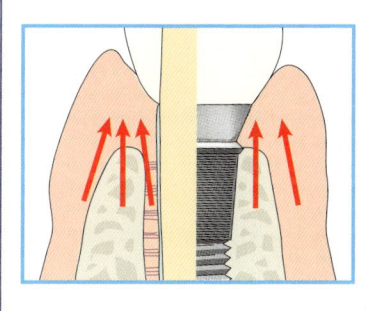

❸ 血液供給の方向

- 天然歯は3方向からの血液供給（歯肉・骨・歯根膜）。
- インプラントは2方向からの血液供給（歯肉・骨）.

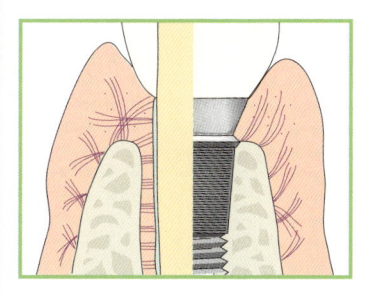

❹ 感染に対する修復能力

- インプラントは、血液供給が少なく、コラーゲン線維が水平に走行し、さらに線維芽細胞が少ない*ので、感染に対する修復能力が小さいことが示唆されている。

＊線維芽細胞　天然歯歯肉：5〜15％、インプラント周囲粘膜：1〜3％

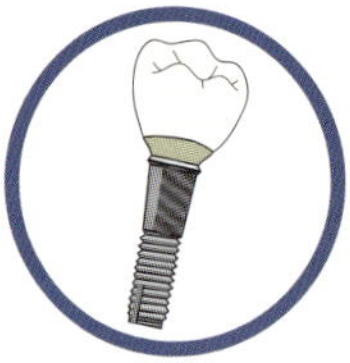

Chapter 9 インプラント
メインテナンス時の診査事項

4つの基本診査項目で状況をしっかり把握
インプラント周囲粘膜の診査方法

❶ 視診（肉眼的所見）

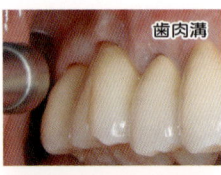

歯肉溝

エアーをかけ、歯肉溝の状態や深さなどの確認。

プラーク

歯肉退縮

○ プラーク・歯石の有無。
○ 発赤・腫脹の有無。
○ 退縮の有無。

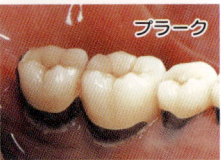

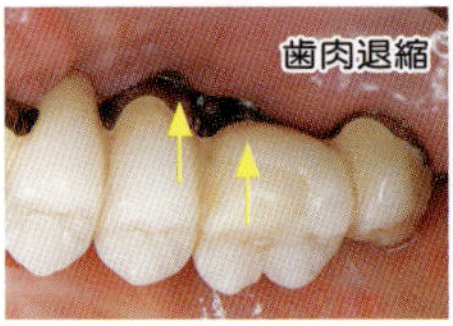

左：プラーク・歯石・発赤の有無の確認。
右：歯肉の退縮の有無の確認。

❷ 触診

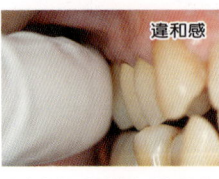

違和感

排膿

歯肉を軽く圧迫し、違和感・痛みなどの確認。

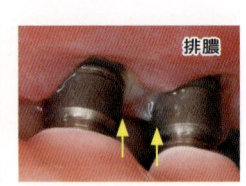

排膿の有無の確認。

○ BOPの有無。
○ 動揺の有無。
○ スクリューの緩みの有無。
○ 排膿の有無。

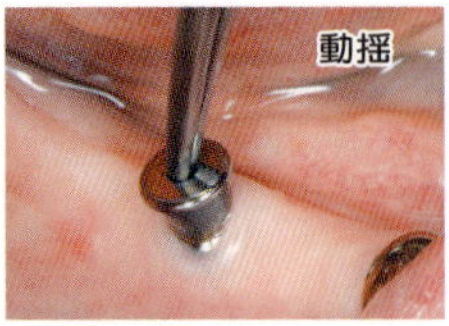

動揺

歯肉溝滲出液

BOP

動揺やスクリューの緩みの確認。

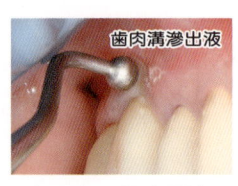

ストッパーで軽く圧迫し、歯肉溝滲出液*の量と有無の確認。

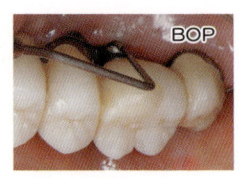

BOPの有無の確認。

＊歯肉溝滲出液（GCF）とは、歯肉から滲出される組織液で、細菌由来の物質やさまざまな血液蛋白あるいは白血球などが混ざった物質。炎症が起こると色（白色・黄色）や量（増加）・成分（粘稠度）が変化する。

❸ 口腔内写真撮影

定期的な口腔内写真撮影による歯肉（軟組織）の経時的変化の確認。

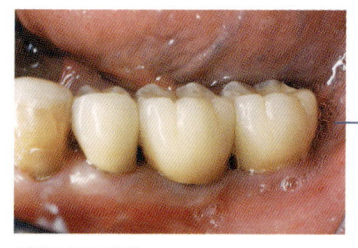

2004年の状態。

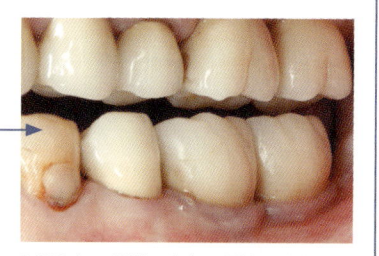

2010年の状態。歯肉の退縮、発赤、腫脹は見られない。

❹ エックス線写真所見

定期的なエックス線写真の撮影による骨レベルの経時的変化の確認。

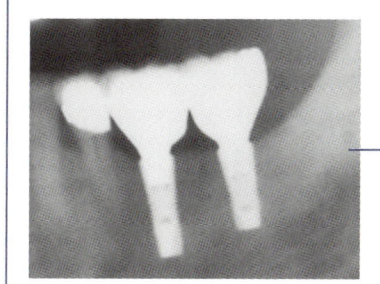

2004年の状態。

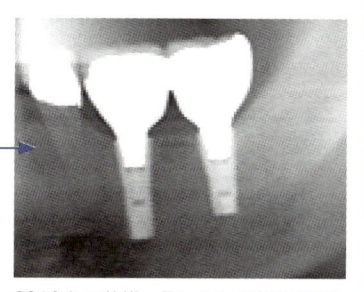

2010年の状態。骨レベルの変化は見られない。

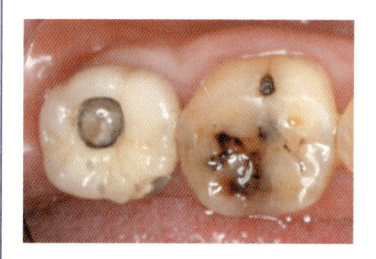

❺ 咬合の確認

過度な咬合力は、上部構造の摩耗・破折の原因となるので、歯科医師による咬合調整は必要不可欠。

Chapter 9　インプラント　メインテナンス時の診査事項

インプラント部のプロービングの前に理解しておきたい

プロービング時の注意点

付着様式の違いによる注意点

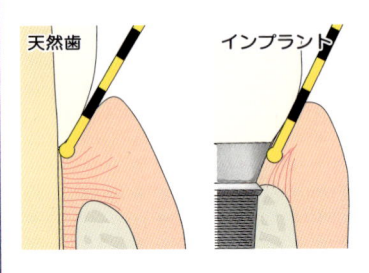

⚠️ インプラント部へのプロービング圧は軽圧（約20g）で行う。

- インプラント周囲の線維は、歯根面に対し水平に走行しているため、炎症の存在がなくてもプローブが深く挿入されやすい。
- インプラント周囲は、天然歯と異なり瘢痕組織であり、歯根膜もなく、2方向のみからの血液供給であるため、強固な構造ではない。

システムの違いによる注意点

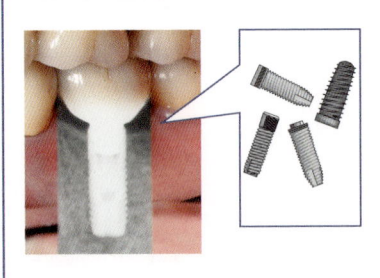

- システム（メーカー）により、歯肉から骨面までの立ち上がり部分（ネック部）の形態は異なる。
- 埋入深度によって、頸部の形態が異なるため、事前にエックス線写真などにて確認する。

補綴物形態による注意点

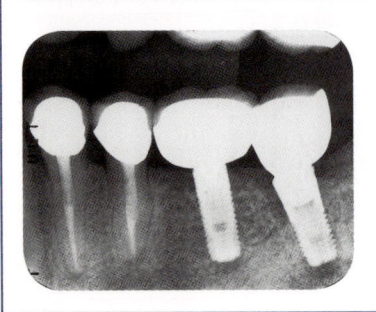

- インプラントからの立ち上がりが移行的なもの、オーバーハングが強い形態のものは、プローブのアクセスに違いが生じる場合がある。

CLINICAL POINT

アバットメントのエマージェンスプロファイルの高さや角度は、埋入位置によって変わる。そのため、インプラントの炎症度をポケットの深さで測定するのは困難である。
骨欠損を把握する場合は、プロービング値だけでなく、視診・触診・エックス線写真を併せた判断が必要になる。

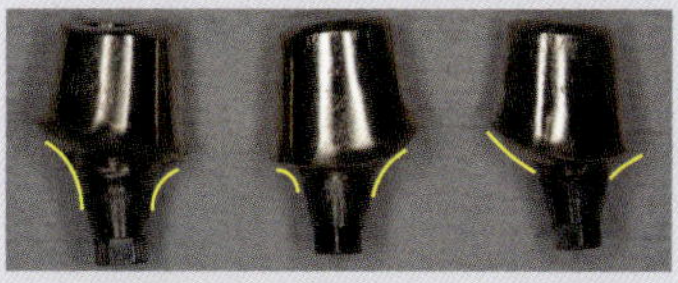

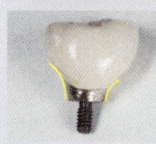

上：セメント固定タイプ
下：スクリュー固定タイプ

アバットメントのエマージェンスプロファイルは、症例によって異なる。

Question　プロービング値が5mm。これってインプラント周囲炎？

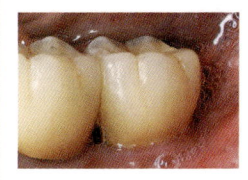

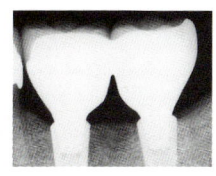

7┘遠心に5mmのポケット。エックス線写真では骨欠損は認められない。

Answer　インプラント周囲炎ではありません。

○インプラント周囲炎は軟組織の炎症と骨組織の喪失が併存すること（次項参照）。
○「プロービング値5mm」は、アバットメントのエマージェンスプロファイルの長さであり、骨欠損の程度を示しているわけではない。
○インプラント周囲炎の診断には、ポケット値だけではなく、視診・触診・エックス線写真など併せて考察する必要がある。

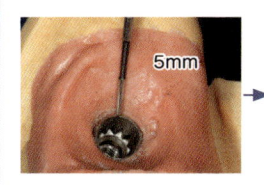

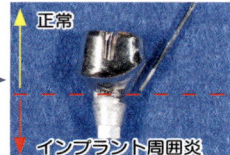

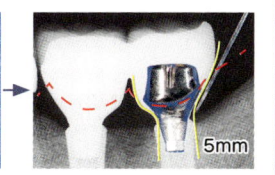

5mm　正常　インプラント周囲炎　5mm

ポケット値5mmの意味を分析するには、視診・触診・エックス線写真が必要不可欠。

Chapter 9　インプラント　メインテナンス時の診査事項

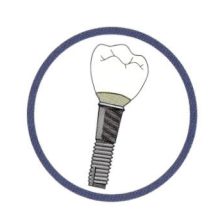

Chapter 9 インプラント
インプラント周囲炎

歯周炎との違いを認識する
インプラント周囲炎[1]

- インプラント周囲炎（peri-implantitis）とは、インプラント周囲の骨組織の喪失が進行し、軟組織の炎症病変が併存すること。
- 臨床的に、支持組織の喪失が見られないインプラント周囲粘膜炎と、支持組織の喪失が見られるインプラント周囲炎に分けられる。

歯周炎とインプラント周囲炎の違い

対象	天然歯		インプラント	
症状	炎症（+）&支持組織喪失（-）	炎症（+）&支持組織喪失（+）	炎症（+）&支持組織喪失（-）	炎症（+）&支持組織喪失（+）
病名	歯肉炎	歯周炎	インプラント周囲粘膜炎	インプラント周囲炎
特徴	歯周炎は、骨に炎症が直接波及しているわけではない　歯周炎は、深いポケットが存在する場合でも、1〜1.5mmの線維性の付着が存在する。		インプラント周囲炎は、骨に炎症が直接波及している　・インプラント周囲のコラーゲン線維は平行に走行しているのみなので、天然歯よりも組織破壊に対する抵抗性が低い。　・線維芽細胞が少ないため、修復能力が小さい。	

インプラント周囲炎の分類[2]

グループ	臨床症状
グループ I きわめて健康	触診・打診による痛みや違和感がない 500g荷重による垂直・水平的動揺がない エックス線写真上で初回手術時から骨吸収＜2mm 滲出液が分泌した既往がない
グループ II 満足のいく健康	触診・打診による痛みや違和感がない 500g荷重による垂直・水平的動揺がない エックス線写真上で初回手術時から骨吸収＜2～4mm 滲出液が分泌した既往がない
グループ III 健康（妥協的）	触診・打診による痛みや違和感を感じる場合がある 500g荷重による垂直・水平的動揺がない エックス線写真上で初回手術時から骨吸収＞4mm （インプラント本体1／2以下） 滲出液が分泌した可能性がある
グループ IV 臨床的に失敗 グループ V 完全に失敗	下記のどれかに該当 ①触診・打診による痛みや違和感がある ②500g荷重による垂直・水平的動揺がある ③骨吸収がインプラント本体50%以上 ④滲出物のコントロールが不可能 ⑤自然脱落

Misch CE, Perel ML, Wang HL, Sammartino G, Galindo-Moreno P, Trisi P, Steigmann M, Rebaudi A, Palti A, Pikos MA, Schwartz-Arad D, Choukroun J, Gutierrez-Perez JL, Marenzi G, Valavanis DK. Implant success, survival, and failure: the International Congress of Oral Implantologists (ICOI) Pisa Consensus Conference. Implant Dent 2008;17(1):5-15. より引用（一部改変）。

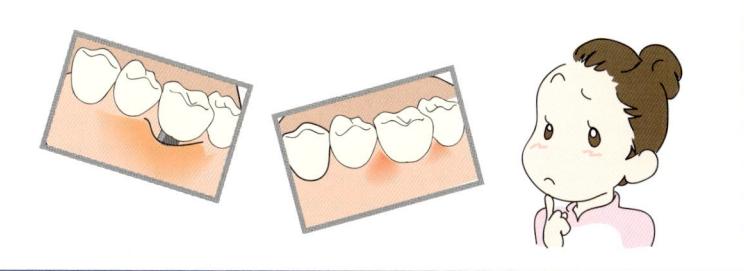

カップ状骨欠損が特徴
インプラント周囲炎の臨床像

インプラント周囲炎によるインプラント周囲の骨吸収形態は、天然歯と異なり、全周にカップ状に形成される。

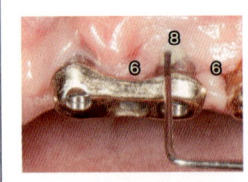

インプラント周囲に歯周ポケットと排膿を認める。垂直・水平的動揺はない。

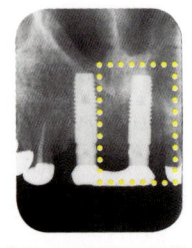

インプラント周囲炎の特徴の1つであるカップ状の骨欠損を認める。

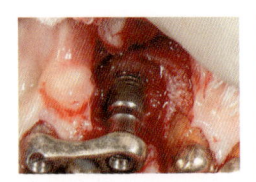

手術時。エックス線写真像と同様のカップ状骨欠損が認められる。

積み重ね発症阻止サポート治療
CIST：Cumulative Supportive Therapy[3]

○ CIST は、インプラント周囲炎に対する処置方法を整理したもの。
○ 上記症例では、★のフローの処置が推奨される。

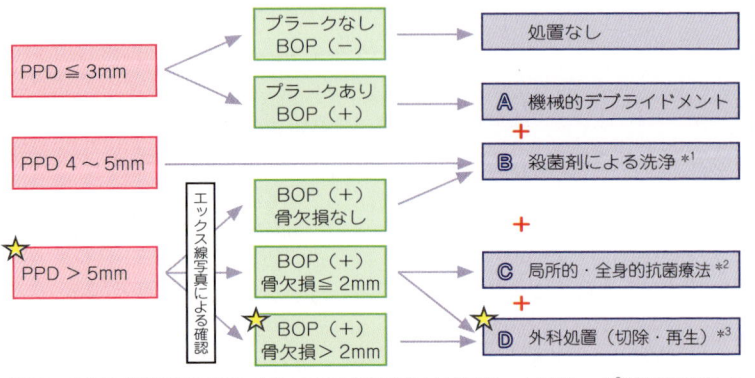

- PPD ≦ 3mm
  - プラークなし BOP（−） → 処置なし
  - プラークあり BOP（+） → A 機械的デブライドメント
- PPD 4〜5mm → B 殺菌剤による洗浄 *1
  +
- PPD > 5mm （エックス線写真による確認）
  - ★ BOP（+）骨欠損なし
  - ★ BOP（+）骨欠損 ≦ 2mm → C 局所的・全身的抗菌療法 *2
  +
  - ★ BOP（+）骨欠損 > 2mm → D 外科処置（切除・再生）*3

*1 0.1〜0.2% CHX 溶液またはジェルによる洗口／局所応用1日2回（3〜4週間）　*2 細菌種を調べた上での薬剤選択が好ましい　*3 組織形態を変えるための外科処置（歯肉切除術、骨移植、骨増大術など）

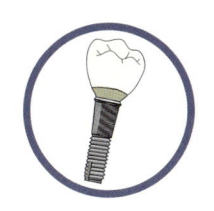

Chapter 9 インプラント
インプラントのメインテナンス

天然歯とは使用器具が異なる
インプラント部に使用する主な清掃器具

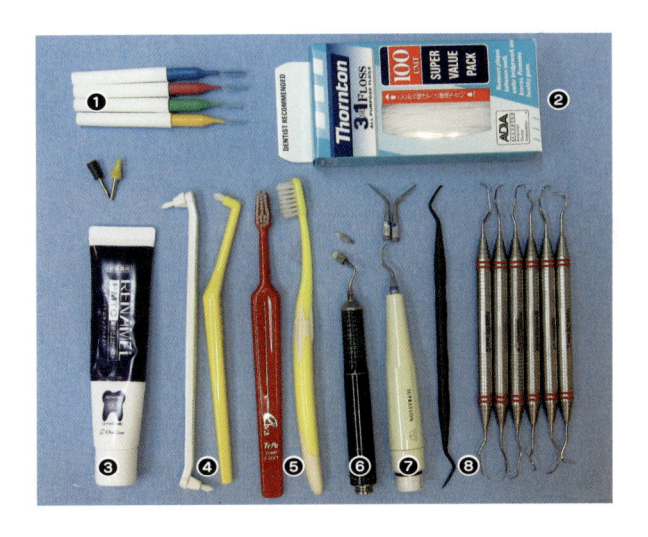

①歯間ブラシ
歯間空隙に合わせてサイズを選択する。

②スーパーフロス・フロス
インプラント体からの立ち上がりがオーバー気味の場合の清掃、ポンティックの基底面の清掃、歯間空隙が狭く歯間ブラシの挿入が困難な際に有効。

③ポリッシングペースト
研磨剤無配合のものが望ましい。写真はリナメル（オーラルケア）。

④エンドタフトブラシ
いずれもソフトタイプのものを使用する。上部構造の形態・部位に応じて選択する。

⑤歯ブラシ
インプラント周囲は天然歯と軟組織の構造が異なるため、ソフトタイプの歯ブラシを使用する。

⑥ソニックブラシ
縁上のプラーク除去に有効。

⑦超音波スケーラー
先端がプラスチックタイプのものを選択する。

⑧インプラント用スケーラー
専用のインスツルメント（カーボンタイプ・チタン製）を使用する。

265

インプラント埋入位置の確認

メインテナンス時に活きてくる必要な情報

○ インプラント埋入位置によって、メインテナンスの難易度が異なる。
○ メインテナンス実施前に、インプラントの頬舌的な埋入位置と、近遠心的な埋入位置の確認を必ず行うこと。

頬舌的な埋入位置

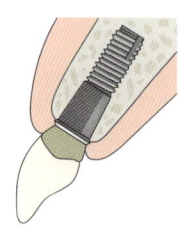

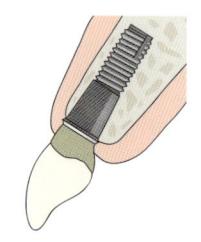

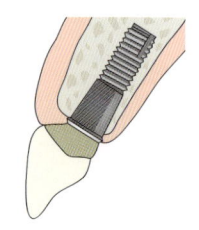

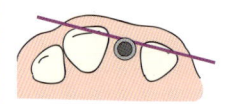

理想的なインプラント埋入位置。

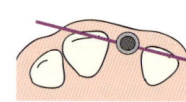

唇側よりに埋入されると、唇側の骨が薄くなるため、歯肉退縮のリスクが高まる。

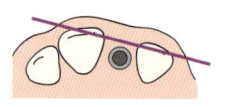

舌側よりに埋入されると、唇側にせり出したような補綴物形態になるため、メインテナンスが困難な場合がある。

近遠心的な埋入位置

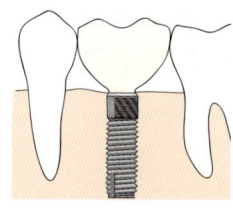

歯間ブラシ・フロスのアクセスが容易な形態。

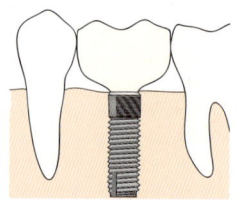

埋入位置や歯肉の厚みにより横に広がったような形態になると、プロービングは困難となる。

Chapter 9 インプラント インプラントのメインテナンス

確認方法 ❶ ソフトガム模型を利用して確認

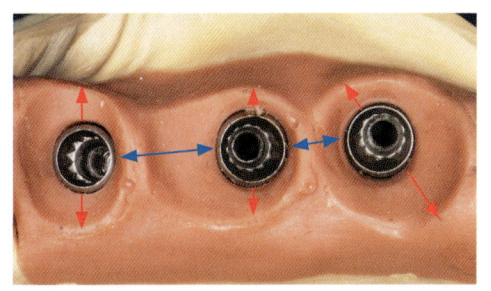

上部構造作成時のソフトガム模型を見ることで、埋入位置の確認が可能。

→唇舌的位置
→近遠心的位置

確認方法 ❷ アシスタント時に確認

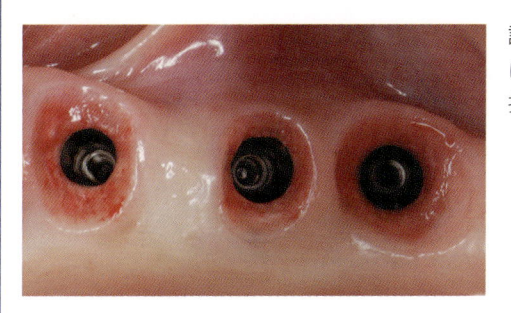

診療アシスタントの際に、直視にて埋入位置を把握する。

確認方法 ❸ CT画像で確認

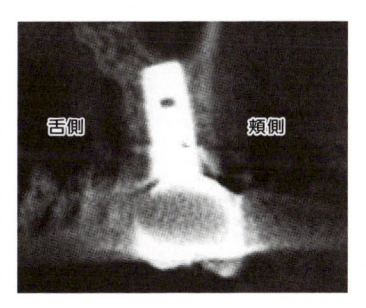

舌側　頬側

CTがあれば、埋入後に頬舌・近遠心的な位置関係が確認できる。

確認方法 ❹ エックス線写真で確認

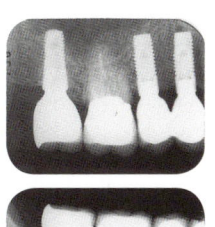

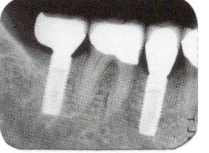

近遠心的な位置関係は、エックス線写真で確認できる。

Chapter 9　インプラント　インプラントのメインテナンス

フローチャートで流れをつかもう
インプラント部のプロフェッショナルケア

基本診査*
- プラークの付着状況、BOP、発赤、腫脹、退縮など

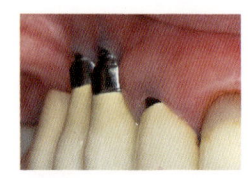

退縮の臨床例。

機械的デブライドメント
- デブライドメント
  インプラント専用（カーボン・チタン）インスツルメントを使用。
- 研磨
  基本的には行わなくてもよい。実施する場合は、軟らかいラバーカップを使用し、研磨剤無配合またはRDA40以下のペーストを用い、低速エンジンを使用。

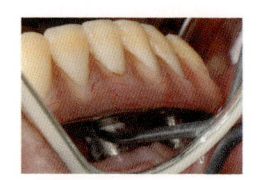

カーボンタイプのスケーラーによるデブライドメント実践例。

エックス線写真撮影 口腔内写真撮影
- エックス線写真は定期的に撮影し、骨レベルの確認をする。

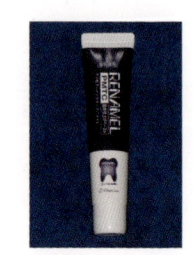

研磨剤無配合ペーストの例 リナメル（オーラルケア）。

歯科医師による咬合診査

次のアポイントへ

＊基本診査については ☞ P258、259ページ参照。

それぞれの違いをおさえる
上部構造別 メインテナンス時の着眼点

単独・連結冠・ブリッジタイプでの着眼点

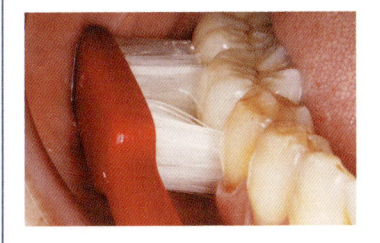

歯ブラシはソフトタイプを使用し、ブラシ圧・ストロークに注意する。過度なブラッシングは歯肉退縮の原因となる。

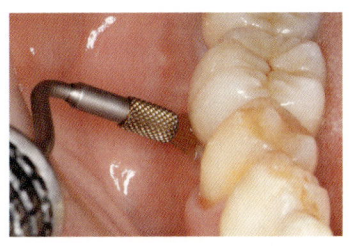

多量に付着したプラーク除去には、ソニックブラシなどによる除去が有効。

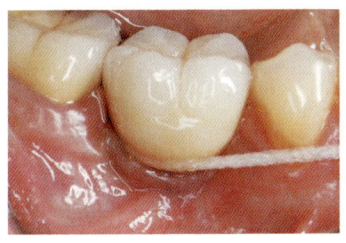

部位によっては歯間ブラシの挿入が困難な場合がある。その場合はデンタルフロスを使用し、乱雑な使用は避け、ていねいに清掃する

⚠ 単独・連結冠・ブリッジタイプ装着患者へのセルフケア指導は、以下の2つをしっかりと説明すること。

①清掃する場所を確認する

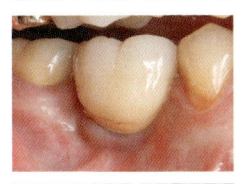

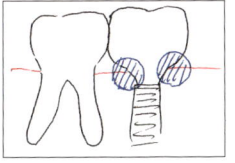

歯肉縁下にマージンが設定されている場合、患者はどの位置を清掃すればよいかわからない場合が多いので、図示しながら指導するとよい。

②部位にあった清掃器具の選択

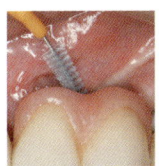

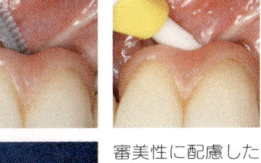

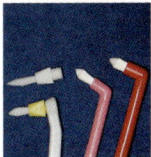

審美性に配慮した歯肉つきの連結冠は、辺縁部が清掃不良になりやすいため、部位に応じた清掃器具を選択する。

Chapter 9 インプラント　インプラントのメインテナンス

ハイブリッドタイプでの着眼点

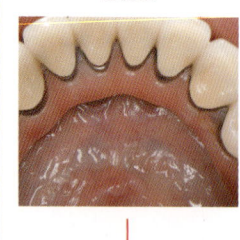

舌側面 / 唇側面

上から見ると…
一見すると清潔に見える。

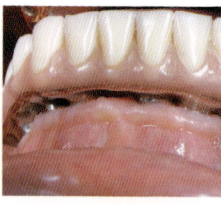

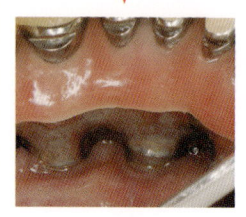

基底面を見ると…
プラークが付着している。

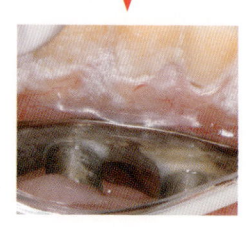

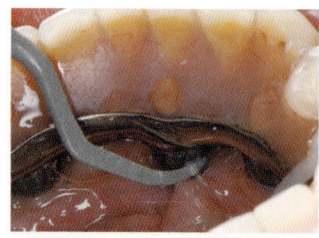

超音波スケーラーやソニックブラシにて縁上のプラークを除去する。

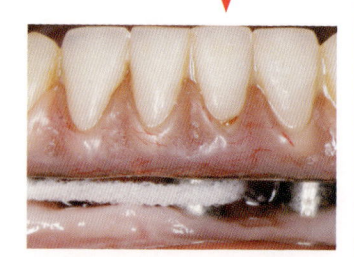

スーパーフロス使用時は、フィラメントの残留に気をつける。

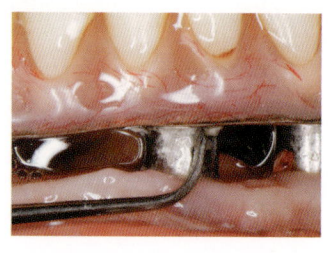

歯石が強固に付着している場合、チタン製のインスツルメントを使用する。

バーアタッチメントでの着眼点

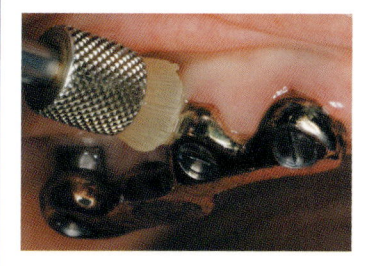

ソニックブラシにて縁上プラークを除去する。

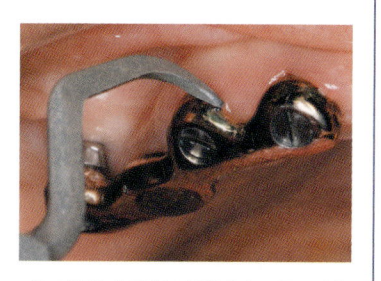

インプラント専用の手用スケーラーまたは超音波スケーラーを使用しバイオフィルムを除去する。

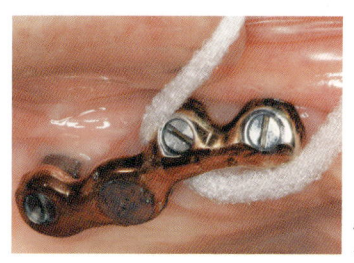

バー底部にはプラークが残留しやすいので、スーパーフロスなどにて除去する。

オーバーデンチャーでの着眼点

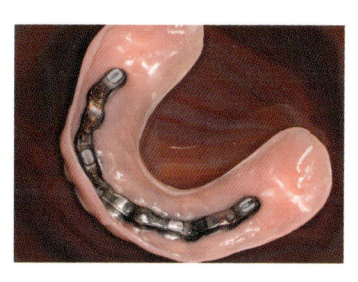

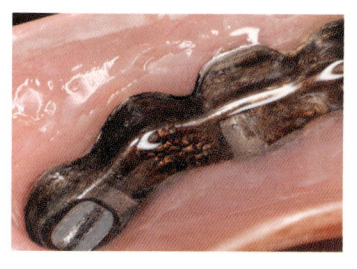

マグネット辺縁部・金属と床の辺縁部は不潔になりやすく、プラークも停滞しやすいので、注意が必要。薬液（義歯洗浄剤）による超音波洗浄後も、再度プラークが残留していないか確認する。

Chapter 9 インプラント インプラントのメインテナンス

Chapter 9 インプラント

Chapter 9 の参考文献

1. Berglundh T（監修）. インプラント歯科のサポート治療. 東京：アストラテック.
2. Misch CE, Perel ML, Wang HL, Sammartino G, Galindo-Moreno P, Trisi P, Steigmann M, Rebaudi A, Palti A, Pikos MA, Schwartz-Arad D, Choukroun J, Gutierrez-Perez JL, Marenzi G, Valavanis DK. Implant success, survival, and failure: the International Congress of Oral Implantologists (ICOI) Pisa Consensus Conference. Implant Dent 2008;17(1):5-15.
3. 日本歯周病学会. 歯周病患者におけるインプラント治療の指針2008. http://www.soc.nii.ac.jp/jsp2/pub/file/guideline_implant.pdf

Chapter 10
メインテナンス

総論
実践・メインテナンス
引継ぎ

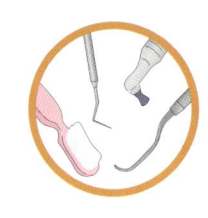

Chapter 10 メインテナンス
総論

メインテナンスの意味を考える
メインテナンスの定義[1)]

メインテナンス

歯周基本治療、歯周外科治療・修復・補綴治療により治癒した歯周組織を長期間維持するための健康管理。歯周病は、プラークコントロールが不十分だと容易に再発することから、定期的なメインテナンスが必須である。

歯周サポート治療（SPT）

歯周基本治療、歯周外科治療・修復・補綴治療により病状安定となった歯周組織を維持するための治療。プラークコントロール、スケーリング、ルートプレーニング、咬合調整などの治療が主体となる。

⚠ 本書ではメインテナンスと歯周サポート治療を併せて解説します。

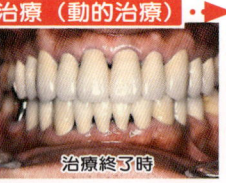

よくなるための治療（動的治療） ▶ **維持するための治療** ▶

初診時 ／ 治療終了時 ／ メインテナンス時

さまざまな原因で失われた歯周組織の健康を、歯周外科・修復・補綴治療により改善した。

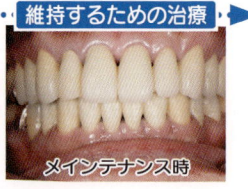

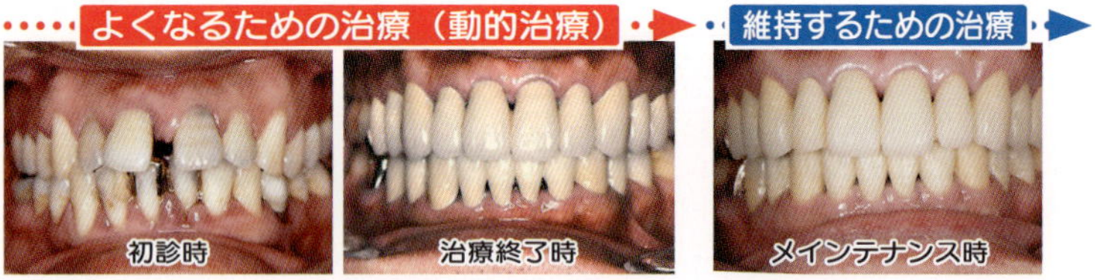

長期間維持するために健康管理を行う。

長期間健康な状態を維持するために必要なものは？

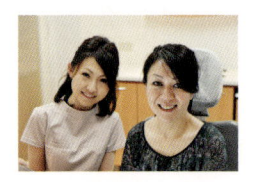

患者との信頼関係がいちばん大切。

- 患者・術者間の信頼関係
- 患者のセルフケアスキルの維持
- 補綴物・修復物の適合性と清掃性
- 安定した歯周組織
- 安定した咬合
- 全身疾患の状態
- 術者のスキル　　など

Chapter 10 メインテナンス 総論

次の2症例は、はたしてメインテナンスと言えるか?

検証　メインテナンス

> 症例1　3ヵ月に1回、メインテナンスを受けていた口腔内

患者さんに聞いてみました「どんなメインテナンスを受けていましたか?」
「器械で歯を磨いてもらっていました。プロービング？　知りません。」

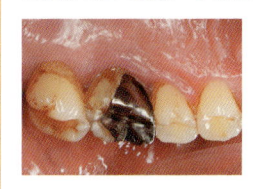

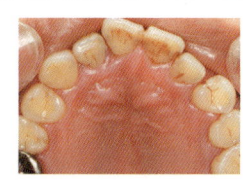

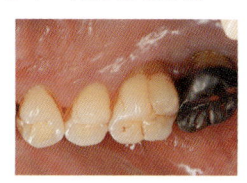

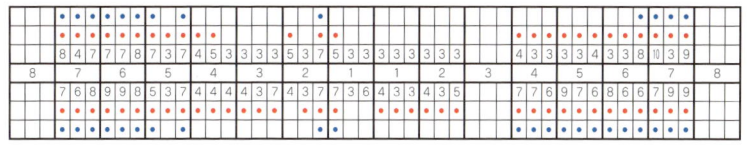

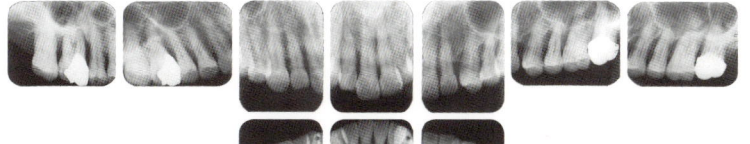

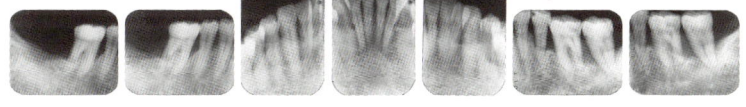

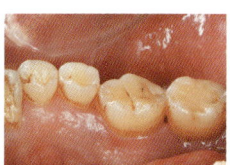

根分岐部病変Ⅰ度	7(M) 6(MBD)	6(MD) 7(M)	根分岐部病変Ⅱ度	7(D)	7(D)
	6(L)	7(B)			

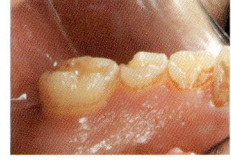

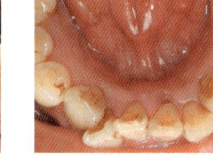

●出血点　●排膿点

Chapter 10 メインテナンス 総論

症例2　1ヵ月に1回、メインテナンスを受けていた口腔内

患者さんに聞いてみました「どんなメインテナンスを受けていましたか？」

「器機で歯を磨いてもらっていました。プロービングって何のことでしょうか？　歯医者さんから歯ぐきに塗る薬をもらっていました。担当者からは、「歯ぐきが悪いのでよく磨いてください」と言われていました。」

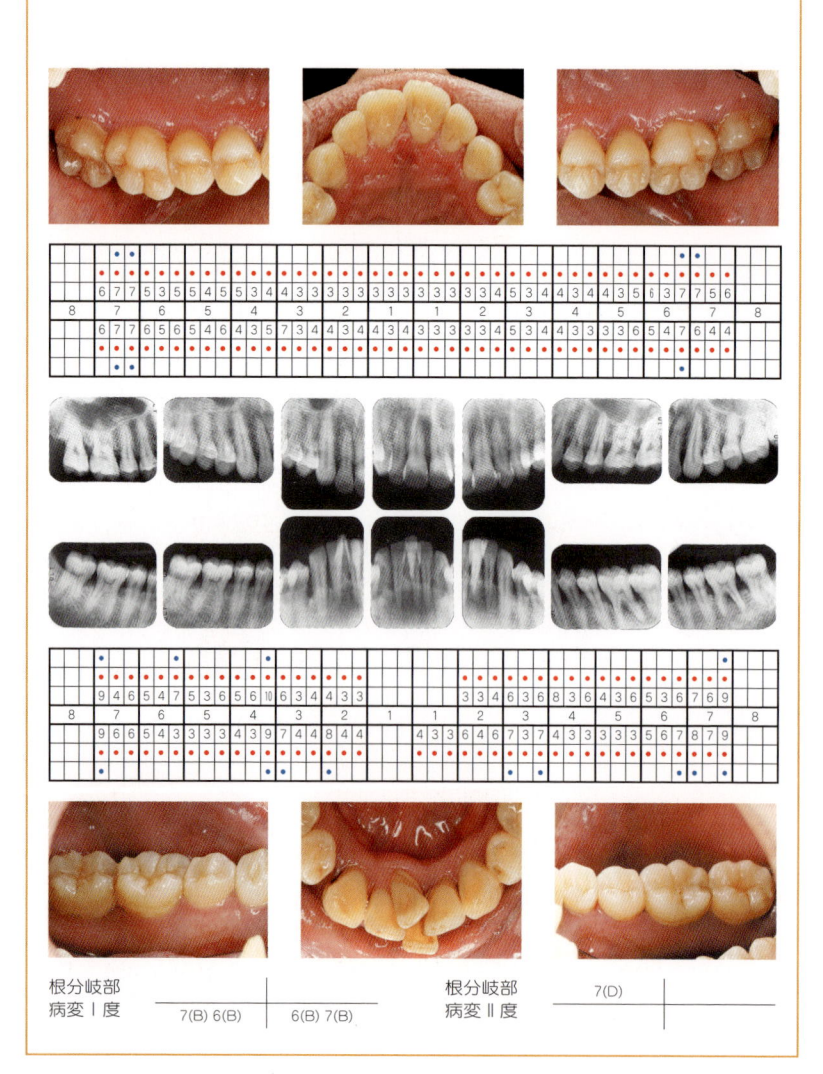

| 根分岐部病変Ⅰ度 | 7(B) 6(B) | 6(B) 7(B) | 根分岐部病変Ⅱ度 | 7(D) |

●出血点　●排膿点

この2症例から考える問題点

問題点1 頻繁にクリーニングを受けているのに出血点が改善しない。
問題点2 深いポケットが多く残存している。
問題点3 歯肉縁下に多量に歯石が沈着している。

① 毎回診査し、患者・術者とも現状把握しているか？

口腔内の状況はいつも同じというわけではない。毎回診査し、その状況を患者に伝える必要がある。その際には専門用語などを使用した難しい説明は避け、わかりやすい説明を行うように心がける。

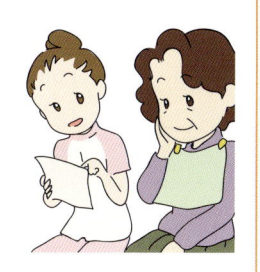

② 正確な診査を行えているか？

2つの症例からは、多くの残石・出血・排膿が見られる。プロービング値の測定やSRPは、直視で作業できないので、正確な診査・処置を行うためには、器具操作だけでなく解剖学的知識や器具の特徴、全身疾患など、総合的な知識が必要となる。それらを認識して診査に取り組まなければならない。

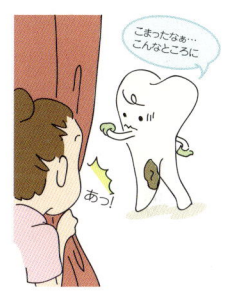

③ 検査結果を担当歯科医師に報告し、指示を仰いだか？

治療時だけでなく、良い悪いに関わらずメインテナンス時にも歯科医師に現状を報告する必要がある。咬合の確認は、長期的安定を目指すうえで必要不可欠なものなので、歯科医師との連携を積極的に図ること。

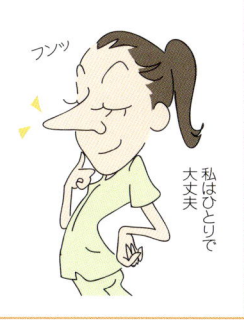

Chapter 10 メインテナンス 総論

一緒に考えてみよう
メインテナンスの内容と対応はみな同じでOKか？

30代男性 　　　　　　 50代男性 　　　　　　 70代女性

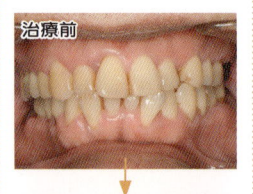

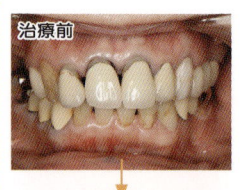

治療前 → 治療後

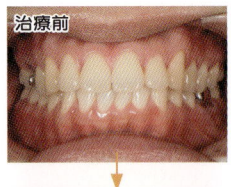

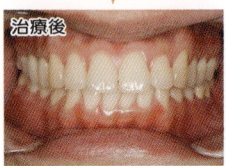

行われた治療内容
○歯周基本治療
○不適合補綴物の修復処置

現在の歯周組織の状況
○全歯の歯周ポケット値3mm以下

全身的既往
○特に問題なし

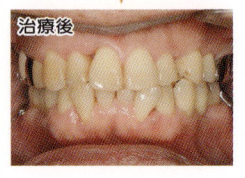

行われた治療内容
○歯周基本治療
○歯周外科
○抜歯／歯内療法
○不適合補綴物の修復処置

現在の歯周組織の状況
○数歯に3mm以上の歯周ポケット残存

全身的既往
○高血圧症

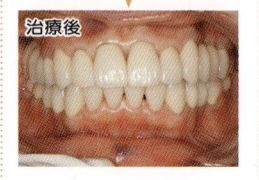

行われた治療内容
○歯周基本治療
○インプラント治療
○歯内療法
○不適合補綴物の修復処置

現在の歯周組織の状況
○全歯の歯周ポケット値3mm以下

全身的既往
○特に問題なし

⚠️ 口腔内状況はそれぞれ異なるため、メインテナンス内容も個別に検討しなければならない。

個々の資質・環境
既往に大きく
左右される

メインテナンス内容に影響を及ぼす要因

○年齢・性別　　　　○全身疾患の有無
○歯周病の既往　　　○喫煙状況
○う蝕の既往　　　　○歯列　　　　　　○咬合
○処置歯の数　　　　○歯肉・骨の厚み　○ブラキシズム　　など

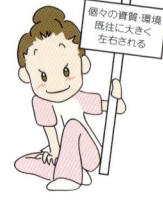

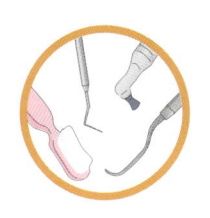

Chapter 10　メインテナンス

実践・メインテナンス

> メインテナンスこそチームアプローチが必要不可欠
> ## メインテナンス時に最低限必要な知識
>
> ○ 治療により治癒した歯周組織を長期間維持するためには、歯科医院の全スタッフ間で同じ概念に基づきケアを行う必要がある。
> ○ 患者にも、口腔の健康維持の意義を十分に理解してもらい、協力してもらうことが必須。
> ○ これらが確立しなければ、長期間の維持は困難である。
>
> ### メインテナンスを行うために最低限必要な知識と能力
>
> 1. 患者の身になって対応できる。
> 2. 適切な医療面接が行える。
> 3. 歯の解剖を理解している。
> 4. 正しく器具を扱える。
> 5. 材料の特性を理解している。
> 6. 補綴・インプラントのメインテナンスにおける注意事項を把握している。
> 7. 全身疾患を持つ患者に対する注意事項を把握している。
> 8. 患者ごとのメインテナンスプログラムを立案できる。
> 9. 歯科医師・スタッフ間での連携が取れる。
>
> ⚠️ **メインテナンスは、とてもアドバンスな行為。**
> **「むずかしい」ということを決して忘れない**ことが大切。

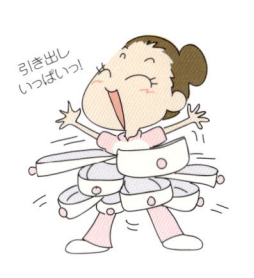

必要な5条件
メインテナンスでの着眼点

プラーク・歯石の付着状況

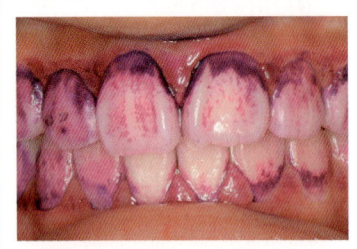

○ アンダーブラッシング
○ 生活環境の変化
○ 全身疾患や加齢　など

プロービング値の増加と出血

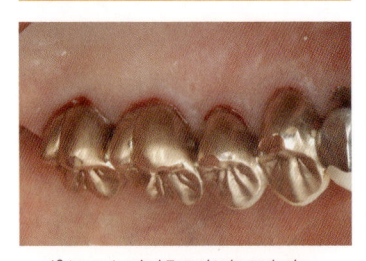

○ ポケット内部の炎症の存在
○ 炎症の進行・再発の可能性
○ アンダーブラッシング　など

歯肉退縮・アブフラクション

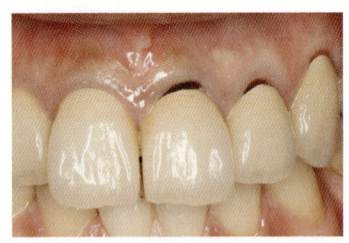

○ オーバーブラッシング
○ 歯ブラシの誤った選択
○ 過度な咬合力　など

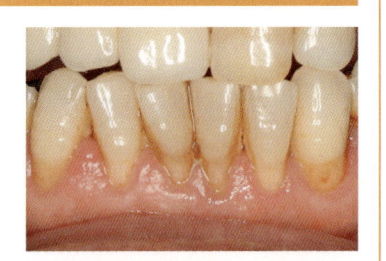

舌の圧痕・頬粘膜の咬合線

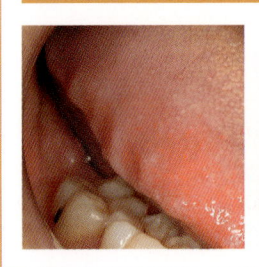

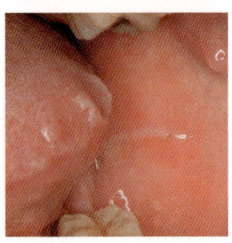

○ クレンチングの有無

補綴・修復物の状態

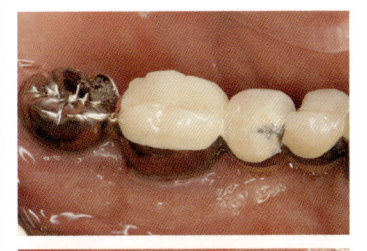

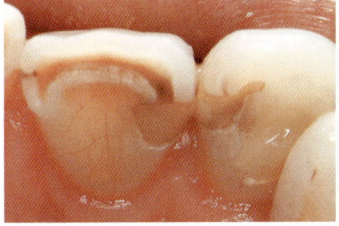

○ 材料の磨耗・腐食・変色・チップなど
○ 過度な咬合力

など

歯肉の損傷

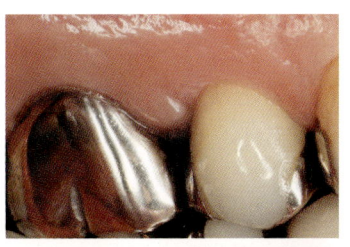

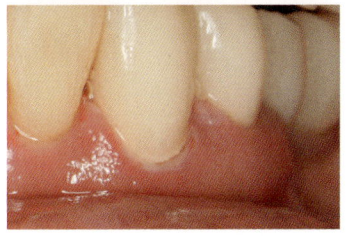

○ オーバーブラッシング
○ 誤った清掃方法の実施

など

薬剤の服用状況

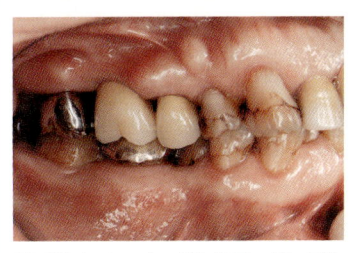

利尿剤（ラシックス錠）服用。薬の副作用により唾液量が減少し、歯肉に炎症、う蝕が多発している。

○ 薬服用による唾液量の変化
○ 新たな薬剤の服用
○ 更年期障害などによるホルモンバランスの変化

など

う蝕

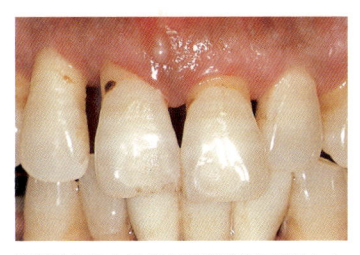

歯周治療による歯肉退縮部位に発生した根面う蝕。

○ アンダーブラッシング
○ 唾液量の変化による自浄作用の低下
○ 食生活の乱れ(食事時間・糖の摂取量)など

Chapter 10 実践・メインテナンス

Chapter 10 メインテナンス 実践・メインテナンス

患者の役割と歯科衛生士の役割
プラークコントロールの考えかた

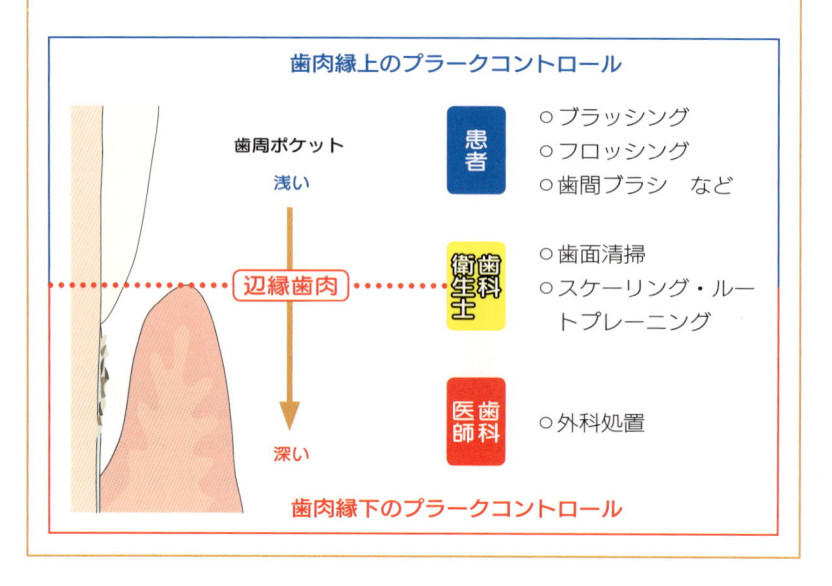

歯肉縁上のプラークコントロール

歯周ポケット
浅い

辺縁歯肉

深い

患者
- ブラッシング
- フロッシング
- 歯間ブラシ　など

歯科衛生士
- 歯面清掃
- スケーリング・ルートプレーニング

歯科医師
- 外科処置

歯肉縁下のプラークコントロール

患者さんに最適なブラッシングを探る
オーバー／アンダーブラッシングの問題点

オーバーブラッシング
- 歯質の磨耗
- 歯肉退縮
- 歯肉の損傷
- 知覚過敏
- ブラシの消耗
  （毛束がすぐ開く）
  　　　　など

歯ブラシの硬さ／種類も重要

アンダーブラッシング
- ブラッシング時の出血
- 歯肉の腫脹・発赤
- 歯周病の発症・再発
- う蝕の発症・再発
- 口臭
　　　　　　　　など

歯ブラシの硬さ／使用期間も重要

患者さんごとに計画しよう！
メインテナンス時のタイムスケジュール

チェアタイムに行う項目とステップ

①インタビュー
②視診・触診
③説明
④口腔衛生指導＆目に見えるプラークの除去
⑤歯肉縁下のクリーニング
⑥歯肉縁上のクリーニング
⑦注意事項の確認／フッ化物塗布
⑧主治医への報告／主治医のあいさつと口腔内の確認

タイムスケジュール実践例（筆者の場合）

モデルケース（30代女性）

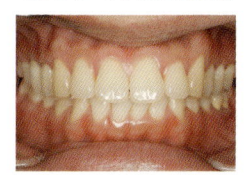

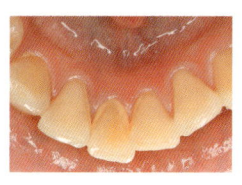

【前回の結果】
○歯周ポケット3mm以下
○歯周病の既往なし
○修復歯2本
○歯石沈着（下顎前歯数歯）
○BOP10%
○PCR17%
○歯肉退縮なし
○喫煙なし

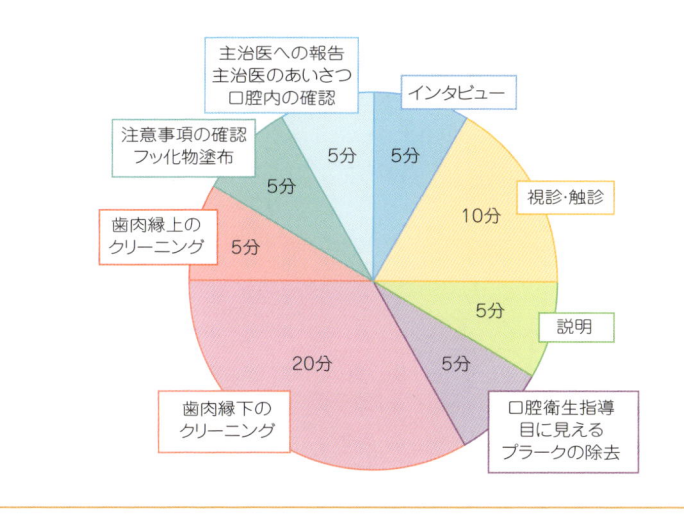

- インタビュー　5分
- 視診・触診　10分
- 説明　5分
- 口腔衛生指導／目に見えるプラークの除去　5分
- 歯肉縁下のクリーニング　20分
- 歯肉縁上のクリーニング　5分
- 注意事項の確認／フッ化物塗布　5分
- 主治医への報告／主治医のあいさつ／口腔内の確認　5分

Chapter 10　メインテナンス　実践・メインテナンス

Chapter 10 メインテナンス 実践・メインテナンス

CLINICAL POINT
タイムスケジュールは個々の患者によって変わるので、下記の確認・準備を前もって行っておくことが大切。
- 過去の治療履歴の確認
  （インプラント・歯周外科・補綴治療など）
- プロービングチャートの準備　・エックス線写真の準備
- 前回の来院日の確認　　　　　・前回の注意事項の確認
- 特記事項の確認
- 口腔内写真撮影の準備（必要に応じ撮影できるように）

入室前からの確認事項

診療室に案内する前

○ **待合室でのようすを観察**
髪型・顔貌・表情・体型
話しかたや会話の内容（受付との対応などから）
など

look！

CLINICAL POINT
スタッフからの情報は、メインテナンス時にとても重要！

診療室への案内時

○ **チェアまでの案内時のようすを観察**
いすなどからの立ち上がり動作
（ふらつきはないか？など）
診察室までの歩行
（ゆっくり・不自然・前かがみなど）
チェアに座る際の動作と表情など
（呼吸・動作・表情・顔色）

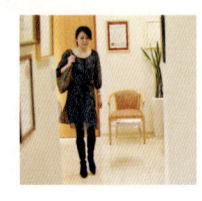

look！

CLINICAL POINT
加齢や怪我、体調不良、新たな疾患の発症などがわかることがあるので、しっかり観察する。

Chapter 10 メインテナンス実践・メインテナンス

診療室で行うこと

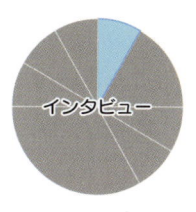

インタビュー

- あいさつ
- 全体像の観察
  表情・顔色・顔貌など
- 医療面接
  新たな疾病の有無
  服用薬の変化
  生活環境の変化
  口腔内の変化
  喫煙状況の確認
  前回の課題（注意事項）の実施度
- 血圧測定

talk！

CLINICAL POINT
高齢になるほど、服薬状況は変化しやすい（多くなる）傾向になるので、毎回確認する！

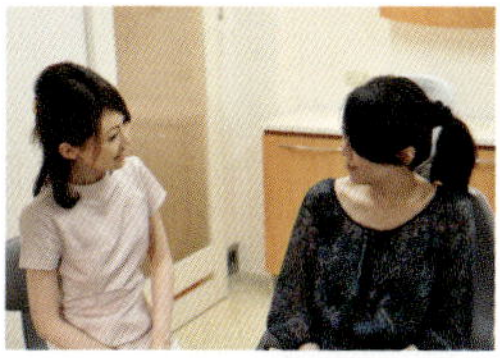

会話から多くの情報を得る。

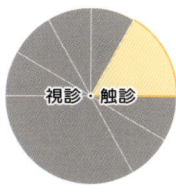

視診・触診

- 口腔内外診査
- 歯肉の状態
  出血・色・腫れ・歯周ポケットなど
- 歯の状態
  歯石の有無、根面の粗造感
  咬耗・磨耗・動揺・フレミタス
- 舌の圧痕、頰粘膜の咬合線
- プラークコントロールの状態
- 補綴・修復物の状態
  チップ、破折、変色、腐食など
- う蝕の有無

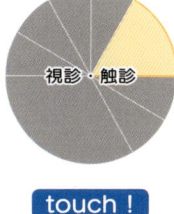

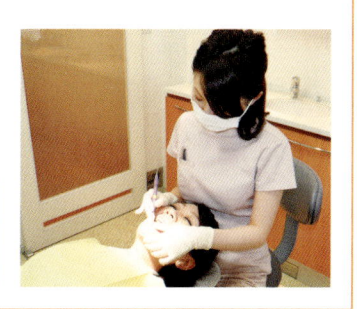

touch！

CLINICAL POINT
歯周ポケットの診査は、浅い・深いに関わらず、必ず行うこと。

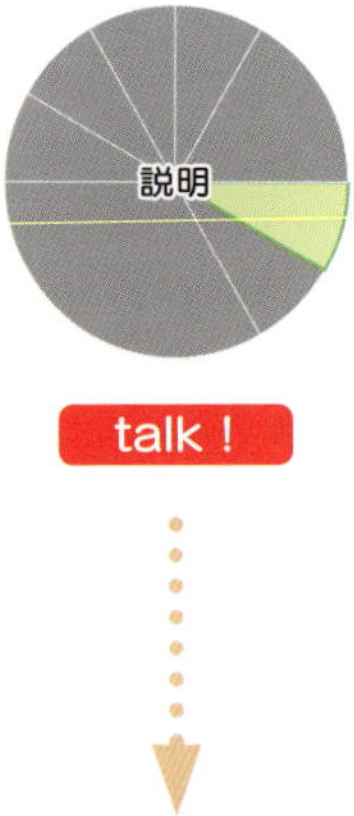

Chapter 10 メインテナンス 実践・メインテナンス

説明

talk！

○患者への説明
　診査結果
　口腔内写真など

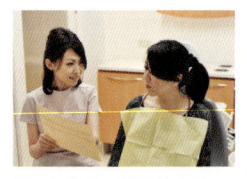

行った行為の説明は必須。「あの検査は何のため？」「写真は何に使うの？」など、患者は疑問に思っている。

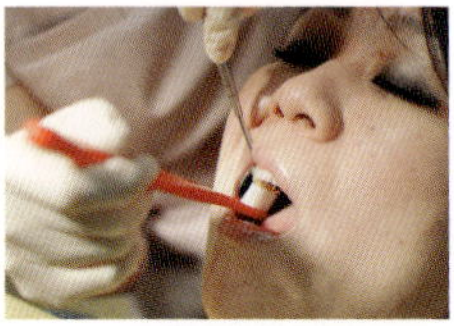

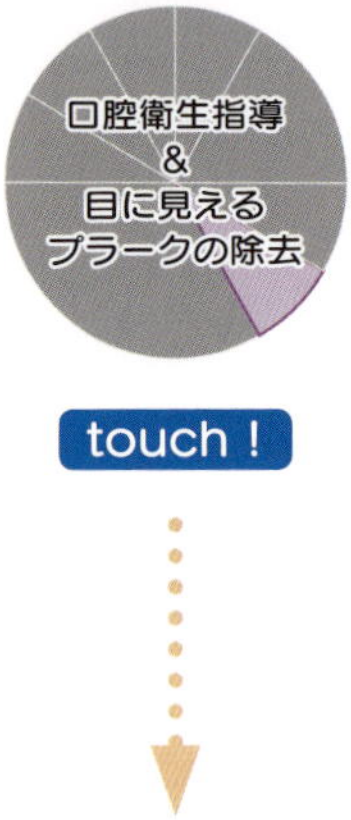

口腔衛生指導
＆
目に見える
プラークの除去

touch！

○術者磨きによる除去
　術者：出血の有無の確認
　　　　プラークの付着状況の把握
　患者：ブラシ圧の確認
○ブラシの動かしかた・当てかたの確認
　デンタルフロス・歯間ブラシによる除去
　隣接部からの出血・プラークの確認
○補綴・修復物の適合性を確認

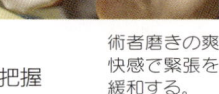

術者磨きの爽快感で緊張を緩和する。

歯肉縁下の
クリーニング

touch！

○キュレット・超音波スケーラーによる除去
　歯石の除去
　知覚過敏部位の把握
　歯肉縁下のバイオフィルムの除去など

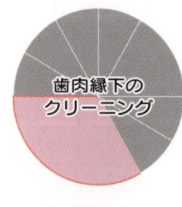

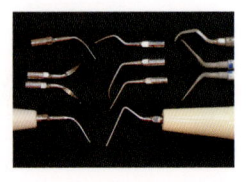

部位と目的に応じたチップを選択する。残存している深いポケットや根分岐部のバイオフィルムの破壊には、超音波スケーラーが便利。

Chapter 10 メインテナンス実践・メインテナンス

歯肉縁上のクリーニング

touch！

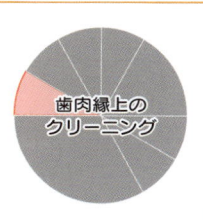

○ PMTC 用コントラや低速コントラによる除去
　歯肉縁上のバイオフィルムの除去
　着色の除去など

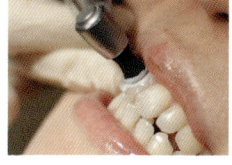

ポリッシングは、審美性・術後の爽快感・次回メインテナンスへのモチベーションなどの手段として活用する。ペーストは用途に応じて選択すること。

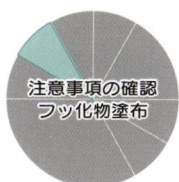

注意事項の確認フッ化物塗布

talk！

○ 注意事項などの確認
○ 清掃器具の確認（変更や使用方法）
○ 必要に応じてフッ化物塗布

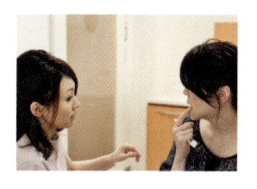

再度、注意事項の確認を！

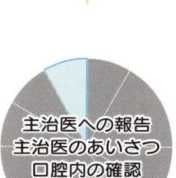

主治医への報告　主治医のあいさつ　口腔内の確認

talk！

○ 主治医への結果報告など
　口腔内の変化
　全身疾患の変化
　生活環境の変化　など
○ 主治医のあいさつ
○ 口腔内の確認

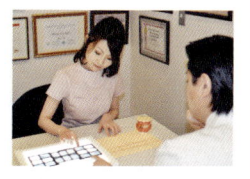

主治医へしっかり報告を。

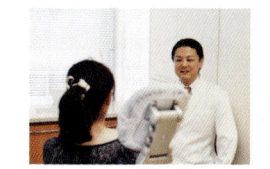

主治医のあいさつは重要！

次回、また会いましょう！

287

Chapter 10 メインテナンス 実践・メインテナンス

ある歯科医師のことば
「うちの患者は、歯科衛生士に会いに来ているんだから…」

　ある歯科医師が「うちの患者、歯科衛生士に会いに来ているんだよ。偶然受付で久し振りにあって、あー来てたんだなって思っちゃって（笑）」「歯科衛生士とは楽しそうにやってるみたいだし、定期的に来ているから、いいんだよ」など、他の歯科医師に誇らしげに話しているのを耳にしました。
　いい話のように聞こえますが、1つ注意しなければなりません。歯科衛生士は、「患者が来院しやすい環境を作る」という役割も担っています。しかしそれは医院全体で患者の健康を維持していくために必要な要因の1つでしかなく、歯科医師抜きでよい、というわけではありません。
　「今まで定期健診をしっかり受けていたのに、どうして悪くなったのですか？」ということが起こらないように、歯科医師・歯科衛生士ともに注意したいものです。

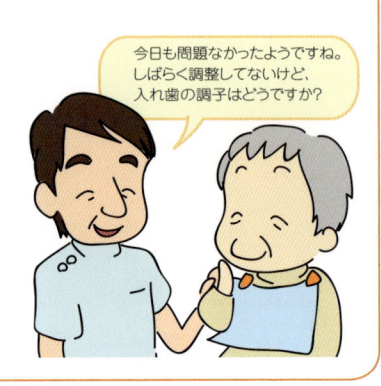

（今日も問題なかったようですね。しばらく調整してないけど、入れ歯の調子はどうですか？）

誰でもわかるように簡潔に書こう
カルテに書き残す情報

カルテは、物語のような長い文章では読みにくく、また短すぎると情報量が不足する。誰が読んでも理解できるように記載する必要がある。

必要記入事項

- ○日付・時間
- ○服薬状況
- ○全身疾患の変化
- ○生活環境の変化
- ○歯周組織の状況
- ○リスク部位の状況
- ○ブラッシングの状況や指導内容
- ○口腔衛生器具やサイズ
- ○使用ペーストの種類
- ○フッ化物の使用状況
- ○次回のアポイント

など

動的治療の延長ではない
メインテナンス時に注意すべき事項

- メインテナンスとは、取り戻した、あるいは病状の安定した歯周組織を維持していく期間である。
- 治療終了時の状態維持のためには、患者の来院が途絶えないことが重要である。

可能な限り痛みを与えない

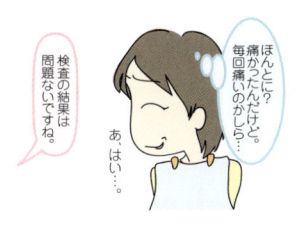

患者は治療終了した時点で、「痛い治療は終わり」と思っている場合が多い。ゆえにメインテナンス時の痛みは、患者さんにとって精神的にも負担となる。

- メインテナンス時の"痛み"は、患者の来院が途絶える大きな要因となる。
- 特に雑なプローブ操作は、痛みを与える最大の原因である。
- 痛みを伴うプロービング診査の結果は必ず伝え、検査の意義を理解してもらうことが大切(やりっぱなしは厳禁)。

オーバーブラッシングに対する配慮

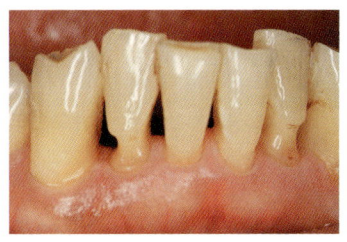

歯ブラシや補助器具の使用期間・硬さは毎回確認する

- 動的治療の期間が長かったり、重度の歯周治療やインプラント治療を行った患者は、オーバーブラッシングになりやすい。
- 「がんばってくださいね」など、患者の性格やスキルへの配慮のない励ましは、オーバーブラッシングを招く場合がある。

Chapter 10 メインテナンス 実践・メインテナンス

Chapter 10 メインテナンス 実践・メインテナンス

器具の扱いには細心の注意を

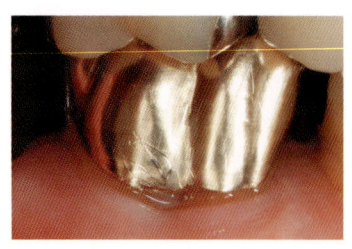

マージン付近についた傷。

○ 不注意な器具操作により修復物に傷をつけることがある。
○ 傷にはプラークが付着しやすく、マージン付近ではう蝕リスクが高まる恐れがある。
○ 刃部のないチップやプローブも、誤った方向での操作は損傷の原因となる。

素材の特性を考慮すること

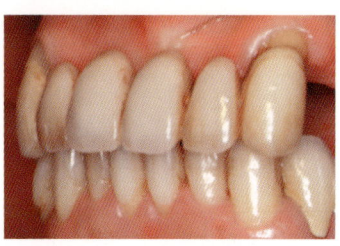

RDA170 → RDA120 → RDA40 と繰り返しポリッシングを行っていたハイブリッドセラミックスによる補綴修復物。

○ 過度なポリッシングは、補綴修復物の表面構造の破壊や審美障害、歯質の磨耗による知覚過敏を引き起こす。
○ 粗造な表面は、プラークの付着や色素の沈着などの問題を引き起こす場合がある。

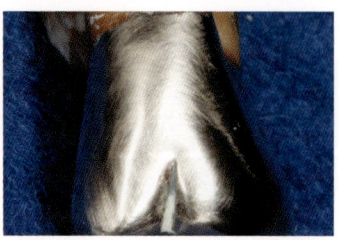

RDA120 を用い、低速コントラで3秒間ポリッシングブラシで研磨した金属冠。くもりと傷が確認できる

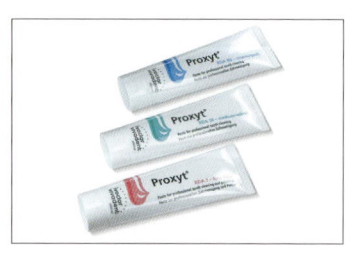

ペーストの荒さはメーカーにより違いがあるので、使用前の確認は必須（写真は Ivoclar Vivadent Proxyt®）

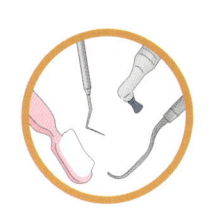

Chapter 10 メインテナンス
引き継ぎ

まずは患者さんの気持ちになって…
担当歯科衛生士が変わるとき

○患者の気持ちを考え、後任者にしっかり引き継ぎを行うことも、前任者の重要な仕事の1つ。
○後任者は、前任者の記録や治療内容、経過の確認を必ず行うこと。

前任者の配慮点～患者の身になって考える～

○歯科医師または歯科衛生士から**後任者を紹介する**
「次回より担当する○○です」とのひと言で、患者は安心する。
○**引き継ぎができない場合は…**
事前に患者へ担当者が変わることを知らせる。
後任者にはその患者で特に配慮すべき点などを正しく伝える。

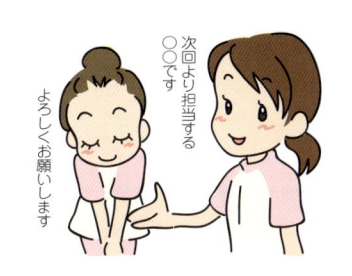

次回より担当する○○です
よろしくお願いします

患者さんは次の担当がどんな人か不安。

後任者の注意点　～初回メインテナンス時～

○**信頼関係の構築に努める**
あいさつをする
自己紹介をする
できる限り痛みを与えない
前任者を否定しない
基本項目を確認する(次ページ)

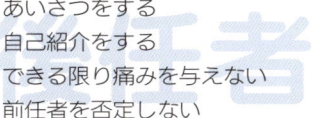

CLINICAL POINT
信頼関係の構築のために、あわてないこと！

今日から担当いたします
歯科衛生士の○○です
よろしくお願い致します
今までと違って不安なことや気になることがあれば遠慮なくおっしゃって下さいね

あいさつは基本。

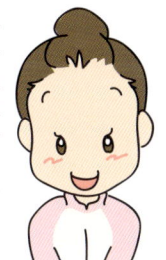

前任者は以下の必須項目を伝える

後任者が把握すべき基本項目

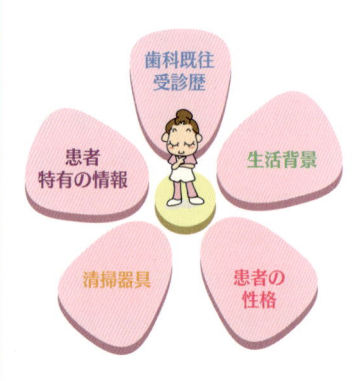

- 後任者は引き継ぎ時に、以下の5項目を必ず把握すること。
- また、担当歯科医師との事前の打ち合わせは必須事項。
  ①歯科既往と受診歴
  ②生活背景
  ③患者の性格
  ④使用している清掃器具
  ⑤患者特有の情報

（花びら図：歯科既往受診歴／生活背景／患者の性格／清掃器具／患者特有の情報）

❶歯科既往と受診歴

- 初診日と主訴
- 初診からの経過年数
- カリエスタイプ？ ペリオタイプ？
- 補綴修復時期と部位
- インプラント・歯周外科の既往・時期・部位
- 埋入インプラントの種類
- ブラキシズムの有無
- スプリント使用の有無
- プラークコントロールの状態
- BOPの有無
- 動揺歯・磨耗・咬耗・コンタクト状態
- 咬合の状態

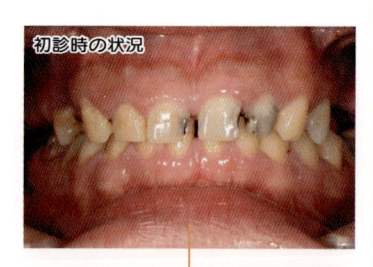

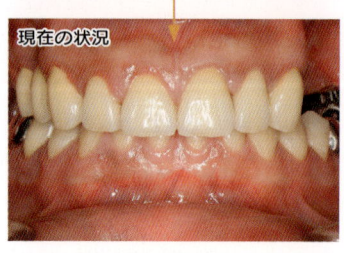

初診時の状況

現在の状況

初診時と現在の記録を確認することは重要。

❷生活習慣

- 生活環境（睡眠時間・残業の有無と割合など）
- 食生活（偏食・甘味嗜好・食事時間など）
- 職場環境（喫煙者の多い環境など）
- 職業（役職・職種・力仕事など）
- 家族環境（家族構成、要介護者の有無、同居者との関係など）

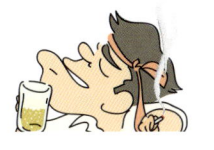

CLINICAL POINT

生活背景などは患者に聞きにくいものもあるため、アンケート用紙などを活用すると便利。下記は筆者の勤務する歯科医院で実際に活用している生活習慣問診表＊。

生活習慣問診表　　　　　　　記入日　　年　月　日

NAME _____

むし歯や歯周病の発症は生活習慣に影響されます。治療の参考にいたしますので、以下の質問にお答えください。

★家族構成（一緒に住んでいる人に○をしてください）
本人のみ・父・母・妻・祖父・祖母・兄弟（　人）・姉妹（　人）・子ども（　人）・その他（　　）

★食事について
①毎日3回食事をしていますか？　　　　　　はい・朝食抜き・2食・3食以上・その他
②好き嫌いはありますか？　　　　　　　　　はい・いいえ
　好きなもの（　　　　　　　　　）
　嫌いなもの（　　　　　　　　　）
③食べ物をよく噛んで食べることができますか？　　　はい・いいえ

★間食について
①間食はだいたいどのように摂っていますか？
　毎日時間を決めて・食べたい時に・外食で摂っている（毎日・週に2〜3回）・間食は摂らない
②間食はどのようなものを摂りますか？（毎日摂るものには◎をしてください）
　スナック菓子・ガム・アメ・チョコ・キャラメル・アイスクリーム・クッキー・ケーキ・プリン・グミ・おせんべい・和菓子・果物・おにぎり・パン・菓子パン・ファーストフード・ドーナツ・その他
③よく飲むものは何ですか？（毎日飲むものには◎をしてください）
　コーヒー（砂糖　杯）・紅茶（砂糖　杯）・お茶・ウーロン茶・麦茶・牛乳・ミネラルウォーター・コーヒー牛乳・果汁100％ジュース
　炭酸飲料（コーラ・ファンタ・サイダー・ペプシ）
　乳酸飲料（ヤクルト・カルピス・ジョア・ドリンクヨーグルト）
　スポーツドリンク（ポカリスエット・アクエリアス・ゲータレード）
　機能性飲料（ファイブミニ・ビタミンCドリンク・アセロラ・充実野菜）
　その他のジュース（　　　　　　　　　）
④よく摂る健康食品はありますか？（毎日摂るものには◎をしてください）
　のどあめ・カロリーメイト・プルーン・カルシウムウエハース・その他（　　　　　　）

★歯磨きについて
①ブラッシング指導を受けたことがありますか？　　　いいえ・はい（約　　年前）
②その際、歯石を取りましたか？　　　　　いいえ・はい
③いつ歯磨きをしますか？
　朝（毎日・ときどき・磨かない）
　昼（毎日・ときどき・磨かない）
　夜（毎日・ときどき・磨かない）
④歯磨きの時、何かつけて磨きますか？
　いいえ・はい（練ハミガキ・デンタルリンス・その他　　　　　）
　練ハミガキ使用の際、量はどのくらいつけますか？（約　　cm）

★喫煙の習慣はありますか？　　ない・ある（1日の本数　　本／　　箱、約　　年間）

★次のような癖はありますか？
　ある（歯ぎしり・食いしばり・爪を噛む・唇を噛む）・ない

＊上記問診表は、若林歯科医院・若林健史先生によるアンケート用紙をもとに作成。

Chapter 10　メインテナンス　引き継ぎ

❸患者の性格

- 神経質
- 歯科恐怖症
- 表面協力型
- 真面目
- せっかち
- おしゃべり
- 器用・不器用

　　　　など

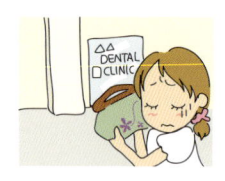

❹使用している清掃器具

- 使用している歯ブラシの種類・硬さ・形態
- 歯間ブラシ使用の有無
 （使用メーカー、サイズや形態）
- デンタルフロス使用の有無
 （ワックスタイプかアンワックスタイプ）
- その他補助器具の使用の有無
 （ワンタフトブラシ、舌ブラシなど）

❺患者特有の情報

- 全身状態の把握
 （服薬状況・疾病の有無）
- 腰が痛むのでクッションが必要
- ひざ掛けが必要または不要
- 首が痛いのでヘッドレストの位置に注意
- 長時間開口していることが困難なので、バイトブロックが必要
- 嘔吐反応が強い
- 顔かけタオルは不要
 （歯科恐怖症）
- 口腔内に水をためておけない

　　　　などの個人的な情報

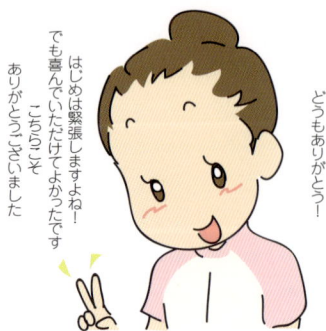

小さな配慮でも、しっかり引き継がれていると、患者はとても安心する。

Chapter 10 の参考文献

1. 日本歯周病学会編．歯周病専門用語集．東京：医歯薬出版，2007．

おわりに

　本書を書き終えてみると、歯科衛生士になってから今日に至るまでに、「実に多くの人々に支えられてきた」ということを実感しました。そして、日常臨床を行うということは、スタッフ1人だけが秀でていても意味はなく、スタッフ全員が共通の認識を持ち、共感していくことが重要だと再認識しました。よりよいコミュニケーションを心がけ、スタッフも自分自身も、そして何よりも患者さんが心地よいと感じられる医院づくりを目指し、日常臨床を行ううえで本書が役立てば幸いに思います。

　最後に、症例提供やさまざまなアドバイスをいただきました南青山インプラントセンターの佐藤明寿院長、そして本書の監修者であり、症例提供だけでなく日常臨床における悩みや的確なアドバイスを終始ていねいにご指導くださる寺西歯科医院の寺西邦彦院長に心よりお礼申し上げます。

【本書作成にあたりご協力いただいた諸子】
　大森敏弘先生（医師：鎌ヶ谷総合病院）
　泉福英信先生（国立感染研究所・細菌第一部第六室・室長）
　若林健史先生（若林歯科医院）
　佐瀬聡良先生（佐瀬歯科医院）
　武田朋子先生（ともこデンタルクリニック）
　飯野文彦先生（いいの歯科医院）
　石谷昇司先生（石谷歯科医院）
　鶴屋誠人先生（つるや歯科医院）
　飯沼　学先生（北大塚歯科医院）
　藤田大樹先生（エド日本橋歯科）
　中丸　潤先生（寺西歯科医院）
　安藤智也先生（安藤歯科医院）
　藤田英宏さん（歯科技工士：FAITH dental art）
　上原博美さん（歯科衛生士：ヤガサキ歯科医院）
　寺西歯科医院スタッフの皆様
　南青山インプラントセンタースタッフの皆様

日常臨床&チーム医療に活かせる 歯科衛生臨床ビジュアルハンドブック

さくいん

数字
1壁性骨欠損 89
2壁性骨欠損 89
3壁性骨欠損 89
4壁性骨欠損 89
6W1H 140

アルファベット
AED 216
Bone Graft 252
BP系薬剤 195
CIST 239・264
col 90
EGR法 52
GBR 239・249
GTR法 51
Millerの分類 156
PDミラーの分類 69
PT-INR 204
ridge augmentation 71
root coverage 70
SpO$_2$ 214
swedish type 246

あ
アバットメント 239・240
アブフラクション 234
アンダーブラッシング 282

い
医学的観察 139
異種骨 239
一次救命処置 215・217
一次性咬合性外傷 29
医療面接 139
インターナル型 239・241
インプラント周囲炎 239・262
インプラント周囲粘膜炎 239・262
インプラント体 239・240
インプラントの構造 240
インプラント連結冠 245

え
エクスターナル型 239・241
エナメル突起 24
エナメルパール 24・125
エマージェンスプロファイル 223・235
エムドゲイン療法 52
炎症性修飾因子 21

お
オーバーカントゥア 235
オーバーデンチャー（タイプ） 239・243
オーバーブラッシング 282・289

オーバーロード	245
オステオプラスティ	45
オドントプラスティ	45

か
外骨症	92
開窓	86
下顎犬歯	106
下顎小臼歯	112
下顎側切歯	104
下顎大臼歯	120
下顎第二小臼歯	114
下顎中切歯	104
過剰根	125
仮性ポケット	35
仮面高血圧	189
環境因子	31

き
救急蘇生	215
胸骨圧迫	216

く
グラインディング診査	157
クラウン・ブリッジタイプ	239
クラウンタイプ	244
クレーター状骨欠損	90

け
経皮的動脈血酸素飽和度	214
血圧	208・212
結合組織性付着	37・58
血栓溶解剤	203
原発性骨粗しょう症	192

こ
抗凝固薬	203
口腔外診査	144
口腔内診査	146
高血圧	183
抗血小板薬	203
抗血栓薬	203
咬合性因子	28
口呼吸	24
コーピング	223・233
呼吸	208
骨移植	239・252
骨芽細胞	83
骨クレーター	90
骨細胞	83
骨造成	247
骨粗しょう症	84・191
骨代謝回転	193
骨の構造	80
骨補填材	254
骨誘導再生法	239・249
骨隆起	92
コル	90
根間突起	124
根近接	105
根面被覆	70

さ
細菌性因子	25
再生	38
再生療法	50

し
自家骨	239
歯根切除	46
歯根切断	47

歯根の離開度	44	せ	
歯根分割	46	生物学的幅径	223・228
歯根分離	48	セメント固定	239・242
歯周炎	34・38	線維性歯肉	62
歯周組織再生誘導法	51		
歯周ポケット	35	そ	
歯槽骨	85	続発性骨粗しょう症	192
歯槽堤増大術	71		
シックディ	178	た	
歯肉炎	34	体温	208
歯肉退縮	65	大理石骨病	84
歯肉のバイオタイプ	74	他家（同種）骨	239
歯肉ポケット	35	短根歯	125
斜切痕	24・103	単独冠タイプ	244
修復	38		
宿主性因子	21	ち	
上顎犬歯	106	致死性不整脈	202
上顎小臼歯	109		
上顎側切歯	102	て	
上顎大臼歯	115	低血糖	177
上顎中切歯	100	テンションリッジ	24
上皮性付着	37・58		
上部構造	240	と	
人工骨	239	樋状根	125
人工膜	248	糖尿病	172
真性ポケット	35	トライセクション	46
心電図	210	トランジショナル・	
心拍数（bpm）	209	ラインアングル	223・231
新付着	38	トンネリング	49
心房細動	203	トンネル形成	49
す		に	
垂直性骨欠損	88	二次救命処置	215
水平性骨欠損	88	二次性咬合性外傷	30
水平的動揺度の分類	156	二次性骨粗しょう症	192
スクリュー固定	239・242		
スケーリングストローク	41		

の
ノーマルカントゥア………… 235

は
バイタルサイン……………… 208
バイファーケーションリッジ　44
ハイブリッドタイプ… 239・246
白衣高血圧…………………… 187
破骨細胞………………………　83
バニッシング…………………　99

ひ
非観血的血圧………………… 212
ビスフォスフォネート系薬剤 195

ふ
ファーケーションアロー…… 154
ファーケーションプラスティ　45
ファーケーションプローブ… 155
複合型骨欠損…………………　89
浮腫性歯肉……………………　62
不整脈………………………… 199
付着歯肉………………………　57
付着性付着歯肉………………　58
付着の獲得……………………　36
付着の喪失……………………　37
プラークリテンション
　　ファクター………………　21
プラットフォーム…… 239・241
ブリッジタイプ……………… 245
フルーティング……… 223・229
ブレーシングライン…………　24
フレミタスの診査…………… 157
プロービング………………… 148
プロビジョナル
　　レストレーション… 223・225

へ
ヘミセクション………………　46

み
脈拍…………………………… 208
脈拍数………………………… 209

め
メイナードの分類……………　72
メンブレン…………… 239・248

も
モデリング……………………　82

り
リモデリング…………………　82

る
ルートアンプテーション……　47
ルートセパレーション………　48
ルートトランク……………… 118
ルートプレーニング
　　ストローク………………　41
ルートリセクション…………　46

れ
レスカントゥア……………… 235
裂開……………………………　86
レッドコンプレックス………　25

わ
ワルファリン………………… 203

【監修・著者紹介】

寺西邦彦（てらにしくにひこ）

＜略歴＞
1979年　日本大学歯学部卒業
1982年　南カリフォルニア大学歯学部 Advanced Prosthodontics, Advanced Periodontics に留学。Dr. Bernard Levin, Dr. Max B. Sosin, Dr. Raymond L. Kim らに師事。
1983年　東京都港区赤坂にて寺西歯科医院を開業、現在に至る。

＜所属学会・スタディーグループ＞
日本顎咬合学会会員(指導医)／S. J. C. D. International 常任理事／スタディーグループ赤坂会顧問／Academy of Osseointegration 会員／OSI 東京主幹／日本補綴歯科学会・日本歯周病学会・日本矯正歯科学会会員

山口幸子（やまぐちさちこ）

＜略歴＞
1991年　東北歯科専門学校歯科衛生士科卒業、都内歯科医院勤務（～2004年）
2005年～2006年　休職
2006年～　寺西歯科医院（東京都港区）勤務（非常勤）
2007年～　南青山インプラントセンター（東京都港区）勤務（非常勤）
2009年　日本臨床歯周病学会認定歯科衛生士資格習得

＜所属学会・スタディーグループ＞
日本臨床歯周病学会／日本歯周病学会／スタディーグループ赤坂会

QUINTESSENCE PUBLISHING 日本

日常臨床＆チーム医療に活かせる
歯科衛生士臨床ビジュアルハンドブック

2010年12月10日　第1版第1刷発行
2020年 2月15日　第1版第5刷発行

監　　修　　寺西邦彦（てらにしくにひこ）
著　　者　　山口幸子（やまぐちさちこ）
発 行 人　　北峯康充
発 行 所　　クインテッセンス出版株式会社
　　　　　　東京都文京区本郷3丁目2番6号　〒113-0033
　　　　　　クイントハウスビル　電話(03)5842-2270(代表)
　　　　　　　　　　　　　　　　　(03)5842-2272(営業部)
　　　　　　　　　　　　　　　　　(03)5842-2279(書籍編集部)
　　　　　　web page address　https://www.quint-j.co.jp/

印刷・製本　　横山印刷株式会社

©2010　クインテッセンス出版株式会社　　禁無断転載・複写
Printed in Japan　　　　　　　　　　　　落丁本・乱丁本はお取り替えします
　　　　　　　　　　　　　　　　　ISBN978-4-7812-0170-2 C3047

定価はカバーに表示してあります